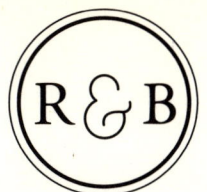

Andrea Gerk

LESEN ALS MEDIZIN

DIE WUNDERSAME WIRKUNG DER LITERATUR

ROGNER & BERNHARD

2. Auflage, Mai 2015
Copyright © 2015 by Rogner & Bernhard GmbH & Co. Verlags KG, Berlin
ISBN 978-3-95403-084-2
www.rogner-bernhard.de

Umschlaggestaltung: Wednesday Design Works/Chrish Klose
Layout und Herstellung: Leslie Driesener, Berlin
Gesetzt aus der Stempel Garamond
durch omnisatz, Berlin
Druck und Bindung: CPI – Clausen & Bosse, Leck
Printed in Germany

Für Antonia und Johanna

*»Richtiges Lesen rettet vor allem,
einschließlich vor einem selbst.«*
DANIEL PENNAC

INHALTSVERZEICHNIS

Literarische Patienten
u.a. Marcel und Teofila Reich-Ranicki, Einer (Norbert
Gstrein), Don Quijote (Miguel de Cervantes), Frederick
Merrill Block (Stefan Merrill Block), Michel de Montaigne,
Elias Canetti, Anton Reiser (Karl Philipp Moritz), Ladislav
Almásy (Michael Ondaatje), Katharina, Jule und Johannes
(Hanns-Josef Ortheil), Mia (Siri Hustvedt)

Literarische Patienten
u.a. Der Graf von Monte Christo (Alexandre Dumas),
Emma Bovary (Gustave Flaubert), Die Queen (Alan
Bennett), Die kleine chinesische Schneiderin (Dai Sijie),
Charles Graf, Jeanette (Jeanette Winterson), Das Mädchen
(Angelika Klüssendorf), Dr. Feldt (Gerhard Roth), Annie
Wilkes (Stephen King), Johannes (Hanns-Josef Ortheil)

1. KRISE, KRANKHEIT, KRIEG – LESEN HILFT!

BÜCHER STATT BURNOUT

Im Frühsommer 1941 begegnen ein junger Mann und eine junge Frau der Liebe. Sie spüren eine neue Lebendigkeit in sich, eine Energie, die kaum zu bändigen ist. Ihre Körper strecken sich voller Sehnsucht, kaum dass der andere den Raum verlassen hat. Sie schwelgen in gemeinsam gehörter Musik, sprechen leise Beschwörungen in warme Ohren und widmen einander sentimentale Gedichte. So wie es schon immer gewesen ist, wenn zwei außer sich sind vor Nähe.

Doch bei diesen beiden ist manches anders. Wenn sich der junge Mann, noch mit dem Geruch und der Wärme seiner Freundin auf der Haut, auf den Heimweg begibt, kann es passieren, dass ein Sterbender auf seinem Weg liegt, ein Mensch, den nur noch eine Lage Zeitungspapier, die man über ihm ausbreiten wird, vom Tod trennt.

Der Ort, an dem die beiden aufeinandertreffen, ist das Warschauer Getto, hier sitzen sie nachts bei kümmerlicher Beleuchtung, hören »deutsche Schüsse und jüdische Schreie«, zucken zusammen, zittern vor Angst und – lesen.

Ein Buch hat es ihnen besonders angetan: *Doktor Erich Kästners Lyrische Hausapotheke.* Der junge Mann hat diese 1936 erschienene Gedichtsammlung bei einem Bekannten entdeckt und ausgeliehen. Aber das genügt ihm nicht. Er will das Buch unbedingt selbst besitzen. Doch im Getto kann man nicht jedes Buch kaufen, das einem gefällt; deshalb hat das Mädchen jedes einzelne Gedicht, Vers für Vers, in ihrer schönen, regelmäßigen Handschrift abgeschrieben. Zu den Texten hat sie Zeichnungen angefertigt, kleine bunte Bilder. Auf einem ist ein elegant gekleidetes Paar zu sehen – die Dame trägt einen kecken Hut –, das schweigend an einem Kaffeehaustisch sitzt; auf einem anderen rauscht eine schwarze Lokomotive über einen knallroten Fleck hinweg. Auf dem Umschlag der *Lyrischen Hausapotheke* sieht man einen Mann: Mit seinen übergroßen, clownesken Schuhen steht er auf einer gelben Trittleiter und steckt den Kopf in ein Medizinschränkchen. Dessen Erkennungszeichen, das rote Kreuz, prangt nicht auf dem üblichen aseptischen Weiß, sondern auf zartem Himmelblau, durch das weiße Wolken schweben.

Die Blätter hat das Mädchen sorgfältig zusammengeheftet, das so entstandene Büchlein mit einer gezackten Stoffborte am Rand verziert und es ihrem Freund zum 21. Geburtstag geschenkt. Noch Jahrzehnte später erzählt er, dieses kleine Heft sei vielleicht nicht das schönste, aber in jedem Fall das liebevollste Geschenk gewesen, das er je in seinem langen Leben erhalten habe.

Mehr als ein halbes Jahrhundert später beschreibt Marcel Reich-Ranicki in seiner Autobiographie die hoffnungslose Situation, in der er mit seiner künftigen Frau Teofila, genannt Tosia, Kästners *Sachliche Romanze* las. Die melancholische Phantasie über ein Paar, dem nach acht Jahren die Liebe abhandengekommen ist, habe sie entzückt, obwohl oder vielleicht auch, weil ihre eigene Liebe noch so neu und aufregend gewesen sei. Während sie Kästners Zeilen lasen, dachten sie an ihre gemeinsame Zukunft, die es, »davon waren wir überzeugt, gar nicht geben konnte – es sei denn, vielleicht, in einem Konzentrationslager«.

Auch das *Eisenbahngleichnis* lasen sie mehrfach, diese sieben Strophen, an deren Ende Kästner lakonisch feststellt, dass wir zwar alle im gleichen Zug sitzen, »manche jedoch im falschen Coupé«. Und sie fühlten sich, mitten in ihrer »jämmerlichen Existenz«, getroffen von der schlichten Moral: »Es gibt nichts Gutes/außer man tut es!«

Als Marcel Reich-Ranicki diese Szene in seinen 1999 erschienenen Lebenserinnerungen schildert, ist er längst der bekannteste und einflussreichste Literaturkritiker im deutschen Sprachraum. Sein Urteil kann vernichtend sein. Doch auch wenn er sich die Bemerkung nicht verkneifen kann, Kästners Gebrauchslyrik zähle für ihn nicht zur großen deutschen Poesie, räumt er ein, dass ihn »seine kessen und doch etwas sentimentalen Gedichte damals gerührt und ergriffen« hätten. Mehr noch, sie hätten ihn »begeistert«.

Im Elend des Warschauer Gettos, von ständiger Todesangst begleitet, sei es ihm schwergefallen, Romane oder auch Erzählungen zu lesen.

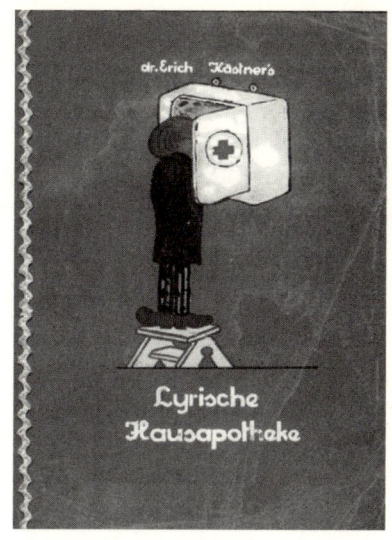

Dr. Erich Kästners Lyrische Hausapotheke, Titelblatt der von Teofila Reich-Ranicki kopierten Ausgabe von 1936

Trost habe er damals eher in der Musik gefunden, deren Wirkung stärker und unmittelbarer gewesen sei als die der Literatur. Abgesehen von den Gedichten Heines oder Goethes und den auf raffinierte Weise einfachen Versen Erich Kästners.

1957 lernte Reich-Ranicki, noch als polnischer Journalist, Erich Kästner bei einem Interview in München persönlich kennen. Nach getaner Arbeit plauderten die beiden Herren noch ein wenig, und der Kritiker erzählte dem Büchner-Preisträger, was ihm dessen Gedichte im Getto bedeutet haben. Als er Kästner schließlich die handgeschriebene Ausgabe seiner *Lyrischen Hausapotheke* zeigte, sei dieser schweigsam geworden: »Ich glaube, der smarte Poet hatte Tränen in den Augen.«

Als *Doktor Kästners Lyrische Hausapotheke* 1936 in der Schweiz erschien, hatte der Autor seine Gedichtsammlung im Vorwort ausdrücklich zu einem »der Therapie des Privatlebens« dienenden Mittel erklärt. Dass seine Medizin sogar in einer lebensbedrohlichen Situation, wie sie Marcel und Teofila Reich-Ranicki durchstehen mussten, etwas Heilsames bewirken würde, wird er sich dabei wohl nicht vorgestellt haben. Allerdings wusste Kästner aus eigener Erfahrung, dass der Inhalt eines noch so gut mit Pflaster, Aspirin und Magentropfen bestückten Medizinschränkchens nicht weiterhilft bei trostlosen Zuständen wie Liebeskummer und Einsamkeit. In der Gebrauchsanweisung, die er samt Register mitliefert, lassen sich gleich mehrere Gedichte für jede Problemlage finden, etwa »wenn das Alter traurig stimmt«, einem »die Ehe kaputt geht«, »man zu wenig von Kunst versteht« oder »uns die Großstadt zum Hals raushängt«.[1]

So unmittelbar und konkret wie es Doktor Kästners Beipackzettel augenzwinkernd verspricht, funktioniert die heilsame Wirkung literarischer Rezepturen sicher nicht. Doch die gereimten Arzneien aus dieser *Lyrischen Hausapotheke* zeigen wie durch ein Vergrößerungsglas ein wesentliches Merkmal von Dichtung und Literatur: Wörter entfalten mitunter eine magische Kraft, die uns nicht nur intellektuell voranbringt, sondern auf vielschichtige Weise im Innersten berührt. Manchmal so sehr, dass ein Vers, eine Erzählung, ein Roman das ganze Leben verändern kann, und sei es nur für ein paar Stunden.

Dass Literatur »seelisch verwendbar« ist, wie es in Kästners *Hausapotheke* heißt, weiß jeder Leser aus eigener Erfahrung. Aus der weltschmerzgeschwängerten Pubertät, in der tote Dichter einen besser zu verstehen scheinen als die lebenden Eltern, aus jenen Augenblicken, in denen zwei Buchdeckel Schutz vor dem bedrohlichen Alltag bieten – in der vollen Bahn ebenso wie in einem von Streit erfüllten Wohnzimmer.

Leser wissen, dass ein elektrisierender Pageturner über manchen Kummer hinweghelfen kann und dass der spröde Charme eines Gentlemans wie Mr. Darcy (der in Jane Austens Roman *Stolz und Vorurteil* der selbstbewussten Elizabeth Bennett den Kopf verdreht) auch nach der soundsovielten Enttäuschung mit dem anderen Geschlecht den Glauben an ewiges Liebesglück reanimieren kann.

Bücher können Trost schenken, Mut machen, Spiegel vorhalten, Zuflucht sein, Erfahrungen vermitteln, Perspektiven ändern, Sinn stiften. Bücher amüsieren und berühren. Und sie können ablenken – nicht zuletzt von uns selbst.

Der französische Lyriker und Philosoph Paul Valéry berichtet in seinen Tagebüchern von einem Kranken, der ohne Betäubung operiert wurde und »eine gewisse Linderung oder vielmehr eine gewisse Verstärkung seiner Kräfte und seiner Geduld dadurch fand, dass er zwischen zwei Schmerzhöhepunkten ein Gedicht aufsagte, das er liebte«.[2]

Primo Levi, der sich 1943 einer italienischen Widerstandsgruppe angeschlossen hatte, deshalb verhaftet und nach Auschwitz deportiert wurde, veröffentlichte 1958 den autobiographischen Roman *Ist das ein Mensch?* – einen brillant geschriebenen Augenzeugenbericht und ein bewegendes Stück Weltliteratur. Mit einer schneidenden, fast grausamen Sachlichkeit beschreibt Levi den Alltag im Lager, reflektiert die Mechanismen unter den Gefangenen, die jeden Tag um ihr Leben kämpfen, und versucht, die Grenze zu verorten, an der Menschen gerade durch ihren unbedingten Überlebenswillen das in Frage stellen, was Humanität ausmacht. In einer Szene erzählt Levi von seinen Bemühungen, einem Mithäftling Dantes *Göttliche Komödie* zu erklären. Während er versucht, sich an die Verse zu erinnern, erscheinen ihm die Worte Dantes auf einmal »wie ein Posaunenstoß, wie Gottes Stimme«, und einen Augenblick lang gelingt es ihm zu vergessen, »wer ich bin und wo ich mich befinde«.

Die 1946 in Belgrad geborene Performance-Künstlerin Marina Abramović, die sich in ihrer Arbeit auf radikale Weise mit den eigenen Schmerzgrenzen, aber auch mit der Belastbarkeit des Publikums auseinandersetzt, erklärt in einem Interview, ihre traurige, von elterlichem Streit und eigener Unsicherheit geprägte Kindheit nur deshalb überstanden zu haben, weil sie ständig las, schrieb und malte und ihr die Welt eines Dostojewski letztlich wichtiger war als die Welt, die sie umgab.[3]

Der österreichische Schriftsteller Gerhard Roth bekennt, schon als Kind lesesüchtig gewesen zu sein, »und aus dieser Lesesucht hat sich die Schreibsucht entwickelt«. Wohin extreme Lesesucht in letzter Konsequenz führen kann, spielt Roth in seinem Roman *Der Plan* durch. Dessen Hauptfigur ist ein bibliomanischer Bibliothekar, den seine Leidenschaft an die Ränder der Realität treibt. In abgeschwächter Form tritt dieses Phänomen bei jeder Lektüre auf, denn ein Buch ist Roth zufolge »mehr als ein Fetisch, wenn man es bei sich trägt. Es ist in diesem Moment eine zweite Wirklichkeit zur gelebten Wirklichkeit, und beide Wirklichkeiten sind wahr«.[4]

Wie sehr diese zweite Wirklichkeitsebene in seine Gefühlswelt eingreifen kann, dürfte auch dem wildesten Leser nicht immer bewusst sein. Dabei wird gerade diese emotionale Qualität der Literatur seit Jahrhunderten gezielt genutzt und – auch in durchaus fragwürdiger Weise – instrumentalisiert.

Seit Menschengedenken werden Wörter, Texte und Bücher als Heilmittel, aber auch als Erziehungs- und Besserungsinstrumente eingesetzt: in den Wartezimmern berühmter Mediziner, den geschlossenen Abteilungen psychiatrischer Anstalten, in entlegenen Klöstern, historischen Kerkern und modernen Gefängnisbibliotheken ebenso wie in bibliotherapeutischen Lesegruppen. Und nicht zuletzt in der Literatur selbst, die seit jeher davon träumt, den Leser im Innersten zu bewegen.

Als mir eine Freundin erzählte, dass sie eine Ausbildung zur Bibliotherapeutin begonnen hatte, war ich zunächst eher belustigt, mit was für ausgefallenen Methoden andere ihre Seelen pflegen. Aber dann fiel mir wieder ein, wie ich mit Hermann Hesse meinen jugendlichen Weltschmerz gelindert hatte. Ich erinnerte mich an heilsame – und heillose – Buchbegegnungen. Wie Treibgut tauchten meine Heldinnen und Helden aus der Buchwelt wieder auf und stießen weitverzweigte Erinnerungsräume auf, die mir auf ganz andere Weise etwas über mein Leben erzählten als ein Tagebuch oder ein Fotoalbum.

Anderen scheint es ähnlich zu gehen. Wenn ich von meinen Streifzügen durch die Heilstätten der Literatur berichtete, eine historische Anekdote zum Besten gab oder das Schicksal eines besonders verrückten literarischen Patienten schilderte, waren die meisten erst einmal irritiert. Biblio… was? Selbst meine Kollegen aus Verlagen und Literaturredaktionen gaben zu, noch nie etwas von dieser Kreativtherapie gehört zu haben. Kein Wunder, wenn selbst in Alberto Manguels epochaler *Geschichte des Lesens*, die ich als Erstes nach Hinweisen durchforstet habe,

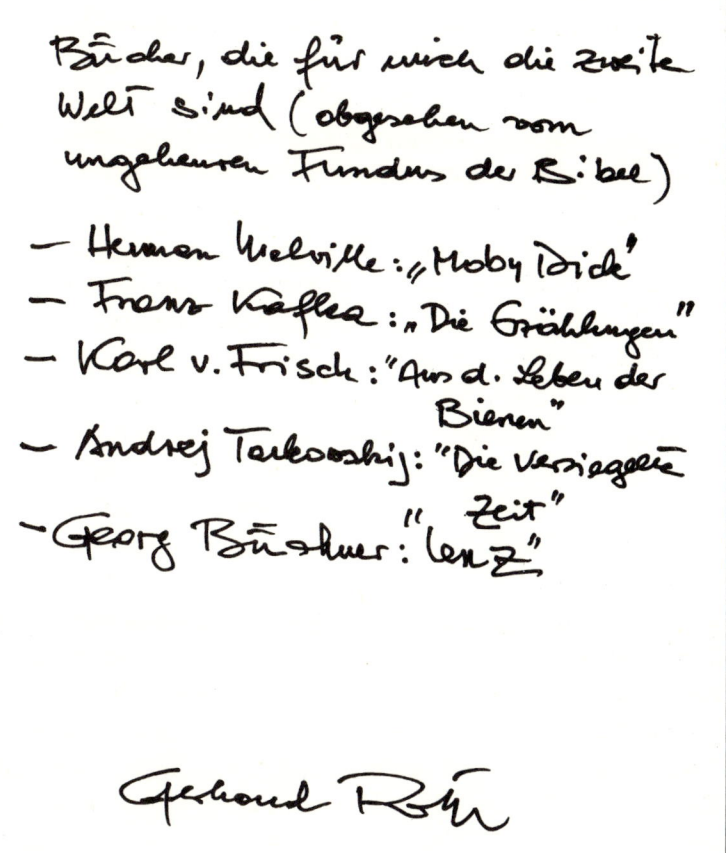

»Bücher, die für
mich die zweite
Welt sind«
Gerhard Roth

diese »merkwürdige Wissenschaft der Bibliotherapie« nur im Nachwort Erwähnung findet.

Sobald ich jedoch den, für viele offenbar mental kontaminierten, Begriff *Therapie* wegließ und ein paar unterhaltsame literarische Initialzündungen schilderte, ließen die Aha-Erlebnisse nicht lange auf sich warten. So gut wie jeder packte mindestens ein literarisches Erweckungserlebnis aus, es sprudelte geradezu vor Geschichten. Die Unterhaltung war gerettet, denn langweilig sind diese Geschichten nie.

Ein österreichischer Freund erzählte von seiner Jugend in einem Vorarlberger Touristenort, von der Enge des Tals und den Menschen, in deren Nähe er sich stets als Fremder gefühlt habe. Er sei dann 1988 zufällig auf Norbert Gstreins gerade erschienene fulminante Erzählung *Einer* gestoßen. Darin wird von Jakob erzählt, dem der Vater nichts zutraut, weil er zwei linke Hände hat, der vor sich hinträumt, statt, wie seine Geschwister, im Lokal der Eltern mitzuhelfen, und darum schon in der eigenen Familie keinen rechten Platz findet. Weil er so anders ist, als so ein Dorfleben es vorsieht, schickt man ihn in der Stadt zur Schule. Aber dort wird der stille Junge zum Opfer seiner Mitschüler, die ihn quälen und Tag für Tag missbrauchen. Als er im tiefsten Schnee zu Fuß ins Dorf flieht und der Mutter droht, sich umzubringen, sollte sie ihn zurückschicken, wird anscheinend alles anders. Zwar verschwindet er wie zuvor stundenlang im Wald oder in seinem Zimmer, doch er beginnt, im Betrieb zu helfen und einfache Aufgaben zu übernehmen. Im Inneren ist er jedoch längst woanders, verwirrt sich, wie Büchners *Lenz*, in seinen luziden Reflexionen, die weit und hoch über dem Dorf dahinschweben. Alle Anstrengungen, sich in die sogenannte Normalität einzufügen, scheitern über die Jahre. In den Wirtshäusern trinkt er sich weg, monologisiert und singt zum Gaudium der Bauern; in der Skischule verängstigt er die Gäste, wenn er sie spaßeshalber in den Tiefschnee führt und darin stecken lässt. Immer mehr verschwindet Jakob in sich. »Er hatte den Sinn für die Wirklichkeit verloren – und nichts dazugewonnen. Niemand erwartete etwas von ihm, es sei denn Dummheiten oder eine neue Ausfälligkeit.« Zuletzt wird Jakob abgeholt und weggesperrt. Die Irritation ist beseitigt, das Dorfleben geht weiter.

In stockendem, atemlosem Ton erzählt Norbert Gstrein von einem, der erst durch die anderen zum Außenseiter wird, der nicht sein und bleiben darf, weil sein Wesen den Rahmen der dörflichen Ordnung sprengt. Meinem Vorarlberger Freund begegnete hier *Einer*, der ebenso anders war wie er und der ihm einen Weg wies – hinaus aus dem engen Tal.

Eine Kollegin berichtete von ihrem Vater, der als junger Mann den von seinen Eltern übernommenen Friseursalon an einen

Kneipenkumpel verkaufte, um nach Kanada auszuwandern.
»Properties are burden« (dt. etwa: Eigentum ist eine Last) hatte
er in Henry David Thoreaus Kultbuch *Walden* gelesen, diesem
berühmten Selbstversuch eines Achtundzwanzigjährigen, der
im Jahr 1845 an den Walden-See in die einsamen Wälder Massachusetts zog, um abseits von aller Zivilisation ein Leben im
Einklang mit der Natur zu führen. Leider klappte es mit dem
Bohnenanbau nicht so gut wie bei Thoreau, und so kehrte der
alternative Friseur nach einem Jahr zurück in die Heimat und
stutzte wieder Haarschöpfe statt Stauden. Die Begeisterung für
Thoreaus Buch hat er sich aber, trotz dieses Misserfolgs, be-
wahrt und an seine Kinder weitergegeben.

Ein weiterer, normalerweise nicht sehr gesprächiger Freund
kam beim Reden über die Wirkung von Büchern auf seine Zeit
bei der NVA. Der Dienst bei der Nationalen Volksarmee der
DDR sei für ihn die schlimmste Phase seines Lebens gewesen,
wie er mehrfach betonte. Den Drill, die ihm unsinnig erscheinenden Regeln, die demütigende Pflicht zu Gehorsam und Ordnung habe er kaum ertragen können. Weil er sich innerlich so
sehr gegen dieses Dasein gesperrt habe, sei ihm ständig etwas
danebengegangen und deshalb auch noch so gut wie jeder Ausgang gestrichen worden. An den Wochenenden, die er in der
Kaserne habe verbringen müssen, sei er aber zumindest allein
auf der Stube gewesen und habe in Ruhe lesen können. Die
entsprechenden Bücher, erzählte er, gab es bei einer Offiziers-
frau, die einen kleinen Buchhandel in der Kaserne betrieb und
erstaunlicherweise Lektüre im Angebot hatte, die in der DDR
ansonsten nur als Bückware oder gar nicht zu bekommen war.
Unzählige Gedichte hat er in dieser Zeit gelesen, so viele wie
später nie mehr: *so klein wie die welt und so groß wie allein*
von E. E. Cummings, aber auch Romane wie *Das Paradies ist
nebenan* von Cees Nooteboom. Und als ein Kollege einen Band
mit Wolf Biermanns Gedichten mitbrachte, der unter den Soldaten bald von Hand zu Hand ging, hat mein Freund sich jedes
einzelne abgeschrieben. Die Blätter besitzt er noch heute.

Die prägnanteste Antwort auf die Frage, ob Literatur heilsam sein kann, stammt von einer allein lebenden älteren Frau, die voller Emphase feststellte: »Ohne meine Bücher wär' ich doch schon längst gestorben!«

Leidenschaftliche Lesebekenntnisse und Bucherlebnisberichte wie diese zeigen, dass es sie tatsächlich gibt, diese fast magischen Worte und Geschichten, die ein Leben prägen und nicht selten Wendepunkte markieren. Doch so intensiv die Begleitumstände dieser Lektüreerfahrungen meistens geschildert werden – nur die wenigsten können sich an den genauen Inhalt des betreffenden Textes erinnern. In seinem Essay *Tage des Lesens* stellt Marcel Proust fest, dass sich gerade die Störungen von außen, die Unterbrechungen des Leseflusses, sanft in unsere Erinnerung eingraben und uns später kostbarer werden als das, »was wir damals mit Hingabe lasen«. Nehmen wir diese vor langer Zeit gelesenen Bücher später wieder zur Hand, spiegeln sie das Vergangene, »die nicht mehr existierenden Wohnstätten und Teiche«, und sind »die einzigen aufbewahrten Kalender der entflohenen Tage«.[5]

Wenn wir an unsere ersten Begegnungen mit der betörenden Welt der Geschichten und Märchen denken, uns in diese Leselehrlingszeit vertiefen, tauchen dann vollständige Inhalte vor unserem inneren Auge auf? Oder Bilder, Stimmungen, sinnliche Details?

Die kühle, immer etwas feuchte Hand meiner Mutter, die über meine Stirn streicht, die warmen Marmorplatten über der Heizung, auf denen ich als Kind am liebsten lag und las.

Die bunten Einbände der Reader's-Digest-Jugendbuchreihe, die meine Eltern abonniert hatten. Vier Romane in einem Band: *David Copperfield* auf 120 Seiten! Ganz besonders liebte ich Betty Smiths Roman *Ein Baum wächst in Brooklyn*, der mir eine tiefe Sehnsucht einpflanzte, irgendwann, in unvorstellbarer Zukunft, nach New York zu reisen. Worum es in der Geschichte geht, weiß ich nicht mehr, nur ein paar Bilder sind noch da, die aber womöglich eher aus der Verfilmung des Romans durch Elia Kazan stammen.

Stefan Zweigs *Ungeduld des Herzens* habe ich mindestens dreimal gelesen. Trotzdem sind mir davon nur einige dürre Fragmente im Gedächtnis haften geblieben. Und wenn ich heute darin blättere, animiert mich die melodramatische Sprache auch nicht, das Buch noch mal zu lesen. Woran ich mich aber noch genau erinnere, ist das Gefühl, mit dem ich in diese Geschichte eingetaucht bin, als könnte ich darin ohne Angst meinem zerrissenen und unruhigen Innenleben begegnen. Etwas sprach mich an, ohne sich zu erklären.

Sicherlich hängt diese Form von »Biblioamnesie« auch damit zusammen, dass sich Literatur nicht eins zu eins nacherzählen lässt und Kunst nun mal mehr ist als die schlichte Summe ihrer Teile. Aber es muss noch einen anderen Grund geben für diese literarische Demenz. Und da offenbar nicht nur ich darunter leide, kann es auch nicht nur an meinem tatsächlich ziemlich schwachen Gedächtnis liegen.

Was bedeuten diese schwarzen Löcher? Warum erinnern wir uns so eindringlich an besondere Leseerlebnisse, vergessen aber die konkreten Inhalte, also das, was wir gelesen haben? Sind unsere intensivsten Lektüreerfahrungen weniger intellektuelle als vielmehr emotionale Eindrücke? Spiegeln, flüchten, heilen wir uns lesend auf unsichtbaren Kanälen, und versinkt ein Teil dieser Erfahrung wiederum in jener Region, die Freud »das Unbewusste« nannte? Wie kann es sein, dass wir uns durch Wörter besser fühlen, sie uns in die Lage versetzen, etwas anderes wahrzunehmen als unsere Einsamkeit und Beschränktheit, unser Anderssein?

THEORIEN UND TOLLE TYPEN

Es tut wohl, den eignen Kummer von einem anderen Menschen formulieren zu lassen. Formulieren ist heilsam«, schreibt Erich Kästner im Vorwort zu seinen Erste-Hilfe-Gedichten und bringt wunderbar beiläufig eine psychologische Grunderkenntnis auf den Punkt. Der amerikanische Philosoph und Psychologe William James – er war der ältere Bruder des Schriftstellers Henry James und gilt als Begründer der amerikanischen Psychologie – vertrat die Ansicht, es gebe nur zwei Arten zu denken: argumentieren und erzählen. Erzählen scheint die wesentlichere zu sein. So entwickelt sich beispielsweise in der Psychoanalyse eine Geschichte zwischen Analytiker und Patient, bei der es nicht um literarische Wahrhaftigkeit geht, sondern darum, eine emotionale Wahrheit aus dem Leben des Patienten zu verdeutlichen. Gelingt es dem Patienten, das, was Freud »unbewusste neurotische Wiederholung« nannte, zu artikulieren und in eine Geschichte zu verwandeln, dann scheint das eine heilsame Wirkung zu haben. In dem Moment, wo das eigene Erleben Teil eines gemeinsamen bewussten Diskurses wird, eröffnet dieses Bewusstsein die Möglichkeit, sich selbst aus einer anderen Perspektive wahrzunehmen und sich dadurch besser zu fühlen.

Kann dieser Prozess auch in der Auseinandersetzung mit Kunst und Literatur eintreten? Der österreichische Schriftsteller Robert Musil notiert um 1920 in seinen Tagebüchern: »Ein Buch ergreift oder fesselt mich. Es ist ein liebes Buch, ein geistvolles, ein langweiliges, ein gemütvolles usw. Ist es das wirklich oder nur für schlechte Beobachter? Ist es Verlegenheit oder Gesetz, dass wir in der Praxis solche Aussagen von einem Buch machen und dass es die gleichen sind wie von einem Menschen?« Aber nicht nur literarische Figuren wie Raskolnikow und Madame Bovary oder auch deren Schöpfer ergreifen den Leser, vielmehr kann das auch, wie bei den mysteriösen Anti- und Sympathien, die man in der Begegnung mit anderen erlebt, ein »unkonkretes Drittes« sein. Was sich dahinter verbirgt, bleibt für Musil aber vorerst »noch ungelöst«.[6]

Womöglich wusste sein Zeitgenosse und Landsmann Sigmund Freud, den der Dichter ebenso bewunderte wie kritisierte, des Rätsels Lösung. Erinnert doch das »unkonkrete Dritte« an einen Interaktionsraum, den Freud »Tummelplatz« nannte: jenes weite, wilde Feld, auf dem die sogenannte Übertragung zwischen Patient und Analytiker stattfindet. Ein mentaler Spielplatz, »auf dem ihm [dem Patienten] gestattet wird, sich in fast völliger Freiheit zu entfalten, und auferlegt ist, uns alles vorzuführen, was sich an pathogenen Trieben im Seelenleben des Analysierten verborgen hat«.[7]

Offenbar können auch Kunst und Literatur solch einen Tummelplatz eröffnen, indem sie verborgene Regionen unseres Gefühlslebens berühren und verdrängte Emotionen ins Bewusstsein treten lassen. Darauf bauen schließlich die meisten Kreativtherapien. Die Auseinandersetzung mit Kunst kann helfen, ungeordneten Gefühlen, die einen zu überwältigen scheinen, eine Form zu geben und sie damit überschaubar zu machen. Und: Kunst kann schlicht davon erzählen, dass man nicht allein ist mit seinen Empfindungen und Erfahrungen. Mit Erich Kästner gesagt, kann es »bekömmlich« sein »zu erfahren, dass es anderen nicht anders und nicht besser geht als uns selbst. Es beruhigt auch zuweilen, das gerade Gegenteil dessen, was man empfindet, nachzufühlen.«

Was Kästner mit eleganter Ironie in seiner *Lyrischen Hausapotheke* verpackte, die Idee, Literatur könne als poetisch fundierte Seelenkur durchaus praktischen Nutzen haben, ist nicht etwa die abwegige Phantasie eines einzelnen Herrn. Durch alle Epochen hinweg haben Dichter davon geträumt, nicht nur Diener von Bildung und Erbauung zu sein, sondern tief in die Gefühlswelt ihrer Leser vorzudringen und deren Wahrnehmung gründlich durcheinanderzuwirbeln.

Schon Miguel de Cervantes' *Don Quijote*, der 1605 mit seiner Rosinante auf die literarische Bühne galoppierte und seither als Urgestein des modernen Romans gilt, ist eine ausufernde Phantasie über die ebenso abenteuerlichen wie fatalen Folgen der Lesesucht. Weil er der Lektüre von Ritterbüchern verfällt, vergisst der Junker Alonso Quijano seine Pflichten, lässt Haus und Hof verkommen und verkauft sein letztes Hemd, »um Ritterbücher zum Lesen anzuschaffen«. Die Folge dieser exzessiven Lesefreuden ist das Gegenteil einer gelungenen Bibliotherapie: Der Hidalgo verfällt der Bücherdroge, macht die Nacht zum Tag, »und so, vom wenigen Schlafen und vom vielen Lesen, trocknete ihm das Hirn so aus, dass er zuletzt den Verstand verlor«. Als er sich schließlich einen neuen Namen verpasst und loszieht, um als fahrender Ritter Don Quijote all das zu erleben, was er bislang nur aus Büchern kennt, zeigt sich, dass er keinen Unterschied mehr zwischen Realität und Fiktion erkennt: Er ist längst, was er liest.

Erst auf dem Totenbett, als all die surrealen Abenteuer überstanden sind und auch der letzte Kampf verloren ist, findet »der Ritter von trauriger Gestalt« aus seiner literarischen Phantasie heraus. Er verlässt die irdische Welt als geheilt, wobei offenbleibt, ob er damit wirklich besser dran ist. So steht am Anfang der Kunst des Romans die so großartige wie größenwahnsinnige Phantasie eines Autors über die existenzielle Macht des Erzählens.

Die Erfahrung, dass Lektüre einen in regelrechte Wahnzustände versetzen kann, wird jeder leidenschaftliche Leser schon mal gemacht haben. Immer wieder entdecke ich Texte, die mich so bewegen, dass ich mich fassungslos frage, wie ich sie so lange übersehen konnte. Dann muss ich sofort all das Versäumte nachholen, gerate in einen regelrechten Leserausch, verschlinge ein Buch nach dem anderen, werte parallel dazu akribisch Rezensionen, Interviews und biographische Texte aus und spiele nach, was ich darin finde. Einen meiner intensivsten literarischen Liebesräusche verdanke ich Hanns-Josef Ortheil, dem ich bereits nach vier Seiten komplett verfallen war. Ob der Mann womöglich etwas zu alt für mich wäre oder seit Jahrzehnten mit derselben Frau verheiratet ist, all diese profanen Parameter spielen zum Glück überhaupt keine Rolle, wenn man sich in Schriftsteller verliebt. Oder besser gesagt in die Person, die man sich zu den Büchern eines Schriftstellers zusammenphantasiert. Ortheil ist in dieser Hinsicht ein dankbares Liebesobjekt. In einem seiner Bücher lernt man seine Kinder kennen (gut, dass meine bereits Namen hatten, sonst hätte ich sie sofort Lo und Lu genannt). In einem anderen nimmt er einen sogar mit in sein Haus in Stuttgarter Hanglage. Dort wird man bekocht und mit Ortheils Lieblingschampagner bewirtet: Ruinart Rosé – das ist auch mein Lieblingschampagner! Ich wusste es, Hanns-Josef Ortheil und ich sind Seelenverwandte! Meine Kinder müssen in den nächsten Tagen Nudelgerichte essen, die Herr Ortheil in diesem Buch zubereitet (schmecken ihnen nicht), und meine Tochter muss sich schon morgens auf dem Weg zum Kindergarten meine Begeisterungselogen über den erst elfjährigen Hanns-Josef anhören und wie schön er *Die Moselreise* mit seinem Vater beschrieben hat.

Mama hat sich in einen elfjährigen Schriftsteller verliebt, sagt sie beim Abendessen zu meinem Mann, der matt erwidert, Männer in senfgelben Hosen seien für ihn nicht satisfaktionsfähig. Du hast ja keine Ahnung, keife ich los. In Italien, wo Ortheil viele Jahre gelebt hat, sind diese Hosen geradezu ein Distinktionsmerkmal, das hat mir Tobias erzählt, und der weiß alles! Mann und Kind stehen auf und räumen wortlos ihre Teller in die Spülmaschine.

Ich ziehe mich mit Hanns-Josef zurück. Inzwischen lese ich bestimmt schon das zwölfte Buch in Folge. Während also meine Kulturbanausenfamilie mit Playmobil-Männchen spielt, schlendere ich mit Hanns-Josefs Alter Ego, einem Pianisten, durch Zürich, und plötzlich nervt mich etwas, nur eine Nuance, ein einzelner Satz. Und dann geht es nicht mehr. Ich kann Hanns-Josef Ortheil nicht mehr ertragen. So war es jedes Mal, wenn ich in einen Schriftsteller verliebt war. Irgendwann ist es wie in

»Bücher, in denen ich immer wieder gelesen habe« Hanns-Josef Ortheil

Bücher, in denen ich immer wieder gelesen habe – :

1) Fritz WALTER : 3 : 2 (mit zehn Jahren)

2) Ernest HEMINGWAY : Paris – ein Fest fürs Leben (mit fünfzehn Jahren)

3) GOETHE : Wilhelm Meisters Lehrjahre (mit zwanzig Jahren)

4) JEAN PAUL : Flegeljahre (mit fünf- undzwanzig Jahren)

5) W. A. MOZART : Briefe (mit dreißig Jahren)

6) Clara + Robert SCHUMANN : Liebes- briefe (mit fünfunddreißig Jahren)

7) Carlo E. GADDA : Die gräßliche Bescherung in der Via Merulana (mit vierzig Jahren)

8) Wolfgang HILBIG : Erzählungen (mit fünfundvierzig Jahren)

9) Marie Luise SCHERER : Reportagen (mit fünfzig Jahren)

10) DAS NEUE TESTAMENT (mit achtzig Jahren)
Hanns-Josef Ortheil (Juni 2014)

jeder Beziehung, und genau das, was einen am Anfang so entzückt hat, die kleinen Macken und Ticks, gehen einem urplötz-
lich total auf die Nerven. Dann wird es Zeit, etwas Abstand
zu gewinnen und den anderen in neuem, kühlerem Lichte zu
betrachten. Und – den Kindern endlich mal wieder etwas zu
kochen, was ihnen auch schmeckt.

Die Idee, dass Dichtung und Heilkunst etwas Wesentliches verbindet, existierte schon lange, bevor Cervantes sich mit seinem Ritterabenteuer aus dem finsteren Kerker herausphantasierte. Ende des 16. Jahrhunderts saß er mehrfach im Gefängnis, und womöglich tröstete oder therapierte er sich kraft seiner Phantasie auch ein wenig. In der Vorrede seines Jahrhundertwerks nennt er seinen Text einen Sohn, »der im Gefängnis erzeugt wurde, wo jede Unbequemlichkeit ihren Sitz hat, jedes triste Gelärm zu Hause ist«.

Schon die kultischen Handlungen, Beschwörungen und Opferriten vieler primitiver Kulturen waren von dem Glauben an eine magische Energie und Kraft bestimmter Worte getragen. Über der sagenhaften Bibliothek von Alexandria prangte der Schriftzug *psychēs Iatreion* (Heilstätte der Seele). Der griechische Gott Apollon gilt als Gott der Poesie und der Heilkunst.

Es war aber ein Autor und Philosoph, der die Vorstellung, Dichtung könne eine heilsame und reinigende Wirkung haben, vom Olymp auf die Erde brachte. Aristoteles verknüpfte in seiner im 4. Jahrhundert vor Christus verfassten *Poetik* erstmals einen Begriff mit Dichtung und Musik, der bis dahin nur im Zusammenhang mit religiösen oder kultischen Handlungen oder im Umfeld der Medizin verwendet wurde: die sogenannte *katharsis*. Ärzte verwendeten diesen Begriff als Terminus technicus für die Ausscheidung schädlicher Substanzen. Purgierende, also reinigende Methoden gehören seit jeher zu den fundamentalen Verfahren der Naturheilkunde. Wer sich schon einmal einer Fastenkur unterzogen hat, wird das wissen.

Bis ins 19. Jahrhundert, als Rudolf Virchow die Zellularpathologie einführte, bestimmte die sogenannte Vier-Säfte-Lehre das medizinische und naturwissenschaftliche Menschenbild. Schon der griechische Arzt Hippokrates war der Ansicht, dass der menschliche Körper verschiedene Säfte – Blut, gelbe und schwarze Galle sowie Schleim – enthalte, die in einem ausgewogenen Verhältnis zueinander stehen sollten. Patienten, die zu viel oder zu wenig von einer Substanz in sich hatten, rückten die Ärzte mit purgierenden Methoden zu Leibe: Aderlass,

Schröpfen oder abführende Mittel galten als bevorzugte Behandlungsmethoden. Großen Einfluss erlangte der in Griechenland geborene Arzt Galēn, der um das Jahr 170 erstmals eine medizinische Systematik verfasste, die sechzehn Bücher umfassenden *Methodi medendi*, die in Teilen bis ins 19. Jahrhundert Bestand hatte. Wie Hippokrates vertrat auch Galēn die Ansicht, dass nicht organische Fehlfunktionen Krankheiten verursachten, sondern ein Ungleichgewicht der vier Körpersäfte Körper und Geist schädige.

Die Annahme, der Mensch sei nur dann gesund, wenn seine Substanzen ausgeglichen sind, bezog sich also nicht nur auf den Körper, sondern auch auf den Geist beziehungsweise auf das Wechselspiel von Körper und Geist. Dementsprechend durchdringt diese Vorstellung die Philosophie ihrer Zeit und spiegelt sich auch in den Schriften Platons und seines Schülers Aristoteles.

Von seinen Kommilitonen wurde Aristoteles, der später eine der größten Bibliotheken seiner Zeit besaß, nur »der Leser« genannt. Er forschte über das Wesen des Goldes, des Glücks und der Freundschaft, untersuchte und analysierte Körper und Wesen von Tieren. Charles Darwin bezeichnete ihn später als »einen der größten, wenn nicht den größten Beobachter, der je gelebt hat«. Aristoteles verfasste auch eine kleine Abhandlung über die Tragödie, die noch zweieinhalbtausend Jahre später Geltung hat: Alle bedeutenden Dramentheorien, ob sie von Lessing, Schiller, Nietzsche oder Brecht stammen, beziehen sich auf die aristotelischen Regeln oder versuchen, sich von ihnen abzusetzen, und bis heute wirkt sich das Modell auf zahlreiche zeitgenössische Spielarten des Theaters aus.[8]

In dieser folgenreichen Theorie stellt Aristoteles die These auf, eine der wichtigsten Funktionen der Tragödie bestehe darin, beim Zuschauer durch die Identifikation mit dem Helden und seinem tragischen Schicksal »Jammer und Schaudern« hervorzurufen. Diesen Affekten solle das Publikum freien Lauf lassen und sich dadurch »lustvoll erleichtern«.

Ob das antike Theaterpublikum wirklich so heftig mitfühlte, sich unüberhörbar seinem Jammer hingab und schließlich »lustvoll erleichtert« und entsprechend gut gelaunt nach Hause ging?

Die Aufführungen der griechischen Tragödien fanden im Rahmen der sogenannten Dionysien statt, die bis zu acht Tage dauern konnten. So wie bis heute im christlich geprägten Abendland den meisten viele Figuren und Geschichten aus der Bibel bekannt sind, waren dem antiken Publikum die Protagonisten der großen Tragödien und ihr Schicksal vertraut. Deshalb lag der eigentliche Reiz der dramatischen Wettkämpfe darin, zu erleben, wie es den Dichtern gelang, das Altbekannte noch einmal neu und andersartig zu erzählen. In festlicher, erwartungsvoller Stimmung werden die Zuschauer in den prächtigen Amphitheatern bereit gewesen sein, sich vom tragischen Geschick einer Antigone oder eines Prometheus berühren zu lassen.

Ob sich Aristoteles auch eine kathartische Wirkung davon versprach, wenn das Publikum nicht mit einem von den Göttern geprüften Helden zittern, sondern über die Widrigkeiten des menschlichen Schicksals lachen würde, kann man nur mutmaßen. Seine Theorie des Lächerlichen, die in Kapitel sechs der *Poetik* angekündigt wird, ist verloren gegangen. Aristoteles, der Lehrer an Platons Akademie war, hatte den Text als Gedächtnisstütze für seine Vorlesungen verfasst und ihn womöglich deshalb nicht besonders sorgsam aufbewahrt. Doch nicht nur weil Teile des Textes verloren gegangen waren, geriet dieses Werk während der nächsten Jahrhunderte in Vergessenheit. Die *Poetik* des Aristoteles passte nicht in die Lehren des Christentums, das immer mehr das Weltbild bestimmte und dessen Potentaten diese scheinbar so harmlose Theatertheorie als höchst subversives, gefährliches Machwerk betrachteten.

Das zumindest ist die These eines Bestsellers, in dessen Kräftezentrum die Angst steht: Angst vor den starken und gefährlichen Gefühlen, die das Lesen wecken kann. In Umberto Ecos historischem Kriminalroman *Der Name der Rose* versteckt der alte, blinde Klosterbibliothekar Jorge de Burgos (dessen Name nicht umsonst an einen anderen Bibliotheksbesessenen, den argentinischen Schriftsteller Jorge Luis Borges, erinnert) ein

31

Buch, dessen Wirkung er für ungeheuerlich hält. Um diesen geistigen Sprengsatz unter Verschluss halten zu können, ist er bereit, zu morden und zu sterben. Bei der geheimen, mit Argusaugen gehüteten Schrift handelt es sich um das fehlende *Zweite Buch der Poetik* des Aristoteles. Also nicht etwa um einen Aufruf zum Volksaufstand oder Sturz des Papstes, sondern um eine Abhandlung über die Komödie und ihre erheiternde Wirkung. Doch gerade die Fähigkeit der Komödie, die Menschen zum Lachen zu bringen, fürchtet der alte Jorge wie der Teufel das Weihwasser. Wenn das Lachen die Menschen von ihrer Angst befreit, mutmaßt der strenge Dogmatiker, werden sie auch ihre Gottesfurcht verlieren. Und ohne dieses Druckmittel wird es bald überhaupt keinen Glauben mehr geben.

Die Befürchtungen des alten Bibliothekars sind keine abwegigen oder besonders originellen literarischen Phantasien Umberto Ecos, vielmehr spiegeln sie den herrschenden Geist der Zeit: Wo das Denken die vorgegebenen Bahnen der christlichen Heilsgeschichte verließ, wo der Glaube an ein Jenseits hinterfragt oder die Freiheit des Einzelnen propagiert wurde, mussten die Schriften der dafür verantwortlichen Denker verschwinden. Auch die Werke antiker Freigeister wie Epikur und Lukrez ruhten jahrhundertelang wie Scheintote in abgelegenen Klosterbibliotheken, wo sie höchstens noch den einen oder anderen Kopisten in tiefe Glaubenskrisen stürzen konnten.

Erst mit der Renaissance erwachte das aufgeklärte Denken der antiken Philosophen und Dichter zu neuem Leben und wurde in bestimmten Kreisen enthusiastisch aufgenommen. Der italienische Dichter und Gelehrte Francesco Petrarca, der in seinen *Canzonieri* voller Hingabe seine unermüdliche Liebe zu Laura besingt und neben Dante Alighieri und Boccaccio als einer der wichtigsten Vertreter der frühen italienischen Literatur gilt, hatte diese Mode ausgelöst. Nachdem Petrarca vergessene Manuskripte antiker Autoren wiederentdeckt hatte und sich durch seine um 1330 erschienene Rekonstruktion von Livius' Monumentalwerk *Ab urbe condita* (Römische Geschichte – Von der Gründung der Stadt an) Ruhm und Ehre erworben hatte, eiferten ihm viele seiner Zeitgenossen nach und begaben sich auf die

Jagd nach verschollenen Klassikern der Antike. Wer einen solchen Schatz entdeckte, erwarb sich hohes Ansehen unter seinen
Gesinnungsgenossen, den sogenannten Humanisten. Diese gebildeten Männer studierten leidenschaftlich antike Geschichte,
Rhetorik, Dichtung und Philosophie. Hatten sie einen der ver-
schollen geglaubten Texte aufgespürt, tauschten und diskutier-
ten sie voller Enthusiasmus die Werke ihrer Idole.

Auch der Italiener Poggio Bracciolino, der 1380 in dem toska-
nischen Dorf Terranuova zur Welt kam, in Florenz und Rom
studiert und mehreren Päpsten als Sekretär gedient hatte, war
von dem Wunsch getrieben, verlorene Schriften wiederzuent-
decken und sie vom Staub der Jahrhunderte zu befreien. Als
leidenschaftlicher Bücherjäger spürte Poggio, der für seine außergewöhnlich schöne Handschrift und sein elegantes Latein
bekannt war, zahlreiche fast vergessene Werke antiker Dichter
und Philosophen an den entlegensten Orten Europas auf. Wie
weitreichend solche Wiederbelebungsversuche sein konnten,
zeigt der amerikanische Literaturwissenschaftler und Pulitzer-
preisträger Stephen Greenblatt anhand des Versepos *De rerum
natura* von Lukrez, das Poggio 1417 in einem deutschen Kloster
entdeckte. Mit diesem Fund, so Greenblatt, begann nichts weniger als die Wende zur Renaissance und damit zum modernen
Denken.

Eine Ausgabe von Lukrez' *Über die Natur der Dinge* findet
sich auch in der Bibliothek Michel de Montaignes, von dem später noch die Rede sein wird. Es ist eines der wenigen Bücher, die
Montaigne mit Anmerkungen versehen hat. Offenbar hatte er
dieses bahnbrechende Werk akribisch durchgearbeitet, während
er sich ansonsten gerne als ausgesprochen lässigen Leser darstellt: »Stoße ich beim Lesen auf Schwierigkeiten«, schrieb er,
»zernage ich mir denn auch nicht die Nägel hierüber, sondern
lasse die Sache, nachdem ich sie zwei-, dreimal vergeblich an-
gegangen bin, auf sich beruhn.«[9]

Was Poggio und seine Freunde antrieb, auch unter den wid-
rigsten Umständen ihre Bücherjagd fortzusetzen, war eine Ob-

session mit therapeutischem Wert: »Wie jeder andere in der da-
maligen Welt hatten sie mit der stetigen Präsenz von Schmerzen
zu kämpfen – Schmerzen, für die es keine medizinische Linderung gab –, ebenso mit dem beständig drohenden Tod«,[10]
bemerkt Stephen Greenblatt. Das von christlichen Dogmen
bestimmte Denken und Handeln ihrer Zeitgenossen beengte
und bedrückte diese Freigeister. Wie befremdlich und zugleich
befreiend musste ihnen dagegen ein Weltbild erscheinen, wie
es Lukrez in *De rerum natura* entwirft. Darin existieren nur
kleine, sich zufällig bewegende Atome, es gibt keinen göttlichen
Plan, keine Vorsehung und kein Nachleben. In vielerlei Hinsicht nimmt Lukrez damit die unendlichen und beängstigenden
Möglichkeiten der Moderne vorweg. Der antike Atomismus,
der kühne Geister wie Giordano Bruno und Galileo Galilei be-
einflusste, den Naturwissenschaftler wie Isaac Newton und Albert Einstein rezipierten und von dem Künstler wie Botticelli
oder Shakespeare inspiriert waren, muss den Humanisten wie
die Pforte zum Paradies erschienen sein. In einer Zeit, die von
intellektueller Dürftigkeit und Engstirnigkeit geprägt war, fanden die Humanisten in ihrer Bibliomanie auch Schutz vor »eit-
lem Zynismus«. So schrieb Poggio an einen Freund: »Manchmal
bin ich frei und kann lesen.«[11]

Derartige Befreiungsgefühle kann Literatur auch bei ganz alltäglichen Beklemmungszuständen auslösen. Hält man sich ein
Buch vor die Nase, sind noch die kommunikationswütigsten
Mitmenschen, die einen in Bussen, Bahnen oder im Kaffeehaus
belästigen, in der Lage, dieses Stoppzeichen korrekt zu deuten.
Auch in meiner Familie war der Rückzug hinter zwei Buchdeckel schon immer sakrosankt. Vielleicht weil Lesen unter
Kleinbürgern den Nimbus des Unantastbaren besitzt? Hatte
einer eine Aufgabe für mich, sagte garantiert ein anderer: Lass
das Mädchen, du siehst doch – es liest. Bildung, Bücher, das bedeutete Aufstieg und Freiheit. Aber wovon eigentlich? Von den
engen Familienbanden, die am Eingang zu diesem literarischen
Universum endeten? Weil die anderen nicht mehr mitkamen?
   Mit einem Buch war man jedenfalls endlich allein. Lesen be-

deutete, für sich sein zu dürfen. Und hatte man davon genug, brauchte man nur ins Wohnzimmer zurückzugehen, wo die Waltons, die Familie Feuerstein oder Onkel Hans schon auf einen warteten.

FINGERNÄGEL, ESSGEWOHNHEITEN, SEX

In seiner *Geschichte des Lesens* erzählt der argentinische Autor und Übersetzer Alberto Manguel eine Anekdote aus dem 13. Jahrhundert: Die Schüler des französischen Troubadours Richard de Fournival, der als Gründer der ersten öffentlichen Bibliothek des Landes gilt, glaubten, es sei dem körperlichen Wohlbefinden zuträglich, Texte auswendig zu lernen. Als Beleg für diese Annahme führten sie den römischen Arzt Antyllus an, der im 2. Jahrhundert geschrieben hatte, »wer niemals Verse auswendig lerne, sondern auf Bücher zurückgreifen müsse, könne sich seiner giftigen Säfte nur unter großen Mühen und durch übermäßiges Schwitzen entledigen, während Menschen mit einem geschulten Gedächtnis diese Säfte mit dem Atem ausstießen«.

Schule gemacht hat dieses therapeutische Ausatmen giftiger Substanzen offenbar nicht. Was dagegen wiederbelebt wurde und immer mehr Anklang bei vielen Patienten findet, ist ein eher ganzheitlicher Zugang zu Krankheit beziehungsweise Gesundheit. Im Zuge des medizinischen Fortschritts, der vor allem im Laufe des 20. Jahrhunderts immer ausgefeiltere technische Möglichkeiten mit sich brachte, schien die Medizin ihr eigentliches Objekt, den Menschen, immer mehr aus dem Blick zu verlieren.

Dem gegenüber stehen zahlreiche alternative Behandlungsmethoden, die inzwischen sehr gefragt sind und bei denen es weniger darum geht, Krankheitssymptome mit rasch wirkenden Medikamenten zu unterdrücken, als zu verstehen, woher die Krankheit kommt und was dem Patienten tatsächlich fehlt.

Um das herauszufinden, mussten sich Ärzte bis vor nicht allzu langer Zeit in erster Linie auf ihre gute Beobachtungsgabe und Menschenkenntnis verlassen. Erst Anfang des 19. Jahrhunderts fand der amerikanische Zahnarzt William Thomas Green Morton heraus, dass er seinen Patienten Schmerzen ersparen konnte, wenn er sie mit Äther betäubte, und ebnete damit der Narkose den Weg. 1895 entdeckte der deutsche Physiker Wilhelm Conrad

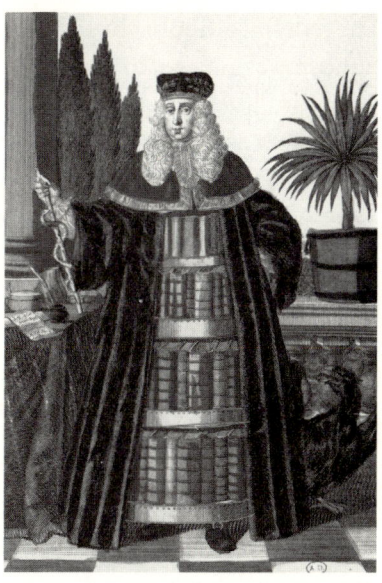

Un Medecin. Ein Doctor der Arzney, Martin Engelbrecht (1684–1756)

Röntgen die nach ihm benannten Röntgenstrahlen, wofür er den Nobelpreis erhielt. Bevor der Mensch dank dieser segensreichen Erfindungen durchleuchtet werden und man sein Inneres untersuchen konnte, ohne ihm damit unerträgliche Schmerzen und tödliche Infektionen zuzufügen, mussten Ärzte auf andere Weise Ursachenforschung betreiben. Da ihnen die entsprechenden Geräte und Medikamente fehlten, waren sie viel mehr noch als ihre heutigen Kollegen auf ihre Wahrnehmung angewiesen und auf ihre Intuition. Als der italienische Arzt Gerolamo Cardano, der als einer der letzten Universalgelehrten der Renaissance gilt und in so gut wie jeder wissenschaftlichen Disziplin bewandert war, einmal von einem Fürsten um eine Diagnose für seine Krankheit gebeten wurde, antwortete Cardano: »Eine solche Diagnose sei erst zu wagen, wenn er den Herrn über längere Zeit vom Morgen bis zum Abend, vom Staatsakt bis zum Stuhlgang begleiten könne. Ohne Kenntnis aller Gewohnheiten eines Menschen könne kein Arzt wissen, was ihm fehle.«

Eine wahrlich fürstliche Behandlungsmethode, die in zeitgenössischen Wartezimmern um keinen Preis zu haben wäre, bemerkt der Schweizer Schriftsteller Adolf Muschg in seinen Frankfurter Vorlesungen zu *Literatur als Therapie?*. Cardanos ausgedehnte Beobachtung seiner Patienten, so Muschgs Diagnose, sei gleichsam die historische Version der chinesischen Medizin, über die der Autor ebenfalls eine vielsagende Anekdote zu erzählen weiß. Ein Freund habe in Hongkong einen chinesischen Arzt konsultiert, der zu seiner Überraschung aber kaum etwas über seine Krankheit habe wissen wollen und ihn stattdessen in ein Gespräch verwickelt habe. Der Arzt befragte den Patienten über seine Arbeit, über eine vergangene, aber unabgeschlossene Liebesgeschichte, über seine Gewohnheiten, bot ihm schließlich eine Tasse Tee an und blickte dann ruhig aus dem Fenster. Als Muschgs Freund fragte, wann man denn endlich zur Sache komme, deutete der chinesische Arzt auf den Tee und antwortete lächelnd, man sei längst dabei: »Er habe die Ehre gehabt, seinem Gast beim Reden zuzuhören und beim Gehen zuzusehen, sein Sitzen, seine Bewegungen, seine Augen und Fingernägel zu betrachten; dann drückte er, mit einer höflichen Entschuldigung, den Finger auf zwei Stellen am Rücken meines Freundes, hier und hier tue es ihm weh, nicht wahr?«[12]

Hierzulande sind solche Erlebnisse eher selten, häufig kommt man nicht einmal dazu, in Ruhe zu erklären, worum es eigentlich geht. Kein Wunder, wenn ein durchschnittlicher Arztbesuch dem *Deutschen Ärzteblatt* zufolge gerade mal 7,8 Minuten dauert.[13] Dabei würde schlichtes Zuhören mehr bewirken als jedes hektisch ausgestellte Rezept. Ein Psychosomatikexperte aus Frankfurt am Main berichtet in einem Artikel, dass er viel Zeit spart, seit er seine Patienten einfach mal ausreden lässt. Nach einem ausführlichen Gespräch seien die meisten so zufrieden, dass sie gar nicht mehr wiederkämen. Im Gegensatz zu all den anderen, die ihre Beschwerden buchstäblich nicht losgeworden sind und sich nicht richtig verstanden fühlen.

Dass die Geschichte eines Patienten entscheidend ist, um seine Erkrankung erkennen, verstehen und behandeln zu können, davon ist die amerikanische Medizinprofessorin Rita Charon überzeugt. Die 1949 in Providence, Rhode Island, geborene Internistin und promovierte Literaturwissenschaftlerin arbeitet mit großem Einsatz daran, ihre beiden Disziplinen in einen Dialog miteinander zu bringen. Wenn Ärzte lernen, Patientengeschichten wie literarische Texte zu lesen und zu interpretieren, so Charon, wird das die medizinische Praxis grundlegend verändern.

Seit 1982 unterrichtet die Harvard-Absolventin an der New Yorker Columbia University angehende Allgemeinmediziner und Chirurgen. Eines Tages, als sie schon eine ganze Weile ihre Lehrtätigkeit ausgeübt hatte, stattete Rita Charon ihren Kollegen von der literaturwissenschaftlichen Fakultät einen Besuch ab und fragte, »ob sie einem Doktor beibringen können, wie Storys funktionieren, wie man sie interpretiert«.[14] Sie konnten. Und so ließen sie Dr. Charon Textinterpretationen schreiben, aber auch das eine oder andere Rezept *unter*schreiben, wie sie lachend gesteht. 1999 schloss sie ihren Ausflug in die akademische Welt der Literatur mit einer Dissertation ab. Darin widmete sie sich ihrem Lieblingsschriftsteller Henry James, dem Großmeister des psychologischen Erzählens, und untersuchte die Rolle der Literatur in der Medizingeschichte.

Sie sei überhaupt nur zur Medizin gekommen, erklärt die schmale, dunkelhaarige Rita Charon bei einem Vortrag, weil sie zeit ihres Lebens eine besessene Leserin gewesen und nach jedem Besuch der Schulbibliothek mit mindestens zehn Büchern nach Hause gekommen sei. Dieses exzessive Lesen habe ihr Interesse am Menschen geweckt und sie gelehrt, aufmerksam zu sein, verschiedene Ausdrucksebenen gleichzeitig wahrzunehmen und die Äußerungen des Patienten wie einen komplexen Text zu interpretieren.

Zur Jahrtausendwende gründete Rita Charon gemeinsam mit Kollegen das Graduierten-Programm »Narrative Medicine«. Es wird nicht nur von angehenden Ärzten und Studenten anderer Fachbereiche besucht, auch interessierte Laien erhalten hier eine Art Grundausstattung mit literaturwissenschaftlichem Rüstzeug. Die Teilnehmer sollen sensibilisiert werden für Geschichten, Sinn für die Komplexität einer Erzählung entwickeln und lernen, deren Gesamtstruktur zu erkennen. Das auf diese Weise gewonnene Verständnis der Patientengeschichte soll sie schließlich zum Handeln – in diesem Fall Behandeln – bewegen. Wobei Rita Charon gerade den Subtext, also all die unausgesprochenen Hinweise, die sich in den Erzählungen aller Patienten finden und die ein guter Arzt quasi zwischen den Zeilen herauslesen muss, für besonders wichtig hält.

Was bedeutet das konkret? Die praktizierende Ärztin Rita Charon hat in ihrer Sprechstunde im Columbia Presbyterian Hospital zuerst den üblichen Fragenkatalog abgeschafft, den viele Ärzte bei der ersten Konsultation herunterleiern. Statt ihre Patienten in stereotyper Weise nach Beschwerden, Symptomen und Vorerkrankungen abzufragen, stellt Frau Charon sich ihrem Gegenüber erst einmal vor und erklärt den Patienten, nun eine ganze Menge erfahren zu müssen über ihren Körper, ihre Gesundheit und ihr Leben: »Bitte erzählen Sie mir, was Sie glauben, was ich über Ihre Situation wissen sollte.«

Seit sie auf diese Weise vorgeht, macht Dr. Charon die Erfahrung, dass die Patienten regelrecht danach gieren, gründlich und detailliert über sich Auskunft zu geben. Manche berichten von erschütternden Verlusten in ihren Familien, von Eheproblemen oder der schwierigen Beziehung zu einem ihrer Kinder, bevor sie auf den eigentlichen Grund ihres Krankenhausbesuchs zu sprechen kommen. Andere beginnen zu weinen, weil sie niemand bisher auf diese Weise nach dem Zustand ihres Lebens gefragt hat und nicht nur nach ihrem womöglich vorübergehenden Leiden.

Wofür ist Medizin da?, fragt Rita Charon. Eine ihrer Aufgaben sei es tatsächlich, Expertisen und Behandlungspläne zu erstellen. Bei einer wirklich gelungenen Behandlung gehe es aber auch darum, Kontakt zueinander herzustellen und einander zu begegnen.

Narrative Medicine bedeutet also auch, etwas scheinbar Selbstverständliches zu lernen: genau hinzuhören, zu erkennen, *wie* ein Patient seine Leidensgeschichte schildert, aber auch, wie er sein Umfeld, seine Biographie darstellt. Ein guter Arzt sollte die Geschichte des Patienten wie einen vielschichtigen litera-

Three of the million
windows in my house
of fiction/self

Henry James
The wings of the Dove

Hart Crane
The Bridge

David Foster Wallace
Infinite Jest

Rita Charon

»Three of the
million windows
in my house of
fiction/self«
(Drei der
Millionen Fenster
in meinem Haus
der Geschichten/
meines Selbst)
Rita Charon

rischen Text interpretieren, da sie einiges über die Bedeutung
seiner Krankheit erzählt: »Dies gilt erst recht für psychiatrische
Patienten, deren Geschichten oft so eng mit ihrer Krankheit ver-
woben sind, dass beides nicht mehr zu entwirren ist«,[15] so die
amerikanische Schriftstellerin Siri Hustvedt, die selbst zweiein-
halb Jahre lang an der New Yorker Payne Whitney Psychiatric
Clinic für Patienten Schreibkurse gegeben hat. Wie zahlreiche
Autoren, Theatermacher, Literaturwissenschaftler und andere
Wortkünstler war sie schon mehrfach zu Gast bei Rita Charons
Narrative-Medicine-Workshops oder -Vortragsreihen.

Interdisziplinäre Projekte, wie sie Rita Charon mit ihren Kollegen und auch die Wissenschaftler am Berliner Forschungskolleg
Languages of Emotion betreiben, erscheinen vielversprechend.
In derart produktiven Verknüpfungen literarischer und medizinischer Methoden zeigt sich nicht nur eine Perspektive für die

Zukunft, sondern werden auch die verblassenden Umrisse eines traditionellen Ärztebildes deutlich.

Bis ins 19. Jahrhundert mussten sich Mediziner, um überhaupt zu einer Diagnose zu gelangen, auf das verlassen, was sie wahrnehmen konnten – also auf offensichtliche Symptome, ihre Beobachtungen am Krankenlager und nicht zuletzt auf die Berichte der Patienten. Der amerikanische Neurowissenschaftler Eric Kandel schreibt in seiner großen Studie über *Das Zeitalter der Erkenntnis* und die fundamentalen geistes- und naturwissenschaftlichen Veränderungen, die im Laufe des 19. Jahrhunderts einsetzten: »Damals gehörten Natur- und Geisteswissenschaften noch nicht zwei verschiedenen Kulturen an; das Studium der Medizin war nicht nur wegen der heilenden Kräfte, die es verlieh, hoch angesehen, sondern auch wegen der umfassenden kulturellen Gelehrsamkeit, die es bot. Weil das Medizinstudium der beste Weg war, die natürliche Welt zu erforschen, studierten tatsächlich einige große Denker der französischen Aufklärung – Diderot, Voltaire und Rousseau – Medizin, um ihr humanistisches Wissen zu erweitern.«[16]

Medizin und Literatur haben sich schon immer gegenseitig angezogen. »Beide, der Arzt und der Schriftsteller, sind auf ihre Weise Fachleute für menschliches Leiden: der eine, indem er es behandelt, der andere, indem er es beschreibt«,[17] bemerkt die Schweizer Journalistin Klara Obermüller in dem Sammelband *Literatur und Medizin*, der sich auch mit Poesie- und Bibliotherapie befasst. Vielleicht gibt es so auffallend viele dichtende Mediziner, weil das, was beide tun, so eng miteinander verwandt ist? Verbindet so unterschiedliche Schriftsteller wie Schiller, Tschechow, Schnitzler, Döblin und Benn ihr sezierender Blick auf das Innenleben ihrer Figuren? »Der Arzt und der Schriftsteller – sie rebellieren gegen die Vergänglichkeit. Sie haben stets das gleiche Ziel vor Augen: die Verteidigung des Lebens. Und einen gemeinsamen Feind: den Tod. So darf man denn sagen, dass sie Geschwister sind – die Medizin und die Literatur«,[18] schrieb Marcel Reich-Ranicki in einem Aufsatz über diese *Fachleute für menschliche Leiden.*

Der Schriftsteller David Wagner erzählt in seinem Roman *Leben* von einer Organtransplantation, die er am eigenen Leib erfahren hat: »Es gibt Leberwurst zum Abendbrot, ein rundes Metalldöschen mit Foliendeckel liegt auf dem Tablett. Ausgerechnet Leberwurst. Leberwurst habe ich schon als Kind nicht gemocht. Angewidert schiebe ich die Packung zur Seite. Fünf oder sechs Tage nach einer Lebertransplantation – ist da Leberwurst nicht ein wenig rücksichtslos?« Wie ein Geschichtenhaus sei ihm das Krankenhaus vorgekommen, bemerkt Wagner in einem Interview.

Solange erzählt wird, ist man noch nicht tot, habe ich irgendwo gelesen.

Wobei sich aus der positiven Wirkung des Erzählens nicht automatisch ableiten lässt, dass auch der Akt des Lesens gesund ist. Aus der Perspektive eines Physiotherapeuten zum Beispiel kann Lesen gar nicht gesund sein. Schon allein das dauernde Sitzen: mit krummem Rücken an den Schreibtisch geklemmt oder halb liegend auf der Couch, tief versunken in fiktive Welten und darum völlig unerreichbar für das Knirschen und Stöhnen von Nacken- und Schultermuskulatur, Bandscheibe und Verdauungsorganen. Zwar ist den meisten Lesern die Idee bekannt, dass Körper und Geist eine harmonische Einheit bilden sollten, allerdings vor allem aus Philosophie und Literatur und weniger aus der Praxis.

Wer sein Leben den Büchern widmet, womöglich selbst welche schreibt, muss damit rechnen, dass sich all das Denken und Zweifeln nicht nur auf seine Psyche auswirkt, sondern auch im Körper zu wüten beginnt. Wie sonst wäre die epidemische Ausbreitung von Alkoholismus, Nikotinsucht und Polygamie unter Schriftstellern zu erklären? Natürlich wissen die meisten, dass diese anstrengenden Überlebensstrategien nicht spurlos an ihnen vorübergehen – wenn Dichter und Denker eines nicht sind, dann unreflektiert. Wahrscheinlich sind nicht wenige Geistesmenschen gerade deshalb mit einer Grundskepsis gegenüber gut aussehenden Menschen ausgestattet. In Robert Menasses Roman *Sinnliche Gewißheit* begegnet der Philosoph

Roman Gilanian in einer Bar in São Paulo dem Model Alexandra. Von ihrer Schönheit provoziert, lässt er sich darüber aus, dass »nur die Dummheit zur Schönheit befähige, [die] ja nichts anderes sei als blinde Übereinstimmung mit dem äußeren Schein der Welt, was ein Gefühl von Harmonie schaffe, das sich natürlich auch physisch ausdrücke. Intelligenz hingegen sei Negation des äußeren Scheins, steter Widerspruch zu den Erscheinungen des äußeren Lebens, ›wie es eben ist‹, und dieses andauernde Spannungsverhältnis zum Leben grabe sich natürlich auch in die eigene physische Erscheinung ein, vor allem in die Physiognomie, oder, weil es ja wesentlich eine innere Spannung sei, in die inneren Organe, deren unharmonisches Funktionieren dann eben die äußere Gestalt des intelligenten Menschen verwüste.« Ein gut erfundener Trost für alle grauen, aber schlauen Bücherwürmer.

Ein geradezu allumfassend gelehrter Mediziner war der 1135 im andalusischen Córdoba geborene Maimonides. Er war in Philosophie, Recht und Astronomie bewandert, schrieb über die Grundlagen der Kalenderberechnung, über Logik und jüdische Glaubens- und Rechtsfragen. Vor allem aber galt er als größter Arzt seiner Zeit, der für seine Heilkunst über alle Maßen verehrt wurde. Ein arabischer Poet mit dem Namen al-Kadi al-Said (1156–1212) schrieb in einem Gedicht, Maimonides hätte selbst den Mond von seinen Flecken und Eklipsen geheilt, wenn der ihn um Hilfe gebeten hätte.

Maimonides gilt auch als bedeutender jüdischer Religionsphilosoph des Mittelalters, und sein Grab im israelischen Tiberias ist eine Pilgerstätte für gläubige Juden, die ihn unter dem Namen *Rambam* verehren, eine Abkürzung für Rabbi Moses Ben Maimon.

Nachdem Maimonides' Geburtsstadt Córdoba 1148 an die Almohaden gefallen war, wurden Juden verfolgt und die Familie vor die Wahl gestellt, zum Islam überzutreten oder auszuwandern. Wie viele andere entschied sich Maimonides' Familie für die Flucht, gelangte über Marokko nach Ägypten und ließ sich in Fustat nieder, heute ein Stadtteil Kairos. Hier wurde Maimonides rasch zum Oberhaupt der jüdischen Gemeinde und führte ein klassisches Gelehrtendasein. Doch dann kam sein Bruder, der die Familie als Juwelenhändler ernährt hatte, bei einem Schiffsunglück ums Leben, und die Aufgabe des Versorgers fiel ihm zu. Maimonides begann daraufhin, als Arzt zu arbeiten, und erwarb sich innerhalb kürzester Zeit einen so hervorragenden Ruf, dass ihn die angesehensten Familien konsultierten und er schließlich Hofarzt beim Nachfolger des legendären Sultan Saladin wurde.

Diese besondere Stellung bescherte ihm aber nicht gerade ein beschauliches Leben. Schon am frühen Morgen, schrieb Maimonides an einen seiner Übersetzer, wurde er im weit entfernten Palast erwartet. Dort hatte er den ganzen Tag zu bleiben, falls das Staatsoberhaupt, eines seiner Kinder, die Minister oder eine der Haremsdamen nur das kleinste Unwohlsein verspürten. Kehrte Maimonides am Nachmittag endlich nach Hause zurück, warteten bereits die nächsten Bedürftigen auf ihn: »Ich steige ab von meinem Reittier, wasche mir die Hände und widme mich meinen Patienten und bitte sie, ein leichtes Mahl mit mir zu teilen, das einzige, das ich innerhalb von 24 Stunden verzehre. Dann untersuche ich sie, schreibe Rezepte und gebe ihnen Anweisungen für die verschiedenen Krankheiten. Die Patienten kommen und gehen bis zum Sonnenuntergang, manchmal gar bis zur späten Nacht. Wenn es Abend wird, bin ich so müde, dass es mir kaum noch gelingt zu sprechen.«

In der medizinischen Praxis von Rabbi Moses Ben Maimon spiegeln sich die religiösen Überzeugungen seiner Zeit wider. Dazu gehörte, dass Gesundheit keinen Wert an sich darstellte. Ein gesunder Körper war vielmehr die Voraussetzung, um höhere Werte wie Weisheit, Tugendhaftigkeit und vor allem Gotteserkenntnis zu erlangen. Die vornehmste Aufgabe des Arztes bestand deshalb nicht darin zu heilen, sondern die Patienten zu einer sorgfältigen und ausgeglichenen Lebensführung anzuhalten. Dafür unerlässliche Maßnahmen erläutert Maimonides in seiner *Diätetik für Seele und Körper (Regimen Sanitatis)*, die er auf Wunsch des Sultans al-Afdal, eines Sohnes Saladins, verfasste. Auf die Krankheiten seines Patienten, der unter anderem unter Verstopfung und Melancholie litt, geht Maimonides aber nur im dritten Teil dieser Schrift ein und erläutert ansonsten allgemeingültige und gut verständliche Regeln für ein gesundes Leben. Sicher wurde diese Schrift auch deshalb innerhalb kürzester Zeit sehr bekannt: Sie diente während des ganzen Mittelalters als Lehrstoff an Akademien und Universitäten, wurde ins Hebräische und Lateinische übersetzt und vielfach in anderen medizinischen Werken zitiert. Auch wenn die medikamentösen Anordnungen aus Maimonides' Abhandlung heute weitgehend veraltet sind, liest sich sein Werk noch immer wie ein praktischer Wegweiser zu gelungener Lebensführung. Ganz besonders, wenn er sich Gedanken über die richtige Einstellung des Arztes zum Patienten macht oder darüber sinniert, wie sich die psychische Gesundheit am besten erhalten lässt. So rät der Mediziner seinen Kollegen, die Patienten nicht nur durch gute Ernährung zu stärken, sondern er empfiehlt auch, alles anzuwenden, was die Stimmung hebt, also Düfte, Musik, Literatur, Gymnastik, kurz: eine Art philosophisch-psychologisches Training zur Unterstützung des körperlichen und seelischen Wohlbefindens: »Man vergesse ferner nicht, die vitalen Kräfte anzuregen, durch Instrumentalmusik, durch Erzählung für den Kranken erfreulicher Geschichten, die seine Seele erfreuen und seine Brust tiefer atmen lassen, durch humoristische Neuigkeiten, die ihn ablenken, über die er mit der Gesellschaft lache. Man wähle ferner als Pfleger eine Person, die ihm angenehm ist.«[19]

Mehr als hundert Jahre später, 1272, empfahl das Hospital des Kalifen Al Mansur in Kairo Lesungen des Korans als Teil der medizinischen Behandlung. Neben der medizinischen und chirurgischen Versorgung hielt man Priester bereit, die »Tag und Nacht Patienten den Koran vorlasen, die zuhören wollten; für schlaflose Patienten wurden Musik und Geschichtenerzählen angeboten«.[20] Die Überzeugung, dass geistige Sammlung und Zerstreuung die Genesung fördern, war offenbar äußerst modern.

Aus heutiger Sicht wirken Maimonides' Empfehlungen wie eine Vorwegnahme psychologischer Erkenntnisse. Wenn er erklärt, der Arzt habe die Aufgabe, »die seelischen Affekte, die zu Unrast führen« zu verscheuchen, besonders »wenn es sich um Kranke handelt, die an seelischen Störungen beziehungsweise an durch diese bedingten Organstörungen leiden«,[21] dann scheint selbst Freud nicht mehr weit.

WENN ICH NICHT SCHREIBE, VERLIERE ICH DEN VERSTAND

Eine psychiatrische Klinik in der Nähe von Boston zu Beginn der sechziger Jahre. Die Patienten führen Tagebuch, arbeiten an der Notation einer Ursprache oder komponieren Gedichte, manche schreiben um ihr Leben. Den meisten ist nicht viel geblieben, nur das »Weiß des Raums und des Papiers«. Für einige ist Schreiben Flucht und Anker zugleich. Genau deshalb lässt ihnen der neue Anstaltsleiter Mr. Canon – ein ambitionierter Freudianer – die Schreibutensilien wegnehmen: Er hält sie für »eine Ablenkung von der Wahrheit, welche die Therapie zu ergründen sucht«. In der Klinik bricht ein Höllenfeuer aus. Zu den Patienten, die gegen Canons Anordnungen protestieren, gehört auch der Dichter Robert Lowell. Innerhalb von acht Jahren weist er sich viermal selbst für längere Zeit in die Klinik ein. Jetzt schreit er: »Wir haben ein Recht darauf zu schreiben.« Lowell verweist auf »zahlreiche Schriftsteller (Hemingway, Woolf, Zweig), die sich das Leben genommen haben, als sie nicht mehr schreiben konnten, und untermauert seine These von der absoluten Unerlässlichkeit des Schreibens mit Zitaten diverser Dichter *(Wenn ich nicht schreibe, um meinen Geist zu leeren, verliere ich den Verstand* – Byron)«. Doch der reformfreudige

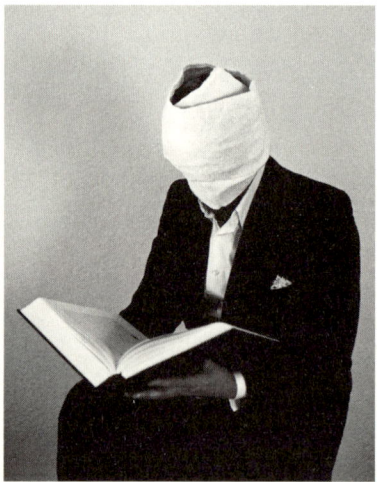

Reading Helps,
Camillo
Paravicini 2008

Klinikleiter lässt sich auch von einem prominenten Poeten nicht beirren. Die Hefte werden weggesperrt, eine Serie von Selbstmorden ist die Folge.

Canons Mitarbeiterin Rita, die einen guten Draht zu vielen Patienten hat, denkt: »Gedichte sind nicht Ausdruck eines göttlichen Wahnsinns, eines von den Göttern gewählten Bewusstseinszustands. Gedichte sind das, was den Wahnsinn eine Weile lang verschwinden lässt. Liebe, Sprache, eine Weile lang ein Anderswo.«

Die ebenso intelligente wie pragmatische Krankenschwester Rita ist eine Erfindung des amerikanischen Schriftstellers Stefan Merrill Block. In seinem Roman *Aufziehendes Gewitter* erzählt der 1982 in Texas geborene Autor die Geschichte seines Großvaters Frederick, mit dem er auf fatale Weise verbunden ist. Denn die bipolare Störung, unter der Frederick Block litt, ist genetisch bedingt und hat sich auch bei seinem Enkel bereits bemerkbar gemacht. Vor diesem Hintergrund betrachtet, wird der Roman nicht nur als Auseinandersetzung mit einer psychischen Störung lesbar, die ein bereits vergangenes Leben durcheinanderwirbelte, sondern auch als Versuch, die Angst vor der eigenen Zukunft schreibend zu bewältigen.

Blocks Großvater wurde 1962 in das McLean Hospital eingewiesen, eine der berühmtesten psychiatrischen Kliniken der Vereinigten Staaten, die im Roman Mayflower Home heißt. Hier wurde nicht nur Frederick Block wegen seiner manischen Depression behandelt, sondern eine ganze Reihe bekannter Dichter und Künstler. 1953 wurde Sylvia Plath eingewiesen, später verarbeitete sie diese Zeit in ihrem berühmten Roman *Die Glasglocke*. 1956 war Anne Sexton hier in Behandlung und wurde von ihrem Arzt ermuntert zu schreiben. Ihren Klinikaufenthalt reflektiert sie in Gedichten, die 1960 unter dem Titel *To Bedlam and Part Way Back* erschienen. Acht Jahre später kehrte Sexton noch einmal ins McLean Hospital zurück, diesmal jedoch nicht als Patientin, sondern um ein einwöchiges Poesieseminar für Patienten zu geben.

Robert Lowell ist, neben Blocks Großvater, die einzige der Realität entlehnte Figur des Romans *Aufziehendes Gewitter*. Zwischen 1958 und 1966 hielt Lowell sich immer wieder für längere Zeit in der Klinik auf, und zahlreiche seiner Gedichte spiegeln diese Erfahrung. Sylvia Plath und Anne Sexton besuchten seine Literaturkurse »draußen« und verstanden sich als seine Schülerinnen.

Viele Jahre später, gegen Ende des 20. Jahrhunderts, war der amerikanische Schriftsteller David Foster Wallace Patient der McLean-Klinik. Der 1962 geborene Autor postmoderner Werke wie dem mehr als tausendseitigen komplexen Roman *Infinite Jest* nahm sich im September 2008 in seinem Haus in Claremont das Leben.

David Foster Wallace litt seit vielen Jahren an schweren Depressionen. Was er darüber schrieb, ist so intensiv, dass es schwerfällt, diese Texte überhaupt zu lesen. Wagt man sich doch hinein in diese hermetische Welt des Schmerzes, bekommt man eine physisch spürbare, beklemmende Vorstellung davon, wie furchtbar es sein muss, eine depressive Phase zu durchleben. Wallace' monologische Erzählung *Die depressive Person* bohrt sich wie eine endlose Litanei bis in die äußersten Nervenenden des Lesers. Eine verzweifelte Stimme, die immer wieder anhebt zu minimalistischen Variationen des immer gleichen Klagegesangs. Während man gegen den Sog dieser düsteren Gedankenschleifen ankämpft, beginnt man zu verstehen, weshalb Depressive für sich selbst (aber auch für andere) so schwer zu ertragen sind. Man begreift auch, dass das Schreiben weder David Foster Wallace noch seine Kolleginnen Sylvia Plath und Anne Sexton vor dem Selbstmord bewahren konnte. Aber die Kraft der Worte ist spürbar. Schreiben kann kein Leben retten. Doch es fühlt sich lebendig an, hat Rhythmus, Klang und kann der Auslöser sein, um für Momente in ein Anderswo zu gelangen.

Menschen, die mit Kranken oder auch mit Kindern arbeiten, wissen das. Sie kennen die besänftigende Wirkung der Sprache und wissen, wie wichtig es ist, zu verweilen, zuzuhören, zu erzählen, auch wenn selten genug Zeit dafür da ist. Haben wir einen Instinkt für den beruhigenden Klang von Worten und Tönen? Wenn ein Kind weint oder wenn wir selbst Angst haben, fangen wir fast automatisch an zu summen, ein Lied zu singen oder beruhigende Worte zu murmeln. Ist dieser Impuls ein Echo der Wiegenlieder, die wir selbst gehört haben? Sind wir als Leser wieder Kinder, denen die Dichter ein Lied in finsteren Wäldern singen?

Lange bevor Freud eine neue Sprache fand, um die Seele zu beschreiben, begannen Mediziner, Freigeister und Humanisten, sich zu fragen, was Geisteskrankheit eigentlich ist, was ihre Ursachen sind und ob es richtig sein kann, die »Irren«[22] zusammen mit Kriminellen, Kranken und anderen Ausgestoßenen der Gesellschaft in Tollhäuser wegzusperren oder wie seltsame Tiere der Schaulust ihrer Zeitgenossen auszusetzen.

Eine merkwürdige Experimentierlust an den armen Irren breitete sich während des 18. Jahrhunderts im Zuge der Aufklärung aus. In Paris befreite der Psychiater Philippe Pinel, seit 1792 leitender Arzt am Hôpital de la Salpêtrière, die ihm Anvertrauten von ihren Ketten. Pinel ging als einer der Ersten davon aus, dass Erkrankungen des Geistes therapierbar sind. Er führte humane Behandlungsmethoden ein und war nicht nur überzeugt, dass die Unterbringung der Kranken einen entscheidenden Einfluss auf ihr Befinden haben würde; er glaubte auch an den therapeutischen Nutzen einer persönlichen Beziehung zwischen Arzt und Patient.

Philippe Pinel legte den Grundstein für die Entwicklung der Psychiatrie in Europa, indem er erstmals die verschiedenen Krankheitsbilder seines Fachs kategorisierte. Seine Bemühungen wurden von den Kollegen in anderen Teilen der Welt interessiert verfolgt und nachgeahmt. Der Engländer John Conolly etwa forderte, die Behandlung von Geisteskranken und die Leitung der Anstalten, in denen sie untergebracht waren, künftig nur noch Ärzten anzuvertrauen. Diese sollten ihre Schützlinge in erster Linie moralischen Besserungsmaßnahmen unterziehen – fast so, als wären sie ungezogene Kinder.

Der Ansicht, dass Verrücktheit nicht zuletzt eine Frage der

Moral ist, war auch der in York ansässige Quäker William Tuke. Nachdem ein angesehenes Mitglied der Gemeinde in einem städtischen Irrenasyl auf ungeklärte Weise umgekommen war, gründete Tuke 1796 kurzerhand eine neue Anstalt. In ihr sollten die Insassen in einer familiären Atmosphäre und ohne Anwendung von Gewalt durch das Pflegepersonal betreut werden. Tukes Enkel Samuel trat später in die Fußstapfen seines Großvaters und setzte sich für die Fortführung der einmal begonnenen Reformen ein. Samuel erkannte bereits die positive Wirkung dessen, was man heute unter dem Begriff Kreativtherapien zusammenfasst, denn er empfahl, die Patienten zum Malen, Lesen und Schreiben anzuhalten. Wobei er, wenn es um die Lektüre seiner Patienten ging, großen Wert auf die richtige Auswahl und Dosierung legte. So war er überzeugt, dass die Phantasie der Geisteskranken nicht zu sehr stimuliert werden dürfe, und versprach sich den größten Nutzen davon, den Kranken naturwissenschaftliche und mathematische Werke zu »verabreichen«. Auch die Auseinandersetzung mit Themen, die für die Patienten vor ihrer Erkrankung eine Rolle gespielt hatten, hielt Tuke für heilsam. Glaubte er doch, dass derartige Erinnerungshilfen das Gedächtnis der Kranken ansprechen und sie auf diese Weise motivieren würden, in ihren früheren Alltag und damit in die Normalität zurückzufinden. Und offenbar bewirkten diese Lesekuren tatsächlich etwas, denn viele Ärzte des 18. Jahrhunderts »verordnen ihren Patienten Bücher genauso wie Erholungsspaziergänge«.[23]

Auch in den USA unterzog man die Geisteskranken neuen Behandlungsmethoden. 1751 wurde das erste Krankenhaus des Landes, das Pennsylvania Hospital, von Benjamin Franklin gegründet. Noch heute befindet sich in dem prächtigen Gebäudekomplex die älteste medizinische Bibliothek des Landes. Hier erprobte Doktor Benjamin Rush, der wie Franklin zu den Gründervätern der Vereinigten Staaten gehörte, seine eigenwilligen psychiatrischen Theorien.

Rush galt zu seiner Zeit als äußerst fortschrittlicher Denker, dessen Werke zahlreiche Neuauflagen erlebten. In seinen *Me-*

dizinischen Untersuchungen und Beobachtungen über die See-lenkrankheit findet man ebenso hellsichtige wie sonderbare Hypothesen. So hielt er Buchhändler für besonders gefähr-det, geisteskrank zu werden, weil er glaubte, »das häufige und schnelle Überspringen der Seele von einem Gegenstande zum anderen«[24] mache irre. Was hätte Rush erst diagnostiziert, wenn er die Verlockungen der digitalen Welt kennengelernt und ge-wusst hätte, wie verrückt einen das Hin und Her zwischen allem Möglichen macht, und die permanente Erwartungshaltung, ir-gendwas könnte gleich kommen, ein Impuls, eine Nachricht, die alles oder zumindest etwas verändert. Überall sieht man Leute, die, wenn sie nicht ohnehin gerade telefonieren, ihre Smart-phones mit beiden Händen umklammern wie einen magischen Gegenstand, wie Kinder, die sich an ihrem Lieblingsspielzeug festhalten. Gibt es überhaupt noch Menschen, die einfach nur warten und nichts dabei tun? Stirbt der wunderbare Zustand aus, der erst dann eintritt, wenn der erste Ärger über den ver-passten Bus verflogen ist, der Kopf sich langsam beruhigt und auf einmal Raum entsteht für alles Mögliche? Der permanente Standby-Modus wirkt sich bereits nachweislich auf unsere Hirntätigkeit aus: Die amerikanische Neuropsychologin Mary-anne Wolf ist davon überzeugt, dass sich unsere Gehirnstruktur zu verändern beginnt, wenn wir das vertiefte Lesen, das selbst-vergessene Versinken in einer literarischen Geschichte, durch die permanenten Oberflächenreize der digitalen Welt mehr und mehr verlernen.

Benjamin Rush gilt als Vater der amerikanischen Psychiatrie, und sein Konterfei ziert bis heute das Amtssiegel der American Psychiatric Association. Wie seinem französischen Kollegen Pinel erschien es auch Rush unmenschlich, dass man Geistes-kranke über Jahrhunderte wie Staatsverbrecher behandelt habe oder vor ihnen davongelaufen sei wie vor »wilden Raubtieren«. Unter Rushs Ägide hörte man im Pennsylvania Hospital kein Kettengerassel, und auch die Peitschen knallten nicht mehr, mit denen man die wild gewordenen zweibeinigen Tiere zuvor ge-züchtigt hatte.

Rush erkannte, wie positiv sich leichte Tätigkeiten im Freien oder in der Haushaltung auf das Befinden der Patienten auswirken, und brachte einiges zur Anwendung, was man heute Garten- oder Beschäftigungstherapie nennt. Außerdem legte Rush, wie seine europäischen Kollegen, großen Wert darauf, dass die Insassen der von ihm geführten Anstalt freundlich behandelt wurden. Brutale Wärter wurden durch einsichtsvolles, kluges Personal ersetzt: »Ihr Geschäft sollte es sein, die Irren von dem Gespräche über alle Gegenstände, in Bezug auf welche sie irre sind, abzuhalten, ihnen angenehme Geschichten zu erzählen, ihnen auserlesene Stellen aus unterhaltenden Büchern vorzulesen und sie anzuhalten, auch ihnen selbst etwas vorzulesen.«[25]

Was die Auswahl der Lektüre betraf, hatte Benjamin Rush klare Vorstellungen. Auch wenn sein Kanon, anders als bei Samuel Tuke, nicht nur religiöse Schriften enthält, sondern auch Werke der sogenannten schönen Literatur. Melancholikern rät Rush beispielsweise zur Lektüre von Novellen, weil die darin geschilderten »unerhörten Ereignisse« die ganze Aufmerksamkeit der Verzweifelten beanspruchen und sie auf diese Weise von ihrem Leid ablenken würden. Hypochondern empfiehlt er hingegen, unterhaltsame Passagen aus Romanen oder auch Gedichte laut zu lesen oder, noch besser, auswendig zu lernen. Wer sich noch an die Rezeptur des Römers Antyllus erinnert, könnte auf den Gedanken kommen, dass dessen Methode, durch Auswendiglernen (Nerven-)Gift loszuwerden, doch noch Nachahmer gefunden hat.

In seinen Überlegungen zur angemessenen Patientenlektüre zitiert Rush auch den englischen Schriftsteller und Geistlichen Robert Burton, dessen 1621 unter Pseudonym erschienene Abhandlung *Die Anatomie der Melancholie* schon zu Lebzeiten des Autors sehr erfolgreich war und insgesamt fünf Auflagen erreichte. Bis heute hält dieses Werk Tröstliches für beinahe alle Lebenslagen bereit. Burton bescheinigt darin der Bibel die umfassendste Heilkraft: Sie gleiche einer Apotheke, die für jede körperliche Krankheit das richtige Mittel enthalte. Aus diesem Grund legt auch Rush älteren und depressiven Patienten die Lektüre des Buchs der Bücher nahe.

Einer von Rushs Nachfolgern am Pennsylvania Hospital ermutigte seine Patienten sogar, eigene Gedichte zu schreiben, und ließ diese Zeugnisse früher poesietherapeutischer Arbeit von 1843 an in der Hauszeitschrift *The Illuminator* veröffentlichen.

Mit der Frage, weshalb gerade Lesen ein so besonders empfehlenswertes Therapeutikum bei psychischen Erkrankungen ist, setzte sich 1853 auch der Leiter des Eastern Lunatic Asylum in Virginia, John Galt, auseinander. In einem Artikel kommt er dabei auf fünf zentrale Aspekte: Lesen lenkt ab, vertreibt die Zeit, vermittelt Wissen und schafft ein gutes Verhältnis zwischen Pflegern und Patienten, nicht zuletzt deshalb, weil ein mit Lesen beschäftigter Insasse durch das Personal leichter zu handhaben sei. Galt ließ für Patienten sogar Bücher nach Wunsch anschaffen, schließlich würde man auch gegen seltene körperliche Leiden spezielle Medikamente besorgen und verabreichen.

Neben derart fürsorglichen Behandlungen werden die Patienten in dieser Frühzeit der Psychiatrie aber auch weiterhin mit weniger sensibel erscheinenden Methoden malträtiert. Dazu gehören kalte wie heiße Sturzbäder, der unvermeidliche Aderlass sowie künstlich erregte Durchfälle und ähnlich unangenehme Maßnahmen. Auch verwandelte Rush einen von seinem französischen Kollegen Pinel erdachten Drehstuhl in ein Brett, eine »Drehmaschine«, auf der die Patienten so lange schnell rotieren mussten, bis ihnen alles Blut in den Kopf gestiegen war. Das sollte angeblich ihren Zustand verbessern.

Während amerikanische Psychiatriepatienten Blumen pflanzen und Verse schmieden durften, spielte auf der anderen Seite des Ozeans, im Pariser Hospice de Charenton, ein ebenso berühmter wie berüchtigter Schriftsteller gemeinsam mit anderen Insassen Theater. Der 1740 geborene Donatien Alphonse François Marquis de Sade verfasste den Großteil seiner Werke in Gefangenschaft. Mehrfach hatten ihn Prostituierte verklagt, die er zum Gruppensex genötigt, körperlich misshandelt, einmal sogar vergiftet haben soll. 1772 wurde er, nach diversen Prozessen, in

Abwesenheit zum Tode verurteilt. De Sade floh zunächst nach Italien, wurde jedoch sofort verhaftet und ohne Prozess eingesperrt, als er nach Frankreich zurückkehren wollte. Als Insasse der Zwingburg von Vincennes, der Pariser Bastille und zuletzt – von 1801 bis zu seinem Tod 1814 – des Asyls von Charenton schrieb er Prosa, Dramen, Opernlibretti und gereimte Einakter. Einige Jahre lang inszenierte er in Charenton besagte Schauspiele, in denen er auch selbst mitwirkte. Der Dramatiker Peter Weiss hat diese historische Szenerie aufgegriffen. In seinem 1964 uraufgeführten Stück *Die Verfolgung und Ermordung Jean Paul Marats dargestellt durch die Schauspielgruppe des Hospizes zu Charenton unter Anleitung des Herrn de Sade* lässt er de Sade mit dem Jakobiner Marat philosophieren; die anderen »Irren« bilden dazu eine Art unheimlich brodelnde Kulisse.

Geisteskrank dürften allerdings die wenigsten Insassen dieser Einrichtung gewesen sein. Auch der Marquis befand sich schließlich vor allem deshalb an diesem Ort, weil seine unbändige Phantasie den Zeitgenossen nicht passte und seine »Libertinage« (die bewusste Hemmungslosigkeit in jeder Hinsicht) den gesetzten sittlichen Rahmen sprengte.

Hier waren Menschen eingesperrt, denen kein öffentlicher Prozess gemacht werden sollte, weil man ihre Vergehen zu lasterhaft fand oder sie in politischer Hinsicht für gefährlich hielt. Eine seltsame Truppe muss das gewesen sein, die hin und wieder vor ausgewähltem Publikum auftreten durfte. In den besseren Kreisen der Pariser Gesellschaft galt es als besonders exklusiver Spaß, de Sades Vorstellungen in diesem »Schlupfwinkel für den moralischen Auswurf der bürgerlichen Gesellschaft«[26] zu besuchen. Mit gezielter Therapie hatte das Theater des Marquis wenig zu tun, wenngleich es nicht nur für ihn eine überlebensnotwendige Droge gegen Langeweile und Verzweiflung während einer endlosen Gefangenschaft gewesen sein wird.

Das therapeutische Theaterspiel des Marquis de Sade oder die erleuchtenden Gedichte amerikanischer Patienten blieben bis ins 19. Jahrhundert Ausnahmeerscheinungen. Man schaute nicht so genau hin, ob einer an Körper oder Geist erkrankt war. Arme,

Irre, Kriminelle, Tuberkulöse, unverheiratete Schwangere. Wer zu den Ausgestoßenen der Gesellschaft zählte, wurde mit einer Einheitsdiagnose versehen und weggesperrt. Von Geistlichen abgesehen, die den Kranken mit ihren Gebetbüchern zu Leibe rückten, wäre niemand auf die Idee gekommen, diesen Menschen etwas vorzulesen oder sich auf andere Weise um die Verbesserung ihres Zustandes zu bemühen. Weggesperrte, Wahnsinnige, Vergessene, vor denen allenfalls Abergläubische Respekt hatten, weil nur sie im Irrsinn einen göttlichen Funken aufflackern sahen.

Wie kommt es, dass sich keine hundert Jahre später alles ändert und die Seele, ihre Geschichte und Deutung, zum Mittelpunkt des Universums wird? Welche Vorzeichen gibt es, welche Vorläufer haben den Weg geebnet für Freud und jene »therapeutische Erzählung«, die mit ihm beginnt und die uns und unseren »emotionalen Stil«[27] seither prägt?

Wo sich Bruchstellen auftun, etwas anders weitergeht als bisher, fällt etwas Licht in die tradierte Praxis: Das lyrische Patientenblättchen *The Illuminator* (der Erleuchter oder Aufklärer), das Mitte des 19. Jahrhunderts am Pennsylvania Hospital erscheint, spielt geradezu programmatisch darauf an.

Schon bevor »seine Majestät das Ich«, wie Sigmund Freud es nennt, die Bühne betritt und zum Hauptdarsteller des bis heute andauernden therapeutischen Zeitalters wird, beginnen sich die Perspektiven zu verschieben. Begriffe, die seit Jahrhunderten unumstößlich schienen, werden fragwürdig. Was krank und was gesund ist, wird voller Neugier analysiert und umdefiniert. Hatte man sich vorher bemüht, die Andersartigen, Auffallenden zu übersehen und sie wegzusperren, werden sie nun von Mauern umarmt und von sezierenden Blicken eingekreist. Sicherlich auch, um den gerade entdeckten Untersuchungsgegenstand besser fixieren zu können.

Ein beeindruckendes Monument dieses neuen Geistes befindet sich auf dem Gelände des alten Allgemeinen Krankenhauses der Stadt Wien. Mitten auf dem heutigen Universitätscampus steht ein eigenartiges Gebäude: ein gedrungener fünfstöckiger Rundbau, der sogenannte Wiener Narrenturm, das weltweit erste Spezialgebäude zur Unterbringung von Geisteskranken.

Der österreichische Reformkaiser Josef II. hat den Narrenturm 1784 errichten lassen. Der Monarch war ein Sohn von Kaiserin Maria Theresia, deren Statue bis heute imposant zwischen Natur- und Kunsthistorischem Museum im 1. Wiener Gemeindebezirk thront und dort majestätisch über die von ihr geförderten Disziplinen wacht. Wie seine Mutter setzte sich auch Josef II. für die Förderung einer wissenschaftlich fundierten und qualifizierten Medizin ein. Unter seiner Regentschaft entstand das Wiener Allgemeine Krankenhaus, die seinerzeit größte medizinische Einrichtung Europas. Es galt als eine Art Mekka der Medizin, zu dem Studierende aus der ganzen Welt pilgerten. Kleinere Krankenhäuser, die sich in Wien und in der Umgebung der Stadt befanden, wurden kurzerhand geschlossen, da alle medizinischen Einrichtungen zentralisiert werden sollten. In der enormen Anlage gab es neben dem Hauptgebäude auch ein Gebärhaus, ein Findelhaus, ein angrenzendes Garnisonsspital und ein Irrenhaus – den besagten Narrenturm.

Heute residiert in diesem kuriosen Denkmal der Aufklärung das Anatomisch-pathologische Bundesmuseum, für dessen Besuch man starke Nerven braucht. Zehntausende menschlicher Einzelteile sind hier zu Hause, auch im Ganzen eingelegte abnorme Körper und Köpfe, die einen aus trüben Glasbehältern, selbst mit geschlossenen Augen, seltsam durchdringend ansehen.

Ende des 18. Jahrhunderts brachte das fünfstöckige Gebäude mit seinen 28 kreisförmig angeordneten Einzelzellen aber ein wenig Licht in das finstere Dasein der Weggesperrten. Wer hier einsaß, war weder ein verirrter Krimineller noch tuberkulös oder schwanger, denn die Patienten hatten ein spezifisches Krankheitsbild vorzuweisen. Der Narrenturm gilt deshalb als Vorläufer der klassischen Nervenheilanstalt. In den meisten Etagen wurden die Insassen zu zweit in ihren Zellen untergebracht, anstatt wie zuvor in unübersichtliche Gemeinschaftssäle gesperrt zu werden. Durch einen Schlitz in dem massiven Gemäuer des Turms kam etwas Luft und Tageslicht in die Unterkünfte, und die Patienten lagen auch nicht mehr die ganze Zeit in Ketten, sondern durften sich zumindest einige Stunden am Tag frei bewegen. Wer genug Geld besaß, konnte sogar sein eigenes Mobiliar mitbringen und sich andere Annehmlichkeiten leisten. Doch gleich welcher Patientenklasse die Insassen angehörten, sie wurden ständig von einem Wärter überwacht, der dieses »Panoptikum« von der Mitte des Turmes aus bequem überblicken konnte.[28]

Nachdem Geisteskranke jahrhundertelang übersehen wurden, standen sie nun also unter strenger Beobachtung. Hängt die Idee, Andere, Andersartige zu überwachen, damit zusammen, dass auch die Betrachtung und Analyse des Selbst immer bedeutsamer wird? Was gibt dem Ich jenen ersten Anstoß, der es immer weiter um sich selbst kreisen lässt? Was löst diese konzentrische Bewegung aus? Und wie konnte sie so dynamisch werden, dass wir uns immer weiterdrehen und unser Verhalten, unsere Verhältnisse kaum noch anders wahrnehmen und beschreiben können als auf diese selbstbezügliche Weise? Wird die »therapeutische Erzählung«, deren Protagonisten wir sind, ein gutes Ende finden? Und wie erzählen wir danach weiter?

LESEN SIE, UM ZU LEBEN!

Im Laufe des 19. Jahrhunderts scheint die Auseinandersetzung mit dem Ich unausweichlich geworden zu sein. Unterschiedlichste Faktoren, die mit dem Wandel von Familie, Sexualität und dem Verhältnis der Geschlechter einhergehen, drängen nach innen. Es ist das Zeitalter der Entdeckung des Selbst: »Bekenntnisse, Selbstporträts, Tagebücher, Briefe sowie eine empfindsame und selbstbezügliche Literatur kündeten von einem überwältigenden Interesse am Wesen von Innerlichkeit und Subjektivität. In den Familien der Mittelschicht huldigte man der Selbstbeobachtung und einem intensiven Gefühlsleben.«[29]

Was die produktive und heilsame Anwendung der Selbstreflexion betrifft, ist die Literatur der medizinischen Praxis voraus. Lange bevor Patienten lesen und schreiben dürfen, um sich ein wenig besser zu fühlen, erzählen Schriftsteller davon, wie sie erst durch das geschriebene Wort zu sich kommen konnten.

In die Welt gesetzt hat dieses Verfahren viele Jahrhunderte vorher der französische Adlige Michel de Montaigne. In 107 Essays reflektiert der Weingutsbesitzer und Gerichtsrat meist über scheinbar schlichte Angelegenheiten wie zum Beispiel *Über Grausamkeit*, *Über die Daumen* oder *Über die Ablenkung*. Tatsächlich sind Montaignes Essays, wie ihr Name (*Essay* von frz. *essayer*, versuchen, probieren) nahelegt, wild wuchernde Versuche, Geschehnisse und das Verhalten anderer, aber vor allem sich selbst zu verstehen. Anders, als es zu seiner Zeit üblich war, verfasste Montaigne keine Augenzeugenberichte oder historische Chroniken, sondern schrieb über das, was er unmittelbar vor Augen hatte. Und das war nicht zuletzt er selbst.

Heute tun das Millionen Internetnutzer, die in Foren und Blogs über sich und ihre Ideen schreiben und diese Gedanken mit anderen teilen wollen: Das ist Alltag in Zeiten von Facebook und anderen sozialen Netzwerken. Die Idee, sich selbst wie einen Text zu lesen und zu interpretieren und schließlich auch andere an dieser intimen Lesart teilhaben zu lassen, stammt aber von Michel de Montaigne. Die britische Autorin Sarah Bakewell erklärt ihn in ihrer Montaigne-Biographie *Wie soll ich leben? oder Das Leben Montaignes in einer Frage und zwanzig Antworten* zum Vater dieses selbstreflexiven Verfahrens: »Er machte sich unablässig Gedanken über die Gefühle und Motive, die hinter dem steckten, was die Menschen taten. Und da er mit sich selbst das Exemplar eines solchen Menschen vor Augen hatte, der seinen alltäglichen Geschäften nachging, machte er sich ebenso viele Gedanken über sich selbst.«[30]

Montaigne begann zu schreiben, als er eine schwere existenzielle Krise erlebte, das heißt, er suchte – und fand – offenbar ein wirksames Mittel, um sich abzulenken und neue Impulse für sein Leben zu bekommen. Sein bester Freund und engster Vertrauter Étienne de La Boétie war an der Pest gestorben und hatte eine Lücke in Montaignes Leben hinterlassen, die sich nie mehr schließen lassen würde. Außerdem hatte Montaigne sich im Alter von siebenunddreißig Jahren aus allen politischen Ämtern zurückgezogen und beschlossen, künftig ein kontemplatives Leben zu führen. Im Schloss der Familie richtete er sich seinen berühmten Turm mit einer rundum verlaufenden Bibliothek ein, die für ihn der Inbegriff von Freiheit wurde. Saß er an seinem Schreibtisch, konnte er so gut wie alle seine Bücher zugleich betrachten: Sie umrundeten, umarmten ihn geradezu. In ihrer Mitte hielt er Zwiesprache mit den Dichtern und Denkern der Antike, mit seinem verstorbenen Freund La Boétie und mit sich selbst.

Mit diesem Schritt folgte Montaigne dem Rat des antiken Philosophen Seneca, der schon seine Zeitgenossen aufgefordert hatte, sich zurückzuziehen, um zu sich selbst zu finden. Wie Plutarch und Ovid gehörte Seneca zu Montaignes Lieblingsautoren, die er als Freunde und Vertraute betrachtete und sogar mit seinem Vater verglich. Auch von ihm hatte ihn schon vor langer Zeit der Tod getrennt. Doch für den, der wirklich liebt, so Montaigne, spielt Zeit ohnehin keine Rolle. Ob ein geliebter Mensch vor 1500 Jahren gestorben sei oder, wie sein Vater, erst vor achtzehn Jahren, sei letztlich belanglos: »Beide seien gleich weit entfernt, beide gleich nah.« So nahm Montaigne die Werke seiner Lieblingsdichter zur Hand, »als wären es Menschen, die er im Kreis seiner Familie willkommen hieß«.[31]

Die erste Phase von Montaignes Lese- und Schreibtherapie dauerte zehn Jahre. Am 1. März 1580 schloss er das Vorwort zur ersten Ausgabe seiner Essays ab. Sie machten ihn über Nacht berühmt und bescheren ihm bis heute glühende Verehrer, die seine Schriften wie einen geheimnisvollen Spiegel erleben, in dem sie ihr Selbst neu sehen lernen: »Woher wusste er das alles über mich? Dieses Buch wird der beste Freund werden, den du jemals hattest. Das ist Lesestoff für ein ganzes Leben«, schwärmen Montaigne-Fans im Internet.

Sogar Gustave Flaubert bewunderte diesen Kollegen außerordentlich, denn als eine Freundin wissen wollte, wie sie Montaigne lesen solle, empfahl er: »Lesen Sie ihn nicht, wie die Kinder lesen, um sich zu vergnügen, noch wie die Ehrgeizigen, um sich zu bilden. Nein, lesen Sie, um zu leben.«[32]

Fast zweihundert Jahre später knüpfte Jean-Jacques Rousseau mit seinen 1770 erschienenen *Bekenntnissen* an diese neue Form autobiographischer Literatur an. Auch wenn böse Zungen behaupten, Rousseau habe Montaigne nur kopiert, scheint er doch etwas Neues geschaffen zu haben. Denn bis ins 18. Jahrhundert verstand man unter Memoiren und (Gelehrten-)Autobiographien eher subjektiv gefärbte Epochengemälde wie die *Memoiren* des Herzogs von Saint-Simon (1694–1752), die heute als ein Hauptwerk der französischen Literatur gelten. Oder die 1790 erschienene *Geschichte meines Lebens* von Giacomo Casanova oder auch die Lebenserinnerungen mancher Herrscher wie die Friedrichs des Großen, der seine Memoiren in französischer Sprache verfasste. Diese Art autobiographischer Auseinandersetzung mit der Zeitgeschichte setzt sich fort in den sogenannten *Denkwürdigkeiten,* die der Historiker und Diplomat Karl August Varnhagen von Ense zwischen 1837 und 1859 in neun Bänden veröffentlichte, bis zu den heute inflationär gewordenen Politikerbiographien. Ambitionierter und innovativer sind die literarischen Tagebuchprojekte mancher Schriftsteller wie die persönlichen Aufzeichnungen von Walter Kempowski oder Helmut Krausser, der über den Zeitraum von zwölf Jahren jeweils einen Monat pro Jahr Tagebuch führte, oder Rainald Goetz' Internet-Tagebuch *Abfall für alle.*

Rousseau geht es, wie schon Montaigne, nicht darum, in seinen *Bekenntnissen* zu demonstrieren, wie fundiert seine Kenntnisse der Zeitgeschichte sind. Vielmehr richtet der französische Philosoph, Pädagoge und Schriftsteller seinen Blick zurück: auf sein bisheriges Leben und zugleich nach innen, indem er seine »Erinnerung an den empfangenen Eindruck« mit der »gegenwärtigen Empfindung« verknüpft. So kann er sich zwar nicht erinnern, auf welche Weise er lesen gelernt hat, er weiß aber noch ganz genau, wie seine erste Lektüre auf ihn *wirkte* und dass mit ihr sein »ununterbrochenes Selbstbewusstsein beginnt«. Offenbar litt also sogar ein so berühmter Denker wie Rousseau unter partieller »Biblioamnesie«.

Besonders rührend beschreibt Rousseau eine Szene, die ihn in ungewöhnlich inniger Komplizenschaft mit seinem Vater zeigt. Nach dem Abendessen lesen Vater und Sohn gemeinsam in den Romanen, die Rousseaus Mutter hinterlassen hatte. Sie war kurz nach seiner Geburt am Kindbettfieber gestorben. »Zunächst handelte es sich nur darum, mich durch unterhaltende Bücher im Lesen zu üben; aber bald wurde mein Interesse so lebhaft, dass wir ohne Unterbrechung abwechselnd vorlasen und die Nächte damit verbrachten. Wir konnten niemals aufhören, ehe das Buch nicht zu Ende war. Manchmal, wenn wir am Morgen die Schwalben hörten, sagte mein Vater ganz beschämt: ›Wir wollen schlafen gehen! Ich bin ein viel größeres Kind als du.‹«

Wie gemütlich muss es gewesen sein, mit dem Vater derart selbstvergessen die Nacht zum Tage zu machen. Über alle Regeln und Konventionen hinwegsehen, immer weiterlesen, Seite an Seite, Kapitel für Kapitel, und sich so über den Verlust der Mutter und Ehefrau zu trösten.

Auch Elias Canetti berichtet in seiner 1977 erschienenen Jugendbiographie *Die gerettete Zunge* davon, wie er nach dem überraschend frühen Tod seines Vaters buchstäblich in dessen Rolle schlüpfen musste. Beim allabendlichen gemeinsamen Vorlesen der klassischen Dramenliteratur übernahm er dessen frei gewordenen Part. Während seine kleinen Brüder längst schliefen, las Elias gemeinsam mit seiner Mutter die von ihr so geliebten Stücke. Schiller deutsch, Shakespeare englisch, und wenn die Dame des Hauses darüber in Begeisterung geriet, oft bis tief in die Nacht hinein. »Es war dann nicht mehr wichtig, dass ich schlafen ging, sie selber konnte sich so wenig von mir trennen wie ich von ihr, sie sprach dann zu mir wie zu einem erwachsenen Menschen.«

Je mehr Canettis Mutter in die Literatur eintauchte und darüber sich und ihre schwierigen Lebensumstände vergaß, umso mehr wurde Elias zum Stellvertreter eines Toten: »Ich fühlte, dass sie zum Vater sprach, wenn sie auf diese Weise ergriffen war, und vielleicht wurde ich dann selbst, ohne es zu ahnen, zu meinem Vater.« Eine recht eigenwillige Form von Bibliotherapie, eher ein intimes Neurosendrama, in dem eine Mutter ihren Sohn als eine Art Gespenst des eigenen Vaters besetzt.

Andererseits – welche Nähe wird das gewesen sein, wenn beide sich wie Kinder durch die Seiten, durch die Nacht haben treiben lassen. Es ist die unendliche Steigerung dessen, was jeder, dem in der Kindheit vorgelesen wurde, kennt: der süße Genuss der letzten Geschichte, die kostbare Nähe zu Mutter, Vater und den flirrenden Freunden, die sie mit dem Buch an unser Bett brachten. Nur dass in Rousseaus Szene niemand aufsteht und sagt »Jetzt schlaf schön«, sondern das große Buch der Kindheit die ganze Nacht geöffnet bleibt. Was für ein wohliges Gefühl.

Auch in meiner nächsten Umgebung therapieren sich eigentlich alle durch Lesen. Das abendliche Vorleseritual, bei dem die Kinder mit buchhalterischer Pedanterie darauf achten, wessen

Buch gestern zuletzt dran war und deshalb heute zuerst auf dem Programm steht, wirkt meist effektiver als jede Beruhigungspille. Mein Mann betreibt eine Art antiquarischer Lesetherapie, indem er mit großer Hingabe alte Tageszeitungen studiert. Auch wenn er dadurch dem aktuellen Geschehen in der Regel um mindestens zwei bis drei Wochen hinterherhinkt, verfügt er dafür über recht spezielles Hintergrundwissen. So sind ihm ideologische Seitenflügel griechischer Protestbewegungen geläufig, von denen selbst unsere griechischen Freunde noch nie etwas gehört haben. Vermutlich nimmt er die bereits abgehangenen Zeitungsartikel weniger als flüchtige Informationsträger wahr, sondern mehr als historische Abhandlungen mit Direktverbindung zum Langzeitgedächtnis. Meine Mutter, von der ich die Lesesucht geerbt habe, liest eigentlich alles, was man ihr hinlegt: von Elfriede Jelinek bis Utta Danella, bei der sie dann aber doch anmerkt, das sei ihr etwas seicht vorgekommen. Richtig unzufrieden wird sie nur, wenn eine Geschichte kein richtiges Ende hat und man sie mit dem Abschluss einer so aufregenden Sache allein lässt.

Finde ich selbst keine Zeit zum Lesen, wird meine Laune noch bedenklicher, als sie angeblich ohnehin schon ist. Wahrscheinlich lese ich deshalb eigentlich immer irgendetwas: die Beschriftung des Duschgels ebenso wie den inzwischen acht Jahre alten Aushang der Hausverwaltung oder die Schwarzfahrerwarnung in der U-Bahn. Ich fixiere die Buchstaben mit einer Mischung aus Gedankenverlorenheit und Manie. Während des Frühstücks, das dank der Kinder ein blutdruckstimulierendes Ereignis ist, starre ich auf das Etikett der Marmelade oder auf die Wortreihe »frische fettarme milch aus kontrolliert biologischer landwirtschaft – 1,5% fett«. Als ob man sich, in der heiklen Verfassung, in der man sich morgens häufig befindet, an den Buchstaben irgendwie festhalten könnte.

Weniger als Therapie denn als Grunderfahrung seiner Existenz beschreibt Jean-Paul Sartre in seiner autobiographischen Schrift *Die Wörter* das Erwachen seiner Leseleidenschaft. Der vaterlos aufwachsende kleine »Poulou«, der sich später einen »Schlechtgeborenen« und »Überzähligen« nennt, bringt sich das Lesen selbst bei, indem er den Roman *Heimatlos* von Hector Malot auswendig lernt. Sein Großvater, ein promovierter Deutschlehrer, dessen Bibliothek dem Jungen wie ein Tempel erscheint, schärft ihm schon früh ein, »die Professur wie ein Priestertum, die Literatur wie eine Leidenschaft zu behandeln«. Später erfährt Sartre im Schreiben die einzige Möglichkeit, seinem Leben eine Berechtigung zu verleihen: »Indem ich schrieb, existierte ich.« Aus dem leidenschaftlichen Leser entpuppt sich ein Autor, der in seinen Wörtern lebt.

Rousseau sind die starken Gefühle, die er als Leselehrling kennengelernt hat, später suspekt, und es scheint ihm unpassend, dass er als Jugendlicher über die eingebildeten Leiden seiner Helden mehr Tränen vergoss als über seine eigenen. Dabei beschreibt er gerade damit einen klassischen pubertätstypischen Fall von Projektion, und jeder, der als Jugendlicher für Helden und Heldinnen aus der literarischen Gegenwelt schwärmte, mit ihnen über Tage und Wochen lebte und litt, wird diesen Effekt kennen. Tatsächlich gibt es kaum bessere Blitzableiter für die unkontrollierbaren Emotionsgewitter, denen man als Heranwachsender permanent ausgesetzt ist.

In meiner Abiturklasse schwärmten alle für J. D. Salingers *Der Fänger im Roggen*, während ich selbst nach den Büchern von Jane Austen süchtig war und dem nächsten Besuch des geheimnisvollen Mr. Darcy entgegenfieberte. Tief bewegt hat mich auch Simone de Beauvoirs Roman *Alle Menschen sind sterblich*, dessen an seiner Unsterblichkeit leidender Held einem den morbiden Weltschmerz, in dem man als Jugendlicher schwelgt, für eine Weile austreibt. Außerdem hat mir der Roman einen Freund fürs Leben beschert, denn ich las ihn während der Sommerferien, als ich in der Auslieferungsabteilung unserer Lokalzeitung den ödesten Ferienjob meines Lebens hinter mich brachte. Während der ersten Kaffeepause, die nach gefühlten achtzehn Arbeitsstunden um 9.30 Uhr stattfand, sprach mich ein junger Mann auf das Buch an, in das ich mich gleich verkrochen hatte, während die anderen Frauen ein

Schwätzchen hielten. Er kannte den Roman, und schon nach ein, zwei Sätzen war klar: Der gehört auch zum Club der Buchsüchtigen. Hat nicht allein dieses Gefühl, sich gegenseitig zu erkennen, nicht allein auf der Welt zu sein, sondern zur globalen Lesergemeinde zu gehören, etwas Erleichterndes, fast Erlösendes? Sie tröstet nicht nur Jugendliche im Ausnahmezustand, die Biblio-Kirche.

Nur fünfzehn Jahre nachdem Rousseaus stilprägende *Bekenntnisse* erschienen waren, schrieb Goethes Freund Karl Philipp Moritz, der Gründer des *Magazins zur Erfahrungsseelenkunde*, zwischen 1785 und 1790 die unvollendet gebliebene Geschichte des *Anton Reiser*. Dieser bewegende Roman hat nicht gerade wenig mit Moritz' eigenem Leben zu tun und könnte »allenfalls eine Biographie genannt werden«, wie der Autor schon in der Einleitung bekennt.

Anton stammt aus einfachen, ärmlichen Verhältnissen. Sein Vater gehört zu einer Sekte, deren Anhänger nach den Prinzipien des Quietismus oder Pietismus leben. Oberstes Ziel dieser religiösen Bewegung ist es, jede Individualität aufzugeben, um sein Ich ganz Gott widmen zu können. Antons Mutter leidet unter der Härte und dem Fanatismus ihres Mannes, die Ehe ist von gegenseitigem Hass geprägt. Für den introvertierten, oft kränklichen Jungen hat keiner in der Familie etwas übrig, Liebe und Zuwendung erfährt er kaum. Da die Sekte ihr geistiges Zentrum in den Schriften der Mystikerin Madame Guion sieht, gibt Antons Vater ihm deren religiöse Werke zu lesen. Auch wenn der Junge nicht viel versteht, erschließt sich ihm doch durch die Lektüre »eine neue Welt, in deren Genuß er sich für all das Unangenehme in seiner wirklichen Welt einigermaßen entschädigen konnte«.

Schließlich schickt ihn der Vater in die Lehre bei einem Hutmacher in Braunschweig. Doch auch hier fühlt sich der schüchterne, verstörte Junge unentwegt gedemütigt und begeht einen ersten Selbstmordversuch.

Die Eltern holen ihn zurück in seine Heimatstadt Hannover. In der Armenschule fällt endlich dem Pastor Antons Talent auf, und es findet sich ein adeliger Gönner, der ihm den Besuch des Gymnasiums ermöglicht. Verschiedene Bürgersleute bieten sich an, Anton bei sich wohnen zu lassen und ihm einen wöchentlichen Freitisch zu geben. Doch damit beginnt auch schon das nächste Elend: »Jeder drohte, seine Hand von ihm abzuziehen, sobald er seinem Rath nicht folgte, der oft dem Rath eines anderen Wohlthäters geradezu widersprach. Dem einen trug er das Haar zu gut, dem andern zu schlecht frisiert, dem einen gieng er zu schlecht, dem anderen für einen Knaben, der von Wohlthaten leben müsse, noch zu geputzt einher, – und dergleichen unzählige Demüthigungen und Herabwürdigungen gab es mehr.« Infolge dieses eitlen Gezerres wird Anton immer menschenscheuer und depressiver. Zuflucht und Trost findet er nur im Theater und in der Literatur, mit der er sich betäubt und die ihm so zum Bedürfnis wird, »wie es den Morgenländern das Opium seyn mag«. Immer tiefer verliert sich der Einsame in einer Phantasiewelt, die ihm sein eigenes Schicksal gleichgültig werden lässt, »an dem Schicksal einer Miß Sara Sampson, einer Julie und Romeo hingegen konnte er den lebhaftesten Anteil nehmen; und damit trug er sich oft den ganzen Tag herum«. Schließlich glaubt er, seine eigentliche Berufung beim Theater gefunden zu haben, und entschließt sich, Schauspieler zu werden. Als er nach langen Fußmärschen zu der Truppe stößt, bei der er eine Rolle zu bekommen hofft, steht sie vor der Auflösung: »Die Sp…sche Truppe war also nun eine zerstreute Heerde.« Und ihr nie angenommenes Mitglied bleibt ein verlorenes Schaf.

Traurig und verstörend ist dieser »psychologische Roman«, der von empörender Ungerechtigkeit erzählt und die Verlorenheit seiner Hauptfigur so sorgsam ausbreitet, dass sie sich wie ein schwerer Mantel um einen legt. In Anbetracht der gemeinen Behandlung, der Anton ständig ausgesetzt ist, möchte man aus der Haut fahren, wäre man nicht schon viel zu ermattet von der unbegreiflichen Schicksalsergebenheit des Jungen. Mit quälender Genauigkeit und Hingabe erzählt Karl Philipp Moritz diese innere Geschichte eines Menschen, dessen tiefe Identitäts- und Orientierungslosigkeit über die Jahrhunderte hinweg spürbar ist. Wer nicht immun ist gegen die Angst vor Einsamkeit und Schmerz, wird ihr Echo hören: ein stechender, schmerzhafter Ton, der daran erinnert, wie wichtig Grenzen sind, sowohl nach außen wie nach innen.

WORTE WIE WASSER

Mit der veränderten Betrachtungs- und Behandlungsweise der Geisteskranken, die im 18. Jahrhundert beginnt und sich im Laufe des 19. Jahrhunderts immer weiter entwickelt, geht auch ein Wandel im Umgang mit dem Phänomen Krankheit an sich einher. Bis weit ins 19. Jahrhundert waren die Spitäler und Hospize vor allem Anlaufstellen für die Armen, und kein ehrbarer Bürger hätte freiwillig eine dieser Einrichtungen aufgesucht. Wer es sich leisten konnte, ließ den Arzt ins Haus kommen und wurde von Angehörigen oder einer Krankenschwester im eigenen Bett gepflegt. Wie kam es, dass sich diese Sammelstellen für alle, die keinen Platz in der Gesellschaft fanden, zu angesehenen Institutionen und Zentren des Fortschritts entwickelten, die heute so unverzichtbar erscheinen, dass es schon als mutige Pioniertat gilt, ein Kind zu Hause zur Welt zu bringen oder die Großmutter in ihrem eigenen Bett sterben zu lassen?

Wo die medizinische Entwicklung voranschritt und reformfreudige Regenten die Spitäler modernisierten oder gleich neu bauen ließen, hatte das oft weniger mit selbstloser Philanthropie als mit militärischen Notwendigkeiten zu tun. Preußenkönig Friedrich Wilhelm I. erklärte per Kabinettsorder, das ehemalige Pesthaus vor den Toren der Stadt Berlin solle zu einem Garnisonslazarett und Bürgerhospital umgebaut werden, und notierte: »Es soll das Haus Charité heißen.« Am 1. Januar 1727 wurde das Königliche Charité-Krankenhaus eröffnet. Bereits zwei Jahre zuvor hatte Preußen eine Ausbildungsordnung für Heilberufe erlassen und damit den Badern und Barbieren das

Sterbeglöckchen geläutet. Da das ständig wachsende preußische
Heer immer mehr Armeechirurgen brauchte, schuf man einen
Ort, an dem die angehenden Militärärzte ihre klinisch-prak-
tische Ausbildung erhalten konnten: das Collegium Medico-
Chirurgicum.

Möglicherweise wurde bereits wenig später auch eine Kran-
kenbibliothek angelegt. Die heutige Leiterin der Patientenbibliothek der Charité in Berlin-Mitte, Brigitta Hayn, vermutet,
dass Vorläufer dieser Einrichtung schon vor rund zweihundert
Jahren im Haus existierten. In einzelnen Büchern ihres Bestan-
des hat sie den Prägestempel *Königliche Krankenhausbücherei*
gefunden, was zumindest auf einen Gründungszeitpunkt vor
1918, als der letzte Preußenkönig Wilhelm II. abdankte, schließen lässt.

Mit ihren 13 000 Mitarbeitern ist die Charité das größte Universitätsklinikum Europas. Betritt man das weithin sichtbare Bet-
tenhochhaus in Berlin-Mitte und folgt einigen dezenten Hin-
weisschildern, erreicht man eine kleine Buch-Oase.[33] Ihre gute
Seele ist Brigitta Hayn, die fast ihr gesamtes Berufsleben hier
verbracht hat und die Patientenbibliothek seit 1990 leitet. Die
engagierte Bibliothekswissenschaftlerin ist auch Vorsitzende
der Sektion 8 des Deutschen Bibliotheksverbandes, der die
sogenannten »besonderen Benutzergruppen« angehören wie
Blinden-, Gefängnis- und Patientenbibliotheken. 241 aktive
Patienten- beziehungsweise Krankenhausbibliotheken erfasst
die Deutsche Bibliotheksstatistik im Jahr 2013. Die größte, mit
fast 18 000 Medieneinheiten, unterhält das Universitätsklinikum
Münster, gefolgt von der Berliner Charité am Standort Mitte.
Allein in der bayerischen Landeshauptstadt München existieren
sechs, in Köln fünf derartige Einrichtungen, die sich aber nicht
nur in den Kliniken großer Städte, sondern auch in Kreisstädten
wie Aschaffenburg oder in einem beschaulichen Haus wie der
Reha-Klinik Fränkische Schweiz finden lassen. Das Angebot
der unterschiedlichen Institutionen reicht vom einfachen Buch-
lieferdienst über Kooperationen mit öffentlichen Bibliotheken
bis zur hochentwickelten selbständigen Patientenbibliothek, die

nicht nur ein breites Sortiment anzubieten hat, sondern auch Dienstleistungen wie den Bücherwagen, der auch immobile Patienten mit Lektüre versorgen kann.

Dieser Bücherwagen ist das Herzstück einer eigenständigen Patientenbibliothek, wie sie die Charité unterhält. In regelmäßigen Abständen rollt er auf die verschiedenen Stationen und liefert den Patienten Ablenkung und Aufmunterung direkt ans Krankenbett. Die Ausleihe erfolgt nach einem festen Wochenfahrplan. Bevor sich Brigitta Hayn auf den Weg macht, packt sie rund 200 Bücher – vom Bildband bis zum Krimi – auf ihre rollende Minibibliothek, zieht einen weißen Kittel an und schiebt ihre Fracht Richtung Fahrstuhl.

Ich darf mit auf Station. Heute ist die Orthopädie dran. Außer uns betreten noch drei Männer den Aufzug: zwei Polizisten, die einen Gefangenen zu einer Untersuchung begleiten. Um die Augen herum sieht der junge Mann gar nicht gut aus. Leise klirren seine Fußfesseln. Die Beamten blicken starr geradeaus. Was machst du hier?, wispert eine Stimme in meinem Kopf. Mir fällt der sympathisch brummige Mathematiker Gauß aus Daniel Kehlmanns Roman *Die Vermessung der Welt* ein. Der alte Gelehrtenstreit, ob die Erkenntnis draußen in der Welt liegt oder drinnen, im eigenen Kopf, verborgen ist: »Ein Blatt Papier vor sich, allenfalls noch ein Fernrohr vor dem Fenster, der klare Himmel […]. Was sich in der Ferne verstecke, in Löchern, Vulkanen oder Bergwerken, sei Zufall und unwichtig. Die Welt werde so nicht klarer.« Wärst du nur an deinem Schreibtisch geblieben, denke ich.

Zuerst werden die Rückgabekästen kontrolliert, in die Patienten ausgelesene Bücher legen können. Dann klopft Frau Hayn an die Türen der Krankenzimmer und fragt laut und deutlich: »Patientenbibliothek, möchte jemand etwas zu lesen oder ein Hörbuch?« Die meisten winken ab, einer erklärt, bereits von seiner Frau mit Büchern versorgt zu werden; ein Witzbold fragt, ob er nicht lieber etwas zu trinken haben könne, am liebsten Whisky oder Rum. Brigitta Hayn lässt sich nicht aus der Ruhe bringen, sie bleibt freundlich und neutral, berät einen Herrn, der etwas Spannendes wünscht und sich aus ihren fünf Vorschlägen schließlich einen Thriller von John Le Carré aussucht. Den Schriftsteller kenne ich, sagt der liegende Mann.

Wer aufstehen darf, kann auch die Bibliothek aufsuchen. Sie ist an vier Wochentagen geöffnet, aber Frau Hayn weist Lesefreudige auch außerhalb der regulären Öffnungszeiten nicht ab. Rund 14 000 Medieneinheiten, zu denen auch CDs, Zeitschriften und DVDs gehören, sind in zwanzig verschiedenen Sprachen verfügbar und können kostenlos entliehen werden. Für Patienten, die kein Deutsch sprechen und sich nicht mit ihren Leidensgenossen unterhalten können, sollen Bücher in ihrer Muttersprache den Klinikaufenthalt erträglicher machen. Den größten Anteil am fremdsprachigen Angebot haben russisch- und türkischsprachige Medien, wobei Frau Hayn beobachtet hat, dass in manchen Jahren die vietnamesischen Patienten die fleißigsten Leser sind. In anderen Jahren liegen die russischen Leser vorn, sagt die Bibliothekarin, die leihen vor allem Krimis und andere Räuberpistolen aus.

Anders als in Jean Rhys Erzählung *Außerhalb der Maschine*, in der die Schwestern einfach Romane zur Beruhigung verteilen, berät Brigitta Hayn unschlüssige Patienten bei ihren Besuchen am Krankenbett. Nach fast vierzigjähriger Berufserfahrung hat sie ein gutes Gespür dafür entwickelt, welches Buch zu wem passen könnte. Fachliteratur, mit deren Hilfe man sich über seine Krankheit informieren kann, wird selten verlangt. Die meisten Patienten wollen sich ablenken. Und genau das kann Lesen auch bewirken, sagt Brigitta Hayn, es soll Menschen für ein paar Stunden wegbringen von dem, was sie umgibt und ihnen Sorgen bereitet.

Brigitta Hayn bietet ein durchaus ambitioniertes Sortiment an. Auch ihre vierteljährlich erscheinende Liste mit Neuerwerbungen zeigt, dass die Leiterin dieser Bibliothek gut informiert ist und etwas von Literatur versteht. Allerdings bevorzugen die meisten Patienten eher leichte, heitere Literatur im Stil von

Autoren, die mich durch
mein Leben begleiten

Angelika Schroßdorff
Günter de Bruyn
Isabel Allende

Brigitta Hayn
Leiterin der Patientenbibliothek
Charité – Mitte

Charlotte Link. Aber auch Kriminalromane, wie die Dauer-
brenner von Jussi Adler-Olsen oder Arne Dahl, werden gerne
genommen. Wo sie es für angebracht hält, empfiehlt Brigitta
Hayn Patienten auch Literatur, die sich mit dem Thema Krankheit auseinandersetzt. Offenbar mit Erfolg, denn im Juli 2011
führte zum Beispiel *Der alte König in seinem Exil*, Arno Geigers
Roman über die Alzheimererkrankung seines Vaters, die Top
Ten der Patientenbibliothek an.

In Carson McCullers Roman *Uhr ohne Zeiger* leiht sich der
sterbenskranke Apotheker Malone in der Patientenbibliothek
Kierkegaards Schrift *Krankheit zum Tode* aus. Malone hat noch
nie etwas von dem Philosophen gehört, er ist kein besonders
gebildeter oder etwa intellektueller Mensch. Doch die Lektüre
verleiht ihm Kraft und tiefe Einsicht in das Wesen der Existenz.

Möglich wird das erst durch seinen außergewöhnlichen Zustand: »Wenn Malone nicht eine unheilbare Krankheit gehabt hätte, wären diese Worte einfach Worte geblieben, ja, er hätte die Hand überhaupt nicht nach dem Buch ausgestreckt.«

Wer an einer Krankheit leidet, ist meist nicht nur körperlich besonders empfindlich, sondern auch geistig und emotional in anderer Weise offen und empfänglich für Eindrücke und Empfindungen, die im Alltag keine Rolle spielen oder darin untergehen.

In den siebziger und achtziger Jahren hat Brigitta Hayn in der psychiatrischen Abteilung der Charité, gemeinsam mit Psychotherapeuten, auch bibliotherapeutische Gruppen geleitet. Doch nach der Wiedervereinigung, erzählt sie, haben die Psychologen der Klinik keinen Wert mehr auf solche Kooperationen gelegt.

Die Aufgaben, die eine Patientenbibliothek erfüllt, sind nicht mit Biblio- oder Poesietherapie zu verwechseln. Hier geht es nicht um die gezielt eingesetzte therapeutische Wirkung, die das Lesen haben kann, sondern um wohltuende Effekte. Auch wenn einiges, was eine Patientenbibliothek leistet, durchaus therapeutische Zwecke erfüllt. Lesen kann Ängste reduzieren, entspannen und beruhigen; es kann aber auch das Gegenteil bewirken, also anregen oder ermutigen. Im unruhigen und unpersönlichen Klinikalltag muss man sich mit wildfremden Menschen arrangieren. Da kann ein Buch auch einen privaten Raum schaffen, in den man sich zurückziehen kann. Wer mobil ist, kann in die Patientenbibliothek flüchten, zu der in manchen Kliniken sogar ein Lesecafé gehört. Abtauchen in eine fiktive Welt kann Schutz bieten: vor Schnarchen, Jammern und unerwünschten Gesprächen. Wem gerade das, also die Kommunikation, fehlt, für den rollt mit dem Bücherwagen auch eine Portion Zuwendung und Ansprache ans Krankenbett.

Vor dem Hintergrund einer eher ganzheitlich orientierten Behandlung, die sich immer mehr Patienten wünschen, ist die wohltuende Wirkung einer solchen Einrichtung nicht von der Hand zu weisen. Dennoch kämpfen viele Patientenbibliotheken um ihre Existenz oder wurden bereits, wie am Uniklinikum

Leipzig, aus Kostengründen abgeschafft. Auch Brigitta Hayn kann nur noch mit Hilfe ehrenamtlicher Mitarbeiter und Minijobber ihren Bücherwagen täglich vor die Betten der Patienten rollen lassen. Die heilsame Wirkung ihrer Buchgaben ist empirisch kaum messbar. Und leider zählt vor allem das in einem Gesundheitswesen, das von Apparatemedizin und Effizienzdenken bestimmt ist.

Das Krankenbett ist aber nicht nur ein guter Platz, um zu lesen, sondern auch eine literarische Produktionsstätte. Verschiedene Dichter verfassten große Teile ihres Werkes auf dem Krankenlager, von Heinrich Heine, der in der »Matratzengruft« immer wieder gegen seine Syphilis kämpfte, bis zur alt gewordenen Colette, die geradezu in ihrem Bett lebte. Der Inbegriff des liegenden, leidenden Dichters ist der französische Schriftsteller Marcel Proust. Seit seinem zehnten Lebensjahr litt er unter schwerem Asthma. In den letzten Jahren seines Lebens verließ er kaum noch das Haus und zog sich immer mehr in seine Pariser Wohnung am Boulevard Haussmann zurück. Und in die endlosen Räume seiner Kindheitserinnerungen, die sein unvergleichliches Romanwerk *Auf der Suche nach der verlorenen Zeit* erschließt. Zahllose Nächte verbrachte Proust halb sitzend in seinem Bett, um überhaupt zu Atem zu kommen, und unterhielt sich mit seiner Haushälterin Céleste Albaret, die mehr als acht Jahre für ihn sorgte. Ihre Erinnerungen an diese Zeit mit *Monsieur Proust* sind ein wohltuendes Therapeutikum, wenn man Zweifel am Wert zwischenmenschlicher Beziehungen hat.

Menschen, die auf ihr Leben zurückblicken, erinnern sich häufig an Situationen aus ihrer Kindheit, in denen eine Erkrankung den Genuss des Lesens oder Vorlesens noch steigerte. War ich, als verwöhntes Einzelkind, krank, wurde die normalerweise auf den Abend beschränkte Lesephase ausgeweitet: Ich erhielt eine Vorzugsposition auf dem Wohnzimmersofa, damit meine Mutter ihre Arbeit erledigen und mich trotzdem im Blick haben konnte. Allein dieses Privileg war schon die Bauch- oder Gliederschmerzen wert. Neben dem improvisierten Krankenlager standen griffbereit die Medikamente, das gefürchtete Thermometer, ein Becher Tee, manchmal ein Schälchen der streng gehüteten eingekochten Blaubeeren, die mit etwas Milch gegen Fieber verabreicht wurden, und – stapelweise Bücher. Hauptsache, man hielt Ruhe; alles, was man sich ansonsten in seinem fiebrigen Kopf zusammenspann, war erlaubt.

Für Kinder, die in einem Spital behandelt werden müssen, gibt es spezielle Krankenhausbibliotheken. Der Arbeitskreis für Jugendliteratur gründete 1969 auf Bitten einer Kinderklinik die Initiative »Das fröhliche Krankenzimmer«, deren Name auf ein Buch von Grete Janus Hertz zurückgeht. Schon vorher hatten verschiedene Kliniken und deren Mitarbeiter immer wieder dazu angeregt, die kleinen Patienten im Krankenhaus in dieser Hinsicht besser zu versorgen. Denn das Lesen, Vorlesen oder Betrachten von (Bilder-)Büchern, vor allem aber das gemeinsame Sprechen darüber könne sie aufmuntern, von Heimweh und Trennungsschmerz ablenken und ihnen helfen, über ihre Ängste und Sorgen zu sprechen. Manches Buch kann wie ein Türöffner Zugang zu den Gedanken und Gefühlen der Kinder schaffen, die sich in beunruhigenden Situationen nicht selten verschließen.

Geschichten können die Phantasie anregen, die Seele stärken und die Selbstheilungskräfte anregen. Der Bücherwagen kann die Kinder von der fremden Umgebung ablenken und ihnen Auswege zeigen. Denn wer nicht aufstehen darf, hat fiktive Reisen noch viel nötiger als sonst.

1981 wurde im Dr. von Haunerschen Kinderspital, das zur Universitätsklinik München gehört, eine Modellbücherei eingerichtet, die bis heute richtungsweisend für die rund achtzig Partnerbibliotheken in anderen Kinderkliniken ist. Hier werden

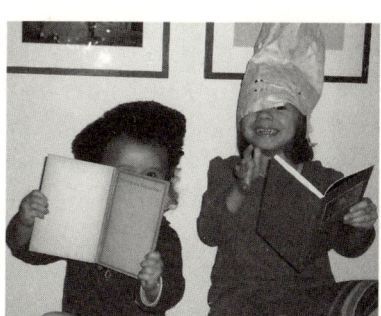

Ein fröhliches
Krankenzimmer

erste Erfahrungen mit Neuerscheinungen gesammelt und in Form von Empfehlungslisten weitergegeben. Auch hier rollt zweimal pro Woche ein Wagen auf die Station, mit mehr als 500 Büchern für alle Altersstufen und Lebenslagen. Geführt wird das Projekt seit Anfang der achtziger Jahre vom Deutschen Ärztinnenbund, der »durch gemeinsames Lesen und Besprechen von Büchern günstige emotionale Bedingungen für die Kinder zur Unterstützung des Genesungsprozesses« schaffen will. Zugleich sollen auch Kinder aus sogenannten bildungsfernen Familien zum Lesen animiert werden: »Der Krankenhausaufenthalt kann für ein Kind zur Brücke zum Medium Buch werden«, heißt es auf der Internetseite der Organisation.

Die Literaturwissenschaftlerin Dagmar von Briel, die in München die Modellbücherei der Aktion »Das fröhliche Krankenzimmer« leitet, beobachtet im täglichen Umgang mit kranken Kindern, dass die Bücher den jungen Patienten tatsächlich helfen: »Was ich immer wieder erlebt habe, ist, dass die Kinder sich beruhigt haben, wenn ich ihnen ein Buch in die Hand gegeben und angefangen habe, mit ihnen zu erzählen.«[34] Noch mehr als bei erwachsenen Patienten ist für Kinder eine Bezugsperson wichtig, die vorliest und als Gesprächspartner zur Verfügung steht, denn nur durch intensive Zuwendung kann so etwas wie ein bibliotherapeutischer Effekt eintreten. Auch wenn dieses Angebot keine tatsächliche Heilung bewirken kann, sind Bücher im Kinderkrankenhaus durchaus heilsam – nicht nur für die kleinen Patienten. Auch für die Eltern und das Pflegepersonal können sie eine gute Unterstützung sein.

Lesestoff wie Medizin zu verabreichen war vor allem in psychiatrischen Kliniken bereits im Laufe des 18. Jahrhunderts üblich geworden. Anfang des 19. Jahrhunderts existierten in den USA auch schon organisierte Patientenbibliotheken, die für die therapeutische Behandlung psychisch Kranker eine wichtige Rolle spielten. Wenig später gaben auch allgemeine Krankenhäuser gedruckte Kataloge ihrer Bücher für Patienten heraus. Bei einer Studie, die Dorothy Tyler um 1895 in Großbritannien durchführte, wurden Dienstleistungen in etwa siebzig Patientenbibliotheken untersucht. Als Mrs. Tyler bei der 18. Jahrestagung der englischen Library Association in Cardiff die Ergebnisse vortrug, stellte sie fest, dass »die meisten befragten Krankenhausmitarbeiter im medizinischen Dienst dazu drängten, dass Bibliotheksmaterialien Patienten zur Verfügung gestellt werden sollten, da sie davon überzeugt waren, dass Bücher und Lesen die Versorgung der Patienten unterstützen«.[35] Trotz derartiger Bemühungen von Ärzten, Krankenhausmitarbeitern und Bibliothekaren entwickelten sich die Patientenbibliotheken nur langsam. Bis der Erste Weltkrieg ausbrach und wie ein Beschleuniger wirkte. Die Lazarette und Militärkrankenhäuser waren überfüllt mit Männern, die nicht nur ihre Gesundheit und Unversehrtheit verloren hatten, sondern auch allen Lebensmut. Wie sollte man ihnen beistehen, was ihnen sagen? Man schaffte Bücher in die Lazarette und ließ sie für sich sprechen.

In Großbritannien begann 1914 ein vom Roten Kreuz finanziell unterstütztes Freiwilligenprogramm, an dem vor allem Bibliothekare der London Library beteiligt waren. Unter der Leitung von Helen Mary Gaskell versorgte die Organisation die in Krankenhäusern und Krankenhausschiffen untergebrachten Verwundeten mit Büchern. Zum Kriegsende wurden auch zivile Hospitäler in das Programm aufgenommen. Insgesamt waren zwei Millionen Bücher, Zeitschriften und Zeitungen bereitgestellt und in Umlauf gebracht worden.

In den USA organisierte die American Library Association schon ab 1917 einen Bibliotheksservice, der Lesematerialien in die amerikanischen Kasernen und Stützpunkte auf der ganzen Welt lieferte. Als ein Jahr später auch Krankenhäuser in das Programm einbezogen wurden, legte die ALA Wert darauf, dass die Bibliotheken der größeren Kliniken von ausgebildeten Fachkräften geleitet wurden. Innerhalb von zwei Jahren wurden im Rahmen dieses Kriegsprogramms fast 4000 Dienststellen mit Lesestoff beliefert, in denen mehr als 170 Bibliothekare beschäftigt waren.

Welche Bücher haben sie wohl ausgesucht? Was gab man Männern zu lesen, deren Leben in den Schützengräben und auf den Schlachtfeldern zerstört worden war? Welche Worte haben

Heimatgrüße,
Gemälde von
Otto Lingner
1916

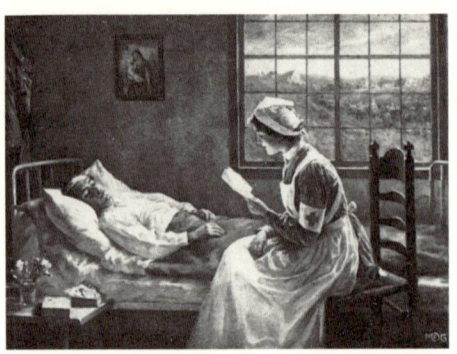

die Sterbenden zuletzt gehört? Walt Whitman las im amerikanischen Bürgerkrieg verwundeten Soldaten Gedichte über die Grausamkeit des Krieges vor. Wer waren knapp fünfzig Jahre später seine Nachfolger? Tausende Exemplare von Rilkes *Cornet* wurden an den Fronten des Ersten Weltkrieges verteilt; aber was lag auf den Nachttischen der Lazarettbetten?

Womöglich war es gar nicht so wichtig, was gelesen wurde, als dass überhaupt Lesestoff verfügbar war. Das Kriegsprogramm der Bibliotheken wurde in England, den USA, aber auch in Deutschland als außerordentlich erfolgreich bewertet, nicht zuletzt wegen seiner positiven Wirkung auf die Angehörigen des Militärs. In einer Ansprache an die Hospital Libraries Division der ALA betont der vortragende Bibliothekar den enormen therapeutischen Wert der Patientenbibliotheken, »die wundersamerweise wie über Nacht in den Militärkrankenhäusern des Ersten Weltkriegs entstanden. Vielleicht zum ersten Mal seit der Zeit des antiken Theben realisierte man, in welch enormem Ausmaß Bücher tatsächlich Medizin für die Seele – und folglich auch für den Körper sein können«.[36]

Nach dem Ersten Weltkrieg setzten Bibliotheken und Krankenhäuser in vielen Ländern der Welt ihre erfolgreiche Zusammenarbeit fort. Die Zahl der neu eingerichteten Patientenbibliotheken nahm stetig zu, nicht nur in den Vereinigten Staaten, auch in Australien, Neuseeland und verschiedenen europäischen Ländern wie Deutschland, Dänemark, Frankreich, Großbritannien, Spanien, Schweden und der Tschechoslowakei.

Damit war man zumindest in dieser Hinsicht vorbereitet auf die noch größere Welle von Schmerz und Zerstörung, die mit dem nächsten Krieg über die Welt hereinbrechen sollte.

Kurz vor Ende des Zweiten Weltkriegs spielt Michael Ondaat-jes Roman *Der englische Patient*. Ein namenloser Mann, der »brennend in der Wüste abgestürzt« ist, liegt seit Monaten, wie eine »Torfleiche aus der Vorzeit«, ohne Gesicht und Gedächt-nis in einer verlassenen italienischen Villa. Hier pflegt die kana-dische Krankenschwester Hana den transportunfähigen Patien-ten, wäscht alle vier Tage seinen schwarz verbrannten Körper, schiebt ihm kleine geschälte Pflaumenstücke in den Mund und liest ihm vor: »Er hört ihr zu, schluckt ihre Worte wie Wasser.« Sie liest Stendhals *Kartause von Parma*, Herodot und Kipling, dessen von Tinte, Schreibfeder und langen Blicken aus dem Fenster diktierten Rhythmus ihr der englische Patient zu er-klären versucht. »Das war die Zeit in ihrem Leben, als sie auf Bücher verfiel, dem einzigen Ausweg aus ihrer Zelle. Sie wurden ihr die halbe Welt.« Der Unbekannte hat große Teile seines Ge-dächtnisses verloren, doch mit Hilfe seines Herodot-Bands, in dem er auch Landkarten, Fotos und Zeichnungen aufbewahrt, gewinnt er schrittweise seine Erinnerung und damit seine Iden-tität zurück. Die schweren Verletzungen des Engländers werden nicht mehr heilen, es ist absehbar, dass er sterben wird. Hana hat ihr Leben noch vor sich, sie ist jung, pflanzt Gemüse im Garten an und spielt im Hof des Anwesens Himmel und Hölle. Doch auch sie hat zu viel Leid gesehen und Menschen verloren, die ihr nahestanden. Also hat sie »heimlich ihr Ich zurückgezogen« und ist »mehr Patientin als Krankenschwester«.

Hin und wieder nimmt sie ein Buch aus der Bibliothek, die sich im Erdgeschoss der Villa befindet, und schreibt etwas hinein. Einen Gedanken, ein Gefühl, das sie im Regal ver-schwinden lässt. Hanas Spuren wirken wie eine poetische Varia-tion all jener Anmerkungen und Markierungen, mit denen viele Leser ihre Bücher versehen. Nur dass Hana nicht schreibt, um sich an etwas zu erinnern, sondern um es vergessen zu können.

So schillernd wie der Sprachzauberer Ondaatje die segens-reichen Wechselwirkungen des Lesens in seinem Roman be-schreibt, werden sie in der Realität kaum vorgekommen sein. Ein Aufenthalt im Lazarett konnte schlimmer sein als das Elend

an der Front, schreibt Erich Maria Remarque in seinem Welt-
erfolg *Im Westen nichts Neues*. Das galt offenbar nicht nur für
die Soldaten, sondern auch für die Männer und Frauen, die
sie versorgten. Hana, die eine eigenwillige Liebe zu dem englischen Patienten empfindet, spürt mit jedem Atemzug am eigenen Leib, wie »viele Krankenschwestern zu seelisch gestörten
Dienerinnen des Krieges geworden« sind.

Das Bild der verletzten Krankenschwester und des poetischen Patienten, die sich gegenseitig für Momente kurieren, hat
etwas Unwirkliches: wie eine Fata Morgana aus der Wüste, die
der Engländer in sich trägt. In den Geschichten und Bildern, die
in dem sterbenden Mann weiterglühen, zeigt sich, was möglich
ist, wenn scheinbar alles zu Ende ist, und welcher Reichtum
in einem verschwindenden Leben steckt. Nicht zuletzt deshalb
ist *Der englische Patient* auch ein Buch über die Macht des Erzählens.

Wer mit dem Krieg in Berührung kommt, auch als Helfer, Pfleger oder sogenannter Beobachter, den ergreift seine zerstörerische Kraft. Krieg beschädigt Menschen, auch wenn sie nur
die Trümmer aufarbeiten, die er zurückgelassen hat. Davon berichtet die 1964 in Kopenhagen geborene Staatswissenschaft-
lerin Janne Teller, die einige Jahre als Konfliktberaterin der EU
und UN in der ganzen Welt tätig war. 1995 gab sie diesen Beruf
auf, um sich ganz dem Schreiben widmen zu können, und hat
seither sehr erfolgreich Jugendbücher veröffentlicht wie *Nichts*
oder *Krieg – Stell dir vor, er wäre hier*.

In einem Essay für die Zeitschrift *Lettre* schildert Janne
Teller, wie sie 1993/94 für die Friedensmission der Vereinten
Nationen in Mosambik arbeitet und »nach monatelangen Ver-
handlungen mit Generälen, die für die furchtbarsten Massaker
und Massentötungen verantwortlich waren, die man sich vorstellen kann, täglich umgeben von Gewalt, Folter, Anschlägen,
Geiselnahmen und Explosionen von Landminen«,[37] ihre Hoffnung verlor. Tellers Stimmung wurde immer düsterer; weder
die ungetrübte Lebensfreude der Mosambikaner konnte sie aufmuntern noch die Romane, die sie stapelweise im Gepäck hatte.

Dann schenkte ihr ein Freund die *Norton Anthology of English Literature*. Um nicht unhöflich zu sein, blätterte sie darin, las hier und da ein paar Zeilen und spürte, dass etwas mit ihr geschah: »Ich wusste noch nicht, was, aber ich wollte mehr lesen, wollte mich in ihnen verlieren.«

Janne Teller begann, einige Gedichte auswendig zu lernen. Verse von Yeats, Byron, Brontë, Blake, Eliot, Keats und *The Walk* von Thomas Hardy, das er 1914 im Kummer über den Tod seiner Frau geschrieben hatte. Obwohl die Verse nicht viel mit ihrer konkreten Situation zu tun hatten, vermochten sie, Janne Teller »durch die Brutalität eines weiteren Tages zu tragen«. Die Texte schienen ihren Glauben an die Menschheit wiederzubeleben und halfen ihr durchzuhalten: »Wenn ich heute zurückblicke, war es, als seien meine Lebensgeister schwer unterernährt gewesen und als hätte ich, um mich zu erholen, zuerst das unentbehrlichste Nahrungsmittel von allen erhalten, das auf wundersame Weise zwischen den Zeilen jener Gedichte verborgen lag. [...] Ich bin überzeugt, dass Literatur wie jede Kunst dazu da ist, uns daran zu erinnern, was es heißt, ein menschliches Wesen zu sein.«

BESUCH BEI DR. BUCH

Worte festhalten, um den Zustand vergessen zu können, an den sie erinnern. Sätze aneinanderfügen, um die eigene Geschichte neu zu erfinden. Bilder heraufbeschwören, um Dämonen zu bannen. Erzählperspektiven tauschen, um einander besser verstehen zu können. In Siri Hustvedts 2011 erschienenem Roman *Der Sommer ohne Männer* wird die fast magische Wirkung des geschriebenen Wortes auf den unterschiedlichsten Ebenen dargestellt. Phantasievoll und verspielt führt dieses Buch vor, wie Poesie- und Bibliotherapie funktionieren können.

Im Vordergrund geht es um eine Ehekrise, die Mia, eine New Yorker Lyrikerin, mit ihrem Mann Boris, einem Neurowissenschaftler, erlebt. Boris hat ein Verhältnis mit seiner Laborassistentin angefangen und bittet seine Frau um eine Beziehungspause. Die erleidet daraufhin einen Nervenzusammenbruch und landet in einer psychiatrischen Klinik. Als es ihr wieder besser geht, fährt sie den Sommer über in ihre Geburtsstadt Bonden, Minnesota, wo ihre neunzigjährige Mutter in dem Seniorenheim Rolling Meadows lebt. Die alte Dame liest viel und kommt einmal im Monat mit vier anderen Heimbewohnerinnen in einem Lesezirkel zusammen. Als Mia an dieser Runde teilnimmt, erlebt sie, dass die alten Frauen im Gespräch über Jane Austens Roman *Persuasion* (dt.: *Anne Elliot*) ihre eigenen verpassten und verpatzten Lebenschancen aufarbeiten.

Mia schreibt Gedichte und erstellt Listen verrückter Dichter, um das Vertrauen in ihr zerbröseltes Ich zurückzugewinnen. Sie beginnt ein erotisches Tagebuch und versucht, sich mit Hilfe der Erinnerung an die vielen anderen von dem einen abzulenken. Unzählige E-Mails werden im Lauf der Geschichte geschrieben: von Boris an Mia, von Mia an ihre Tochter Daisy, von einem Unbekannten, der sich Mr. Niemand nennt und der für Mia immer mehr zu einem anregenden und intimen Gesprächspartner wird.

Außerdem gibt Mia im örtlichen Kunstverein einen Lyrikkurs, den sieben pubertierende Mädchen besuchen. Gemeinsam lesen sie Gedichte, amüsieren sich beim automatischen Schreiben, assoziieren zu Worten wie *widerlich* oder *kalt* und diskutieren über Farbe und Gefühl. Als herauskommt, dass der »ausgemachte Bücherwurm« Alice von den anderen gedemütigt und gemobbt wird, lässt Mia die gesamte Gruppe in der nächsten Unterrichtsstunde die Geschichte dieser Ausgrenzung erzählen, Titel: »Der Hexenzirkel«. Jedes Mädchen schreibt seine Version, liest sie vor, dann tauschen alle die Plätze und erzählen das Ganze aus der Perspektive einer anderen. Jede Version, jede Lesart ist von empörten Einwänden und Rechtfertigungen – »So war es überhaupt nicht!« – begleitet. Doch für die echte, »ganz einfache Alice, die in die siebte Klasse ging«, hat »Alice, die literarische Figur […], eine rettende Funktion«.

Die Verwandlung des Schreibkurses für gelangweilte Provinzmädchen in ein Spiegelkabinett Freud'schen Formats bringt die festgefahrenen Verhältnisse in Bewegung. Die Mädchen entwickeln auf einmal ganz neue, ungeahnte Phantasien: »Ohne das sind wir nichts. Schrei's heraus! Schüttle dich, stampf mit den Hacken auf und spring. Das war meine Pädagogik, mein Credo, mein Slogan, und die Mädchen strengten sich an, das muss ich ihnen lassen. Ihre ›Ichs‹ waren kräftig aufgemischt worden, und sie arbeiteten daran, den Sinn zu finden, der sich aus einer anderen Rolle, einem anderen Ort ergibt.«

Siri Hustvedt hat nicht nur Romane geschrieben, die voller intellektueller Überraschungen und Spielereien stecken, sie ist auch eine brillante Essayistin. In einem ihrer »Versuche« erfahre ich, dass die promovierte Literaturwissenschaftlerin Poesietherapiekurse in der New Yorker Payne-Whitney-Klinik geleitet hat. Eine international bekannte Bestsellerautorin, die Lese- und Schreibkurse in einer Klinik abhält? Schwer vorstellbar, dass hierzulande Elfriede Jelinek, Ulla Hahn oder Ildikó von Kürthy Woche für Woche mit Psychiatriepatienten Gedichte lesen und schreiben.

Als Siri Hustvedt ihren Roman *Der Sommer ohne Männer* in Deutschland vorstellt, versuche ich sie zu treffen, um sie persönlich nach ihren Motiven und Eindrücken zum Thema Biblio- und Poesietherapie zu fragen. Ich bin aufgeregt, lese einige ihrer Bücher noch einmal, stellenweise auch parallel im Original, um dabei wieder einmal festzustellen, wie dürftig meine Englischkenntnisse geworden sind. Als ich Siri Hustvedt schließlich in der Hotellobby gegenübersitze, stellt sich schon nach zwei Sätzen heraus, dass sie Deutsch studiert hat und ich mir die ganze Mühe hätte sparen können. Obwohl ich meine verwickelten Überlegungen zum Subjektbegriff, zur Freud-Rezeption und Siri Hustvedts Erfahrungen mit Poetry-Therapy nun eigentlich entspannt auf Deutsch darlegen könnte, fühle ich mich gehemmt und seltsam erstarrt in Gegenwart dieser hochgewachsenen, ätherisch wirkenden Erscheinung, deren blasse Haut durchscheinend und so elegant angeknittert ist wie kostbares Origamipapier.

Das ist nun also der Moment, auf den ich mich wochenlang vorbereitet habe, für den ich Mann und Kinder mit ausufernden Bedenken und heftigen Übellaunigkeitsanfällen gequält habe. Und nun ertappe ich mich doch tatsächlich dabei, wie ich, parallel zu den faszinierenden Überlegungen, die Siri Hustvedt zu Freuds Tummelplatz anstellt, darüber nachdenke, wie diese Frau es wohl fertigbringt, auf einer Interkontinentalreise ein derart perfekt gebügeltes T-Shirt aus dem Koffer zu zaubern!

Auch wenn Siri Hustvedt in zahlreichen Interviews rund um das Erscheinungsdatum des Buches hauptsächlich über den Zustand ihrer Ehe mit dem Schriftstellerkollegen Paul Auster befragt wurde, geht es in *Sommer ohne Männer* gerade nicht um eine Ehekrise. Die vorübergehende Trennung der Erzählerin von ihrem Mann liefert nur einen Anlass, um auf vielfältige Weise durchzuspielen, welche Phantasien und Einfälle diese

Krise bei Mia auslöst. Der eigentliche Protagonist des Romans ist die Kraft der Imagination, die (heilsame) Wirkung von Sprache, die sich in verschiedenen kreativen Strategien ausdrückt: als Rettungsanker einer psychisch erkrankten Frau (das schwarzweiße Notizbuch mit den »Hirnscherben«), als Selbsttherapie einer Schriftstellerin (der erotische Katalog, die Gedichte), als sanfte Form von Bibliotherapie in einer Gruppe (die alten Damen und ihr Lesezirkel) und als Poesietherapie (der Lyrikkurs der jungen Mädchen).

Als ehrenamtliche Mitarbeiterin der Payne Whitney Psychiatric Clinic in New York unterrichtete Siri Hustvedt einmal pro Woche je eine Gruppe mit jugendlichen und eine mit erwachsenen Patienten: Menschen, die an komplexen Krankheiten litten, aus allen gesellschaftlichen Schichten kamen und ganz verschiedene Bildungsvoraussetzungen mitbrachten, fanden sich zusammen, um gemeinsam mit der Schriftstellerin Gedichte zu lesen. Der Text, den Siri Hustvedt ausgesucht hatte, wurde reihum von jedem Teilnehmer einmal vorgelesen. Anschließend sollten die Patienten aufschreiben, was auch immer ihnen dazu einfiel, und auch das wurde wieder laut vorgetragen und diskutiert.

Siri Hustvedt bemerkte, dass schwierige, schwer zugängliche Gedichte, etwa von Paul Celan, Emily Dickinson oder auch Shakespeares Sonette, besonders starke Effekte und Affekte bei den Patienten auslösten. Offenbar kommt es weniger darauf an, den Text inhaltlich zu verstehen, meint die Schriftstellerin, als ihn zu hören, den Rhythmus der Worte zu fühlen und sich, anders als in den tagtäglichen therapeutischen Gesprächen, auf etwas zu konzentrieren, was von außen kommt. In unserem Gespräch erzählt Siri Hustvedt: »Hatte der Text emotionales Gewicht, dann konnte er die Patienten buchstäblich bewegen. Und diese Bewegung anderswohin hatte immer einen wohltuenden Effekt auf ihre Stimmung.«

Häufig arbeitete Hustvedt auch mit einem Buch des bildenden Künstlers und Dichters Joe Brainard mit dem Titel *I remember*. Darin hat der Autor eine Art Katalog seiner Erinnerungen erstellt, die alle mit der gleichen Formel beginnen: »Ich erinnere mich, dass ich nie vor anderen geweint habe. Ich erinnere mich, wie verlegen ich war, wenn andere Kinder weinten.«

Hustvedt stellte fest, dass etwas Erstaunliches geschah, wenn sie und die Patienten ihr eigenes »Ich erinnere mich« schrieben. Viele ihrer Schüler waren völlig überrascht von dem Strandgut, das die kurze Beschwörung in ihr Bewusstsein spülte. Lang vergessene Bilder, Gefühle und Gerüche tauchten auf: »Onkel Freds dreibeinige Katze« oder »die Hühnchensauce meiner Mutter« und die Erinnerung daran, wie gut sie war, brachen wie kurze helle Momente in den neuropsychologischen Trott, die krankhaften, endlosen Muster dieser Patienten: »Für einen Psychiatriepatienten in der Klinik, für jemanden, der oft von einer Krankheit überwältigt wird, die es ihm schwermacht, die verschiedenen Teile seiner selbst zu integrieren, der das Gefühl hat auseinanderzufallen – für so einen Menschen sind die Wörter *ich erinnere mich* an sich schon therapeutisch. Sie scheinen eine kurze, kohärent hinterlegte Erinnerung auszulösen. Joe Brainard hat eine Erinnerungsmaschine entdeckt.«[38]

Auch der innere Motor von Dichtung scheint von einer derartigen Erinnerungsmaschine angetrieben zu werden. Wobei gleich ist, ob sie produziert oder rezipiert wird, denn »Schreiben muss nicht unbedingt konstruktiver oder schöpferischer als Lesen sein«.[39] Wie Billardkugeln schießen Worte zwischen der äußeren Welt und Ebenen, die uns verborgen bleiben, hin und her. Sie klicken Erinnerungen an, rollen, wie über Bande gespielt, zurück, um an ganz anderer Stelle erneut zu verschwinden. Wo sie uns – und sei es noch so kurz – berührt haben, lassen sie etwas zurück, einen Hauch nur, der beim Aufschlag der nächsten Kugel auf neue Weise mitschwingt und so ein immer dichteres Netz verschiedener Schichten knüpft.

Dichtung kann wie ein emotionaler Resonanzboden etwas im Inneren zum Schwingen bringen, sie kann etwas bewegen, was lange erstarrt war, oder verschlossene Räume öffnen und diese Wort für Wort von ihrem (Erinnerungs-)Gerümpel befreien,

BESUCH BEI DR. BUCH

so dass sie neu bewohnbar werden. Diese Strategie wendet die Buchhändlerin Katharina aus Hanns-Josef Ortheils Roman *Liebesnähe* phantasievoll und einfühlsam bei den unterschiedlichsten Menschen an. Durch gemeinsames Vorlesen bringt sie ihren Mann Georg dazu, über seine Gefühle zu sprechen; die Gäste des Hotels, in dem sich ihre Buchhandlung befindet, versorgt sie mit Literatur, die für ihre jeweiligen Sorgen und Nöte genau richtig ist; und sich selbst tröstet sie, nach dem überraschenden Tod Georgs, mit einer Art poesietherapeutischer Erinnerungskur. Auch einem Freund, dem Schriftsteller Johannes, hilft Katharina, eine Schreibblockade zu überwinden, an der er seit dem Tod seiner Mutter leidet. Johannes hat sein Elternhaus kaum noch betreten, weil er es in den vertrauten Räumen, in denen ihn jeder Gegenstand an die Eltern erinnerte, nicht aushielt. Also hat er das Haus leer geräumt, es umgestaltet und das Mobiliar in einer Scheune untergebracht. Aber die Erinnerung holt ihn immer wieder ein, die Hinterlassenschaft der Eltern stellt sich ihm in den Weg und macht es ihm unmöglich, seiner Arbeit nachzugehen. Als er Katharina davon erzählt, rät sie ihm, nicht länger vor den Dingen davonzulaufen, sondern gerade das Gegenteil zu tun: Er soll auf sie zugehen, sie zur Hand nehmen, neu gruppieren und dann jeden einzelnen Gegenstand genau beschreiben. Schon als die beiden, bei einem Martini in der Hotelbar sitzend, mit dieser Versuchsanordnung experimentieren und Katharina Johannes zu einzelnen Dingen assoziieren lässt, ihn nach seinem liebsten Kindheitsgegenstand, dem typischen Geruch dieser Zeit, einer geheimnisvollen Sache befragt, löst sich der Knoten, die Geschichten stellen sich wie von selbst ein, und Johannes empfindet endlich wieder Lust zu schreiben: »Er spürt richtiggehend, wie es ihn drängt, weiterzuerzählen und diese Erzählungen auch gleich zu notieren.«

Das Erzählen wird hier buchstäblich zum Erinnerungsträger: Die Wörter versetzen die Gegenstände an einen anderen Ort und machen Platz für neue Empfindungen. Eine gelungene bibliotherapeutische Befreiungsaktion und nicht die einzige Anregung, die dieser Roman enthält. Denn Ortheil inszeniert in *Liebesnähe* nicht nur eine ungewöhnliche Liebesgeschichte, sondern führt mit literarischen Mitteln vor, wie sehr Bücher »einen am Leben halten und das gesamte Leben formen und prägen«. Seine drei Hauptfiguren sind hingebungsvolle Leser, die ihre Gefühle durch einen reichen Fundus heilsamer Schreib- und Leseübungen lenken. Die Künstlerin Jule schickt sich selbst Briefe aus den Hotels, in denen sie sich aufhält, und sie sortiert ihre Gedanken nach dem Vorbild des berühmten *Kopfkissenbuchs* der japanischen Hofdame Sei Shonagon in Form kurzer Listen. Ortheils fiktive Buchhändlerin Katharina ist eine »hemmungslose, unersättliche Leserin«, die nach Lektüren sucht, »die gleich in die Gehirn- und Blutströme gehen, ohne einen umwegigen Bezug zu so etwas wie Bildung oder zu flüchtigen Tagesthemen – das nämlich sucht sie nicht, sie sucht Lesedrogen, deren Lektüre einen nicht unberührt lassen«.

Ihre Buchhandlung befindet sich in einem exklusiven Hotel im Voralpenland, das Schloss Elmau bei Garmisch-Partenkirchen nachempfunden ist. Wenden sich Gäste an sie und erzählen von ihren Sorgen, überlegt Katharina, ganz wie es auch eine gute Bibliotherapeutin tun würde, welches Buch hilfreich sein könnte. Sie gibt den Gästen eine Auswahl mit auf ihr Zimmer und notiert sich die Eindrücke, von denen die Leute ihr später berichten, auf Karteikarten, die ihr geheimes Lektürearchiv bilden.

Aber sind Buchhändler nicht ohnehin die Urform des Bibliotherapeuten? Sollte nicht jeder Buchhändler auf zauberhafte Weise dazu befähigt sein, seinen Kunden beziehungsweise Lesepatienten genau das zu verabreichen, was sie gerade unbedingt brauchen? Von einem solchen Seelenapotheker erzählte mir ein Freund, dessen Großvater als junger Familienvater immer wieder Hausbesuche von seinem jüdischen Buchhändler bekam. In regelmäßigen Abständen versorgte dieser Mann die Familie mit großen, in Papier eingeschlagenen Buchpaketen, die er ihnen wochenlang überließ, damit sie nach Herzenslust lesen und ganz in Ruhe entscheiden konnten, welche Bücher sie behalten würden, weil sie ohne diese nicht mehr sein wollten.

Auf die Erfahrung, dass literarische Texte zuweilen wie Reso-
nanzräume funktionieren, baut auch die therapeutische Arbeit
mit Literatur, die in den USA, in Großbritannien und Skandinavien eine fest etablierte Größe auf der breiten Palette des
therapeutischen Angebots darstellt.[40] In Deutschland hat die
Poesie- und Bibliotherapie noch immer einen eher exotischen
Status. Hinweise auf einzelne Initiativen zur therapeutischen
Arbeit mit Literatur lassen sich erst in der Zeit nach dem Zweiten Weltkrieg finden. So gründete der Klinikpfarrer Karl-Fried-
rich Euler 1958 an der Universität Gießen eine Beratungsstelle
für Krankenlektüre, und es erschienen erste Studien zum Einsatz von Bibliotherapie bei psychisch kranken Patienten.

Per definitionem versteht man unter Bibliotherapie, gr.
biblion (Buch), *therapeia* (Pflege, Heilung), eher die rezeptive
Auseinandersetzung mit Texten. Diese therapeutische Textarbeit kann auch vorsorglich zum Einsatz kommen. Wenn es
Otfried Preußlers *Räuber Hotzenplotz* gelingt, einem Kind die
Angst vor der Operation zu nehmen, liegt ein klarer Fall gelungener Biblioprophylaxe vor. Auch in der Diagnostik werden
Texte zur Symptomabklärung eingesetzt (Bibliodiagnostik).[41]
Das klinische Wörterbuch *Pschyrembel* definiert Bibliotherapie
als »Form der Psychotherapie, bei der der Pat. durch die Lektüre einer gezielten Auswahl geeigneter Literatur darin unter-
stützt werden soll, seine Probleme zu verbalisieren, klarer zu
reflektieren u. evtl. die Begrifflichkeit des Therapeuten besser
zu verstehen«.

Der Begriff Poesietherapie, gr. *poiesis* (Erschaffung), ist weniger klar definiert und kann ebenso die aktive wie die passive
Beschäftigung mit Gedichten bezeichnen. Auch Schreiben als
Problembewältigungsstrategie sowie kreatives und expressives
Schreiben können als poesietherapeutische Verfahren aufgefasst
werden, wobei sich die verschiedenen Optionen in der Praxis
ohnehin eher ergänzen als ausschließen.

Allein in der Kinder- und Jugendpsychiatrie reichen die An-
wendungsgebiete der Bibliotherapie einmal quer durchs Alphabet – von A wie ADHS, Aggressionen, Alleinerziehende Eltern
bis Z wie Zwangsstörungen. Diverse Studien weisen inzwischen

auch die Wirksamkeit bibliotherapeutischer Maßnahmen nach, nicht nur bei relativ überschaubar wirkenden Problemen wie Einschlafstörungen, bei denen man die segensreiche Wirkung des Vorlesens meist aus eigener Erfahrung kennt. Auch bei Angstzuständen, Scheidung der Eltern, zur Operationsvorbereitung oder in der Sterbebegleitung kann der Einsatz von Büchern sinnvoll sein. Die bekannte Psychiaterin Elisabeth Kübler-Ross, die als Begründerin der Sterbeforschung gilt, berichtet in ihrem Buch *Kinder und Tod*, dass die kleinen Patienten häufig in Geschichten, Bildern oder Versen ausdrücken, dass sie sehr wohl wissen, bald sterben zu müssen. Für die Angehörigen können diese Texte tröstliche Hinterlassenschaften sein. Hilfreich kann es auch sein, mit todkranken Kindern über Bücher zu sprechen, die sich auf kindgerechte Weise mit dem Sterben auseinandersetzen wie Wolf Erlbruchs *Ente, Tod und Tulpe* oder Susan Varleys *Leb wohl, lieber Dachs*.

Literarisch initiierte Selbstgespräche helfen natürlich auch Erwachsenen. Die amerikanische Juristin Nina Sankovitch hatte nach dem Tod ihrer Schwester über Jahre das Gefühl, in einer endlosen Krise festzustecken, aus der sie erst durch einen selbst verordneten, streng strukturierten Lektüremarathon herausfand. Ein Jahr lang las sie jeden Tag ein Buch, dessen einzige Auflage den Umfang betraf: Es durfte nicht dicker als zweieinhalb Zentimeter sein, damit die vierfache Mutter es in der kurzen Zeit, die ihre Söhne in der Schule verbrachten, bewältigen konnte. Die Bücher sollten für sie »ein Weg zurück ins Leben« werden: »Ich wollte in den Büchern versinken und als ganzer Mensch wieder auftauchen.« Spätabends, wenn die anderen Familienmitglieder längst schliefen, schrieb Nina Sankovitch ihre Lektüreeindrücke auf und stellte sie ins Internet. Ihren Blog www.ReadAllDay.org verarbeitete sie später in dem Buch *Tolstoi und der lila Sessel* – das unterhaltsame Dokument einer intensiven selbst verordneten Bibliotherapie. Auch wenn es genau genommen gar nicht so sehr um die Bücher geht, sondern das Gelesene immer neue Anstöße bietet, um das eigene Leben zu überdenken. Ähnlich ist es bei dem britischen Bestsellerautor Nick Hornby, der in *Mein Leben als Leser* auf amüsante Weise vorführt, wie man über Bücher und die Reflexion der eigenen Lesegewohnheiten Zugang zu gut gehüteten Zonen seines Innenlebens finden kann. Ein intelligenter und humorvoller bibliobiographischer Essay stammt von der jungen amerikanischen Literaturwissenschaftlerin Elif Batuman. *Die Besessenen* zeigt an zahlreichen Beispielen aus der russischen Literatur, in die sich die Autorin verstrickt, auf welch aberwitzige Weise Lese- und Lebensgeschichte einander inspirieren können. Die meisten dieser Bekenntnisse schreibender Leser zeigen, wie wirkungsvoll es sein kann, das eigene Leben über das bisher Gelesene zu betrachten. Und da die Verfasser dieser Bücher in der Regel extrem bibliophil sind, enthalten sie meist eine Menge ungewöhnlicher Lesetipps.

Wie einfach und wirksam die Anwendung mancher bibliotherapeutischen Maßnahme ist, zeigt auch der beeindruckende Fall eines Fünfjährigen, der durch die richtigen Bücher von seiner Zwangsstörung befreit werden konnte. Der Junge wusch sich nicht nur permanent die Hände, sondern fragte ständig seine Eltern und Lehrer, ob seine Hände auch wirklich sauber seien. Statt nun, wie es bei Zwangsstörungen üblich ist, mit Verhaltens- oder pharmakologischer Therapie zu arbeiten, wurden die Eltern und Lehrer des Jungen angewiesen, nicht mehr darauf einzugehen, wenn der Junge sie fragte, ob seine Hände sauber seien. Die Therapeuten verordneten dem Kind ein Bilderbuch. *Blink, Blink, Clop, Clop: Why do we do things we can't stop?* erzählt von einer Figur, die ständig versucht, andere dazu anzustiften, sich eigenartig zu verhalten. Zugleich werden die Leser dazu aufgefordert, den lästigen Störenfried einfach nicht mehr zu beachten und sich stattdessen über ihn zu amüsieren. Der Junge sprach auf das Buch stark an, ließ es sich gerne immer wieder von seinen Eltern vorlesen, und bald reduzierte sich sein zwanghaftes Verhalten: »Nach einem Monat konnte bei Tests kein Krankheitswert mehr nachgewiesen werden. Parallel dazu verbesserten sich, besonders zur Freude der Eltern, auch die schulischen Leistungen des Jungen.«[42]

Die Allgemeinmedizinerin Felizitas Leitner stellt Patienten, die sie in ihrer Praxis in Weßling bei München aufsuchen, häufig nicht nur ein Rezept für Medikamente aus, sondern gibt ihnen auch noch eine, wie es bei Erich Kästner heißt, »seelisch verwendbare« Verordnung mit auf den Weg – ein Gedicht, das ihr passend erscheint. Als Hausärztin sieht sie es als ihre Aufgabe an, auch für die Seele der Patienten zu sorgen. Leitner ist davon überzeugt, dass Poesie in unaufdringlicher Weise etwas in Bewegung bringen kann, da ein Gedicht es durch seine Vieldeutigkeit dem Leser überlässt, was er als Anregung annimmt und was nicht. In ihrem Buch *Die Venus streikt* zeigt Leitner an konkreten Fällen aus ihrer medizinischen Praxis, dass die Auseinandersetzung mit Lyrik zwar nicht heilen, aber Bewusstsein wecken kann für die eigentlichen Gründe, die beispielsweise chronische Schmerzen verursachen. Sie berichtet von einem jungen Mann, Herr Z. genannt, der seit vielen Jahren arbeitslos ist, es nicht schafft, sich von seinem Elternhaus zu lösen, an chronischen Schmerzen leidet und immer wieder Selbstmordgedanken hat. In einer Tagesstätte für psychisch Kranke, die er regelmäßig aufsucht, verliebt er sich in eine Angestellte, und seine Schmerzen sind wie weggeblasen. Doch als die junge Frau ihn zurückweist, wird alles schlimmer als zuvor, schließlich ist jetzt auch noch der Liebeskummer dazugekommen. Felizitas Leitner gibt ihm Günter Kunerts Gedicht *Die Venus streikt* zu lesen, ein Text, in dem die Unmöglichkeit, in Kontakt zu einem geliebten Menschen zu treten, mit starken Metaphern dargestellt wird. Der Patient spricht unmittelbar darauf an und kommt im Gespräch über die Verse auf seine eigenen Gefühle zu sprechen. Er beginnt seine Situation zu erkennen und zu akzeptieren: »Herr Z. leidet auch danach noch oft unter Schmerzen. Aber er sucht die Ursache nur noch selten in organischen Krankheiten. Wenn ich ihn frage, woher der Schmerz kommt, findet er den Grund fast immer schnell selber: aktuelle Konflikte, die er nicht zufriedenstellend lösen kann.«[43]

Praktische Erfahrungen und Erfolgsgeschichten wie diese dürften die Entwicklung der Poesie- und Bibliotherapie mehr geprägt haben als akademische Überlegungen. Als ein Vorläufer der heute praktizierten Formen gilt das sogenannte Psychodrama, mit dem der österreichisch-amerikanische Psychiater Jacob L. Moreno in den 1930er Jahren Erfahrungen sammelte. Moreno prägte nicht nur den Begriff des Psychodramas, er arbeitete auch mit einer Methode, die er Psychopoesie nannte. Dabei ließ er seine Patienten Verse frei improvisieren und hielt sie ausdrücklich dazu an, nicht auf den Sinn der Worte zu achten, da diese Art von Nonsens-Poesie dem Erleben näher stehe als die geformte Sprache und deshalb die Emotionen der Patienten unmittelbarer zum Ausdruck bringen könne. Als spielerische und kreative Therapieform ist das Psychodrama bis heute verbreitet und wird in vielen Kliniken angeboten.

Auch der russisch-französische Arzt Vladimir Iljine experimentierte Anfang des 20. Jahrhunderts mit therapeutischen Theaterformen. So schrieb er zunächst sogenannte »Rahmenstücke«, in denen es um die Lebensgeschichte und um die Probleme der Patienten ging. War die Therapie etwas fortgeschritten, hielt er die Patienten an, ihre (emotionale) Situation selbst in Form von Theaterstücken zu beschreiben.

In der Tradition Iljines und Morenos steht der Psychologe Hilarion Petzold, der an einen Universalgelehrten alten Formats erinnert. Der 1944 geborene Petzold, dessen Veröffentlichungsliste unendlich erscheint, hat Philosophie, russisch-orthodoxe Theologie, Psychologie, Pädagogik und Medizin studiert. Er ist mehrfach promoviert, bekleidete einige Jahre lang eine Professur an der Freien Universität in Amsterdam und lehrt seit 2001 als Gastprofessor an der Donau Universität Krems. 1974 gründete der Bundesverdienstkreuzträger gemeinsam mit Kollegen und Kolleginnen das Fritz-Perls-Institut für Integrative Therapie, Gestalttherapie und Kreativitätstherapie und sieben Jahre später die Europäische Akademie für psychosoziale Gesundheit, die heute ihren Sitz in der Nähe des Städtchens Hückeswagen hat. 1984 wurde die Deutsche Gesellschaft für Poesie- und Bibliotherapie in Düsseldorf ins Leben gerufen, die sich als unabhängige Institution versteht. Ein Ziel der Vereinigung, kann man auf ihrer Homepage lesen, besteht darin, »die Grundlagen kreativer Prozesse bei der therapeutischen Arbeit mit Poesie und Literatur weiter zu erforschen sowie Methoden für die Arbeit mit einzelnen und in Gruppen zu entwickeln und zu lehren.« Etwas mehr als 160 Mitglieder hat die Gesellschaft, dazu gehören Leiter von Schreibwerkstätten, Bibliothekare, Erzieher, Wissenschaftler, Ärzte und Therapeuten. Ursprünglich sei es vor allem darum gegangen, die Menschen miteinander zu vernetzen, die mit Lesen und Schreiben bei anderen etwas bewirken möchten, erzählt der Vorsitzende Alexander Wilhelm. Die Gesellschaft bietet ihnen dazu Foren in regionalen Arbeitskreisen, aber sie organisiert auch alle zwei Jahre ein großes Symposion, bei dem nicht zuletzt die neuesten wissenschaftlichen Erkenntnisse zusammengeführt werden sollen. Abgesehen davon will sie auch Qualitätssicherung betreiben. Wer an einem der betreffenden Institute in Deutschland, Österreich oder in der Schweiz Kurse für Poesie- und Bibliotherapie absolviert hat, kann sich von der Gesellschaft ein rechtlich geprüftes Zertifikat ausstellen lassen. Damit soll verhindert werden, dass Leute, die gerade mal einen Wochenendcrashkurs besucht haben, mit dem Titel Poesie- und Bibliotherapeut auf die ratsuchende Menschheit losgelassen werden. Wobei diese Bezeichnung ohnehin nur führen darf, wer approbierter Mediziner ist, eine therapeutische Ausbildung nachweisen kann oder Heilpraktiker für Psychotherapie ist. Alle anderen können sich lediglich als Leiter oder Leiterin von Schreibwerkstätten empfehlen.

Mit ihren Zertifikaten hat die Deutsche Gesellschaft für Poesie- und Bibliotherapie nicht nur eine Grundlage für die Zukunft geschaffen, auf die der Gesetzgeber gegebenenfalls zurückgreifen kann, sondern auch eine klare Trennung zwischen Bildungs- und Heilbereich eingeführt. Denn wer beispielsweise an der Volkshochschule einen Kurs in Biblio- oder Poesietherapie anbietet, darf damit keine Heilkunde oder Therapie betreiben.

Seit achtzehn Jahren ist der in Dortmund lebende Alexander Wilhelm im Vorsitz des Vereins. Hauptberuflich ist der Diplom-Pädagoge mit psychotherapeutischer Ausbildung als

Sprachtherapeut tätig. Am örtlichen Krankenhaus betreut er unter anderem Patienten, die nach Schlaganfällen an Aphasien leiden, er besitzt aber auch reichlich Erfahrung in der stimmtherapeutischen Arbeit mit älteren Menschen und mit Kindern und Jugendlichen. Bei allen Patienten gehe es nicht darum, dass sie wie in der Schule etwas besonders gut können, sagt Alexander Wilhelm. Vielmehr sollen sie ihren individuellen Ausdruck finden. Darin liege ohnehin die Bedeutung der Poesie- und Bibliotherapie: Sie könne ein Instrument sein, um eine eigene Sprache zu finden. Begeistert erzählt Wilhelm von einem Projekt, das vor einigen Jahren in einem Dortmunder Seniorenheim stattfand. Dabei stellten die Initiatoren – wie für eine Tombola – Alltagsgegenstände zusammen und forderten die Teilnehmer auf, sich etwas auszusuchen, das ihnen besonders gut gefiel. Unter jedem dieser Dinge habe sich ein Zettelchen mit einer speziellen Aufgabe befunden. Wer das Objekt seiner Begierde behalten wollte, sollte als Gegengabe ein Erlebnis aus seiner Kindheit oder aus der Beziehung zu einem anderen Menschen erzählen. Die Aktion habe große Resonanz hervorgerufen, und die Betreuer hätten gestaunt, was für ein reicher Erfahrungsschatz in den Erzählungen der alten Menschen zutage getreten sei – bewegende Erlebnisse, aber häufig auch die Erinnerung an bestimmte Bücher, die blitzartig wieder aufgetaucht sei: Ja, damals habe ich das und das gelesen! Auch in seiner therapeutischen Arbeit erlebe er das häufig, berichtet Alexander Wilhelm. Gegenüber der Poesietherapie, also dem Schreiben von Texten, habe die Bibliotherapie ohnehin den Vorteil, dass man wesentlich breitere Gruppen erreichen könne: von Kindern, denen man etwas vorlese, bis zu sehr alten Menschen, die nicht mehr in der Lage seien, selbst zu lesen. Die Wirkung, sagt der Sprachtherapeut, könne beim Vorlesen sogar noch stärker sein, weil schon allein der Klang einer Stimme etwas auslöse. »Überhaupt sollte der Begriff Bibliotherapie weiter gefasst werden«, findet Alexander Wilhelm, »denn auch wie wir miteinander im Alltag sprechen, bewirkt Positives wie Negatives. Was wir täglich durch unsere Worte auslösen, liegt nach meinem Verständnis schon in einem

> 5 Bücher, die mein Leben bereicherten:
>
> - Astrid Lindgrens
>   „Pippi Langstrumpf"
>   – womit ich begann...
> - Adalbert Stifters
>   „Nachsommer"
> - Hermann Hesses
>   „Siddhartha"
> - Rafik Schamis
>   „Erzähler der Nacht"
> - Hanns-J. Ortheils
>   „Die Erfindung des
>   Lebens"
> - ...
>
> Alexander Wilhelm
> Dortmund

Randgebiet der Bibliotherapie, das dann fließend in den gelesenen oder vorgelesenen Text übergeht.«

Das Fritz-Perls-Institut liegt idyllisch direkt am Ufer der Bevertalsperre im Oberbergischen Land. Hilarion Petzold und seine Mitstreiter haben das ehemalige Hotel Ende der achtziger Jahre gekauft und zu einem Seminar- und Tagungshaus umbauen lassen. Wer hier einen Kurs besucht und, wie die meisten, von weit her anreist, wird in einem der schlichten Gästezimmer untergebracht, die sich manche aus Kostengründen auch teilen. Die Unterrichtsräume darf man nur in Hausschuhen betreten. Nicht nur deshalb herrscht hier immer auch ein wenig Landschulheimstimmung. In dem holzgetäfelten Speisesaal, dessen große Fenster eine herrliche Aussicht auf den See eröffnen, spürt man noch etwas von der einstigen Hotelatmosphäre. Über eine ganze Wand erstreckt sich eine Art Therapeutenstammbaum. Wer eine Weile sucht, findet irgendwo Mitte links auch Sigmund Freud. Auf dem Parkett, vor einem rundum verglasten Erker, in dem heute über Suchtprävention oder Lauftherapie diskutiert wird, kann man sich auch gut einen festlichen Ball mit elegant gekleideten Tänzern vorstellen.

Heute wird an dieser Stelle, wenn überhaupt, auf Wollstrümpfen getanzt, und das auch nur, um therapeutische Ansätze zu erproben. Im Fritz-Perls-Institut werden die unterschiedlichen Spielarten der von Petzold und seinen Mitstreitern entwickelten Integrativen Therapie unterrichtet, die verschiedene Methoden wie Gestalttherapie, Psychodrama, Gesprächs- und Bewegungstherapie umfasst. Im Angebot sind kompakte Kurz-, aber auch intensive Langzeitausbildungen, von der schon klassischen Musik- und Tanztherapie bis zur brandneuen Green Meditation. Therapeuten, Bibliothekare, Sozialarbeiter, Krankenschwestern, Journalisten – wer auch immer daran interessiert ist, kann die mehrstufige Weiterbildung in Poesie- und Bibliotherapie absolvieren.

Wie schon der Stammbaum an der Wand vermuten lässt, ist Hilarion Petzold kein Freudianer. Er glaubt nicht an den Nutzen jahrelanger Analysesitzungen, sondern setzt auf therapeutische Verfahren, die rasch und effizient wirken sollen. Dem großgewachsenen Mann wurde seine Berufung in die Wiege gelegt, denn schon seine Mutter hat während und nach dem Zweiten Weltkrieg biblio- und poesietherapeutisch gearbeitet. Obwohl Petzold ein hochdekorierter Theoretiker ist, hat er keine

Scheu, mit Trivialliteratur, mit Schlagern oder Volksliedern zu arbeiten. Wenn sich Patienten von einfachen Versen berühren lassen und ein Schlager verstummte Menschen dazu bringt, wenigstens mal wieder von den alten Zeiten zu sprechen, können diese schlichten Mittel nicht verkehrt sein. Als praktizierender Bibliotherapeut hat Petzold viele Sterbende auf ihrem letzten Weg begleitet und dabei immer wieder die Erfahrung gemacht, dass selbst Patienten, die in ihrem aktiven Leben keinerlei Kontakt mit Literatur und Lyrik hatten, in einem Vers oder einem Gedicht Worte finden, um etwas abzuschließen, sich zu trösten oder ihren Angehörigen etwas zu hinterlassen.

Über die Erinnerungsmaschine Literatur kommt man an das heran, was kranke Menschen meist ängstlich verschließen, erzählt Petzold. Er nennt es den Proust-Effekt: »Wenn man an den Geruch der Madeleine denkt, dann kommen die Bilder. Und es passiert immer wieder, dass man über die Poesie- und Bibliotherapie an lebensgeschichtliche Erfahrungen herankommt.« Erst wenn diese Maschinerie in Gang gekommen ist, kann ein Therapeut gemeinsam mit dem Patienten beginnen, das Erlebte aufzuarbeiten. Setzt man bestimmte poesietherapeutische Methoden gezielt ein, erklärt Petzold, beginnt für die Patienten ein Gestaltungsprozess, eine ästhetische Erfahrung, die an sich schon eine heilsame Kraft hat. Denn sie weckt das Gespür dafür, dass jeder sein eigenes Leben wie ein Künstler gestalten kann: »Und damit kommen wir an den alten Lebenskunstgedanken. Von Sokrates bis Epiktet sagen die großen alten philosophischen Berater: Des Menschen Leben ist ein Kunstwerk. Wie dem Bildhauer das Erz, dem Zimmermann das Holz, ist unser Leben unser Material. Und deshalb soll man nie aufhören, Bildhauer der eigenen Existenz zu sein.«

In Deutschland, in Österreich und in der Schweiz gibt es verschiedene Institute und Hochschulzweige, die kreatives Schreiben lehren wie der entsprechende Studiengang an der Universität Hildesheim oder auch private Einrichtungen wie Lutz von Werders Institut für kreatives Schreiben e. V. in Berlin. Die berufsbegleitende Weiterbildung, die das Fritz-Perls-Institut anbietet, erscheint mir als eine seriöse und erprobte Möglichkeit, die Methoden der Biblio- und Poesietherapie systematisch zu erlernen. Oder vielleicht sollte man besser sagen, sie kennenzulernen, denn die Prinzipien und Techniken werden weniger durch theoretische Vorträge vermittelt als durch praktische Übungen, mit deren Hilfe man ihre Wirksamkeit an sich selbst erfahren soll. Das viertägige Seminar »Das Gedicht als Botschaft« bildet den Auftakt zur Grundstufe, in den nachfolgenden Kursen geht es um Narration oder Dramatisierung, also um die verschiedenen literarischen Spielarten.

Ich melde mich für die »Weiterbildung Poesie- und Bibliotherapie« an. Mit mulmigem Gefühl. Die Aussicht auf die gemeinschaftliche Analyse intimer emotionaler Vorgänge stimmt mich nicht sehr zuversichtlich. Auch an gruppendynamischen Prozessen hat man eigentlich schon in der eigenen Familie keinen Mangel. Aber ich tröste mich damit, dass ja die Möglichkeit besteht, innerlich Abstand zu halten, falls die anderen sich zu sehr gehen lassen. Manche Menschen glauben ja wirklich, dass sich durch einen Selbstverwirklichungs-Speedflow an einem einzigen Wochenende ihr ganzes Leben ändern wird. Ich hingegen bin überzeugt, dass lang gehegte Probleme auch langwierige Analysen erfordern. Skeptisch packe ich meine Tasche. Meine Tochter legt mir wortlos ihr derzeitiges Lieblingsbilderbuch obendrauf, es heißt *Keine Angst vor gar nichts*.

Im Musikraum des Fritz-Perls-Instituts sitzen fünfzehn Frauen und Männer im Kreis, die aus allen Teilen des Landes und aus Österreich angereist sind. Nach den gemeinsamen Tagen wird einem manch eine Person wie ein alter Freund vorkommen, andere Teilnehmer hätte man lieber gar nicht erst kennengelernt.

Geleitet wird die Gruppe von der Münchner Pfarrerin Susanne Langer, die seit Mitte der achtziger Jahre Erfahrungen mit dieser Form von Kreativtherapie hat und sie auch im Rahmen ihrer Tätigkeit als Seelsorgerin in einem Altenheim häufig anwendet.

Einer nach dem anderen stellt sich vor, und es zeigt sich, dass die Leute aus ganz unterschiedlichen Gründen hier sind. Da ist die Kunsttherapeutin aus der Palliativabteilung eines Krankenhauses, die ihren Patienten noch etwas Zusätzliches anbieten möchte. Da ist ein Berufsschullehrer, der nach einer neuen Herausforderung in seinem etwas ins Stocken geratenen Leben sucht. Und da ist die promovierte Leiterin einer universitären Studienberatung, die den jungen Leuten, die sich in einer Krise an sie wenden, häufig Lektüre empfiehlt, diese Art von Buchhilfe aber gern gezielter handhaben möchte. Und natürlich gibt es, wie in jeder Veranstaltung, die nur im Entferntesten nach Selbsterfahrung aussieht, auch Menschen, bei denen schon in den wenigen Fakten, die sie über ihr Privatleben preisgeben, ein irritierender Unterton mitschwingt. Eine Frau beginnt schon zu weinen, während sie sich vorstellt. Aber Susanne Langer ist erfahren genug, um diesen kurzen Ausbruch in geordnete Bahnen zu lenken und nicht mehr als nötig darauf einzugehen. Das hier ist keine Selbsterfahrungsgruppe, sondern eine Gruppe, die erfahren will, wie Selbsterfahrungsgruppen funktionieren. Wem die erhitzten Gefühle zu viel werden, der kann sich auf der angenehm kühlen Metaebene in Sicherheit bringen.

Für die erste Übung legen die Teilnehmer ihre mitgebrachten Mal- und Schreibstifte sowie Papier in Reichweite. Susanne Langer liest zweimal ein Gedicht vor. Die Zuhörer sollen sich auf die Resonanz, die der Text auslöst, konzentrieren, nicht über Bedeutungsebenen, Metaphern oder Reimschemata grübeln, sondern die Stimmung in sich aufnehmen und dazu frei assoziieren. Aus diesen ungeordneten Einfällen und Stimmungen heraus, die ganz freudianisch unzensiert bleiben sollen, wird dann gemalt. Ein wildes Bild, für dessen Anfertigung zwanzig Minuten Zeit veranschlagt werden. Anschließend wird jeder gefragt, wie es ihm geht und was diese Aufgabe bei ihm ausgelöst hat. Die Antworten sind häufig von quälender Ausführlichkeit. Es ist erstaunlich, wie reizbar das Innenleben vieler Menschen ist und wie viel mit sparsam dosierten Mitteln in Bewegung geraten kann.

Nach diesem ersten Einblick in die Stimmungslage der Runde werden alle gebeten, über ihr Bild einen Text zu schreiben, Worte und Sätze ungezwungen zu notieren, gerade so, wie sie ihnen in den Sinn kommen. Dann heißt es, aus diesem unzensierten Material einen knappen Vierzeiler zu basteln. Manche Übungen gipfeln darin, ein Haiku oder einige Volksliedstrophen zu dichten; in anderen Etappen des Kurses geht es auch mal darum, eine Postkarte an sich selbst zu schreiben, einen Nachruf auf das eigene Leben zu verfassen oder sein morgendliches Befinden in Form einer knappen Metapher auszudrücken. Jedes Mal stöhnen alle – »das kann ich nicht« –, um dann doch in der vorgegebenen Zeit fertig zu werden und zugleich festzustellen, wie befreiend die scheinbar so beengenden formalen Vorgaben in Wahrheit sind.

In mir macht sich Unlust breit: Ich habe in den Tagen vor dem Seminar schon so viel Text produziert, ich bin müde, und mein innerer Schweinehund beschwert sich, dass er normalerweise Geld fürs Schreiben bekommt. Also dichte ich lustlos etwas vor mich hin. Kinderreime, die außer meinem Unwillen gegenüber solchen Psycho-light-Verfahren nichts von mir zeigen. Denke ich. Denn nun, zurück in großer Runde, soll jeder noch einmal kurz erklären, wie es ihm mit der Aufgabe ergangen ist, und dann sein Gedicht vortragen. Die anderen dürfen »Feedback« oder »Sharing« geben. Natürlich nicht nach literaturwissenschaftlichen, sondern eher nach, sagen wir mal, menschlichen Kriterien. Kurz bevor ich dran bin, bekomme ich Herzklopfen und feuchte Hände, weil mir auffällt, wie entlarvend mein angebliches Nonsens-Gedicht ist. Und so spule ich es ab, wieder fast so nervös wie früher, als ich meine ersten Liveauftritte im Radio durchstehen musste.

Die anderen haben sich mit einer Ernsthaftigkeit dieser Aufgabe gewidmet, die mich erstaunt und wegen ihrer ungebrochenen Hingabe auch ein bisschen neidisch macht. Da das Fritz-Perls-Institut mitten in einem Ausflugsgebiet, am Ufer eines Stausees, liegt und der Herbst gerade richtig loslegt, finden sich viele Naturbilder in den kurzen Gedichten. Immer wieder sind

»Bücher, die mir
die Seele stärken«
Hilarion Petzold

Bücher, die mir die Seele stärken:
Marc Aurel „Wege zu sich selbst"
John O'Donohue „Schönheit"
Rainer Maria Rilke „Duineser Elegien"

Hilarion G. Petzold

die Wälder bunt, die Blätter fallen, der Mond spiegelt sich im
Wasser, und auch der emporsteigende Nebel lässt nicht lange auf
sich warten. Doch bei allen sprachlichen Klischees und Holp-
rigkeiten erzählt tatsächlich jeder Text etwas über seinen Verfasser. Und wie ich an mir selbst gemerkt habe, steckt noch im
gröbsten Kalauer eine manchmal unbeabsichtigt zutage tretende
Wahrheit.

Wie ein loser Faden, der aus dem Textgewirr hängt, zeigt
sich eine Möglichkeit, etwas sorgfältig Verborgenes zu erkennen. Man müsste diesen Faden nur aufgreifen, einem versierten
Therapeuten in die Hand geben oder im Rahmen einer solchen
Gruppe weiterspinnen und käme zweifellos an andere, weitaus
tiefere Schichten einer Person heran. Besonders bei Menschen,
die nicht daran gewöhnt sind oder es verlernt haben, über sich
zu sprechen, muss dieses verblüffend einfache Verfahren wie ein
Schlüssel funktionieren. Und wie wirkungsvoll muss es erst bei
jenen sein, die tatsächlich etwas zu bewältigen haben: schwere
Krankheit, Verlust oder Schuld. Allein die Tatsache, Teil einer
Gruppe zu sein, bewirkt bei vielen etwas, weil andere aufmerksam zuhören, Anteilnahme und Verständnis zeigen, womöglich
sogar die eigenen Erfahrungen teilen. Psychotherapeuten nennen diesen Effekt Solidaritätserfahrung.

Auch der Schweizer Psychiater Daniel Hell nutzt häufig Bücher in seiner therapeutischen Arbeit, weil die fiktiven Geschichten oft Türen öffnen, hinter denen die eigenen Geschichten versteckt sind. Ein großer Dichter, sagt Hell, kann Gefühle, Leid und Schmerz meist viel besser formulieren als wir und schafft mit seinen Worten einen Rahmen für das Eigene, Unaussprechliche.

In seiner Praxis befragt Daniel Hell seine Patienten zunächst über ihre Lesevorlieben und Gewohnheiten, weil allein das schon viel über die jeweilige Person aussagt. An dieses lesebiographische Material knüpft er an und entwickelt Ideen für individuelle Lektüreempfehlungen. Leicht depressive, bedrückte Patienten fänden am ehesten Trost in traurigen Texten, erzählt der erfahrene Therapeut bei einem Vortrag, da ein sonniger, heiterer Text in zu starkem Kontrast zum eigenen Erleben stehe und deshalb gar nicht ankommen könne in der Wahrnehmungswelt dieses Lesers. Abgesehen davon eröffne Literatur schon allein deshalb Freiräume, weil in ihr all das, was im Alltag permanent kategorisiert wird, ins Schweben gerate und die gängigen Zuschreibungen – was ist normal, verrückt, krank oder gesund – fragwürdig werden. Während Selbsthilfe- und Ratgeberliteratur individuelle Regungen objektiviere und persönliche Gefühle abschnüre, rege das Lesen literarischer Texte die eigenen Empfindungen an. Es bringt uns der eigenen Gefühlswelt näher, lässt aber auch die Möglichkeit, sich jederzeit zu distanzieren, in der Hand des Lesers. Man kann einen Text unterbrechen, einzelne Stellen wiederholen oder überspringen, folglich den Lesefluss lenken, wie man möchte.

»Dort, wo angesichts des seelischen Leids jede Sprache verstummt, kann ein Buch, ein Gedicht, ein Aphorismus mehr sagen als ein gut gemeintes ›Kopf hoch, es wird schon wieder‹.«[44] Was die so erfolgreiche Ratgeberliteratur empfiehlt, sind durchdachte Handlungsoptionen, die intellektuell anregend sein mögen, aber immer äußerlich bleiben.

Die intensive Lektüre eines literarischen Textes, die spielerische Auseinandersetzung mit Worten kann dagegen zu einer lebendigen, nachhaltigen Erfahrung werden. Auf dieser Annahme basiert auch Freuds »Redekur«, die Psychoanalyse, mit der Hilarion Petzolds integratives Therapiekonzept dann wohl doch verbunden bleibt.

Nach vier Tagen geht das erste Seminar zu Ende. Ich bin froh darüber, möchte endlich allein sein und fand es über weite Strecken entsetzlich zäh. Die ständigen Befindlichkeitsrunden waren qualvoll, die Sehnsucht nach meinem einsamen Schreibtisch ist immens.

Kaum zu Hause, macht mein Mann mich darauf aufmerksam, dass ich für meine Verhältnisse ja ungewöhnlich gut gelaunt und ausgeglichen sei. Ich sage einfach mal … nichts. Muss aber die Möglichkeit in Betracht ziehen, dass mir die Begegnung mit meinen verkalauerten Dämonen zwar wenig Spaß gemacht, aber tatsächlich gutgetan hat.

Die Schlichtheit und Effizienz der biblio- und poesietherapeutischen Methode ist überzeugend. Sie sollte auch hierzulande flächendeckend Anwendung finden und Menschen helfen, mit sich und anderen ins Gespräch zu kommen. Doch in Deutschland ist sie nach wie vor kaum bekannt und in öffentlichen Einrichtungen wie Krankenhäusern und Kliniken eher selten zu finden.

Anders sieht es in Großbritannien, Skandinavien und vor allem in den USA aus, wo es nicht ungewöhnlich ist, wenn eine Schriftstellerin wie Siri Hustvedt Poesietherapiekurse leitet. Biblio- und Poesietherapie kann man sogar an Universitäten wie der Lesley University in Cambridge studieren, und sie gehört zum gängigen Angebot vieler Krankenhäuser, psychiatrischer Kliniken, Altenheime und anderer sozialer Einrichtungen.

Die heute praktizierte Biblio- und Poesietherapie geht in erster Linie auf die Initiative des New Yorker Juristen und Apothekers Eli Greifer zurück, dessen ganze Leidenschaft der Literatur galt. Greifer schrieb nicht nur selbst, sondern er verordnete in seiner Apotheke selbst verfasste »Gedichte auf Rezept«.[45]

In den fünfziger Jahren gründete Greifer erste Poesietherapie-gruppen, unter anderem in Einrichtungen für zurückgebliebene Kinder im Creedmore State Hospital. Wenig später begegnete er im Cumberland Hospital Brooklyn dem Psychiater Jack Leedy, der sich gleichermaßen für Medizin wie für Literatur begeis-terte und großen Anteil an der Entwicklung und Verbreitung der Poetry Therapy in den USA hat. Gemeinsam mit seinem Kollegen Arthur Lerner entwickelte Leedy die Gruppenarbeit weiter, und schon 1969 gab er das erste Buch über Poesiethe-rapie heraus. Leedy war überzeugt, dass seine Methode auch da noch etwas bewirken kann, wo andere längst aufgegeben haben: »Die Patienten werden mit Hilfe der Poesietherapie spontaner und kreativer. Die Poesie gehört zu den stärksten Ausdrucksmöglichkeiten des Menschen und setzt dadurch im Hörer oder Leser tiefe Emotionen frei. Das Gedicht wird oft als die kürzeste emotionale Verbindung zwischen zwei Punkten, dem Dichter und dem Leser, bezeichnet. Dies erklärt vielleicht, warum Kommunikation sich über Poesie so leicht herstellen lässt und warum Patienten sich so häufig zu eigenen Gedichten anregen lassen.«[46]

Ende der sechziger Jahre gründete Leedy gemeinsam mit Kollegen die Association for Poetry Therapy, aus der die Na-tional Association for Poetry Therapy hervorgegangen ist.

Heute hat die Poesie- und Bibliotherapie in den Vereinigten Staaten einen festen Platz unter den kreativen Therapieformen, zu denen auch Kunst-, Musik- oder Tanztherapie zählen. Auch in Skandinavien und Großbritannien ist die therapeutische Ar-beit mit Literatur anerkannt und etabliert. Seit Mai 2013 kann man sich in England gegen leichte bis mittelschwere Depressio-nen Bücher vom Arzt verschreiben lassen. Mit dem Rezept geht der Patient dann nicht in die Apotheke, sondern in die Stadt-bibliothek. Die Aktion trägt den Titel »Reading Well: Books on Prescription« und ist ein Gemeinschaftswerk verschiedener medizinischer und bibliothekarischer Organisationen. Bislang umfasst die Leseliste rund dreißig Titel, vor allem Fachbücher und Ratgeber, die den Patienten und ihren Familien helfen sol-len, mit der jeweiligen Krankheit umzugehen.

Auch die Londoner School of Life bietet Bibliotherapie-Sitzungen an, sogar per Telefon oder Skype. Ob bei Eheproblemen, in Lebenskrisen oder wenn man nur Anregungen für die Urlaubslektüre sucht – die Bibliotherapeutinnen der School of Life scheinen für jedes Problem den passenden Lesestoff zu kennen. Auch für Kinder oder als Paar kann man das literarische Deeskalationsprogramm buchen. Klar, wenn beide ständig lesen, bleibt kaum noch Zeit zum Streiten. Eine Beratung durch einen solchen »literary personal trainer« kostet 80 Pfund. Ich beschließe, auf die Bluse zu verzichten, an der ich schon dreimal vorbeigeschlichen bin, und schreibe eine E-Mail. Nach ein paar Tagen erhalte ich einen Fragebogen, den ich rechtzeitig vor der Sitzung ausgefüllt zurücksenden soll. Ob ich im Buchladen eher vor dem Belletristikregal oder in der Sachbuchecke verweile, ob ich dicke oder dünne Bücher vorziehe und welche Rolle das Lesen in meiner Kindheit gespielt hat, kann ich leicht beantworten. Andere Fragen beschäftigen mich länger: Warum lesen Sie? Was sind Ihre Lieblingsromane? Aber vor allem: Wenn es einen perfekten Roman für Sie gäbe, wie müsste er sein? Das bringt mich genauso ins Grübeln wie die Überlegung, wo ich mich in zehn Jahren sehe.

Während ich damit hadere, welches meine Lieblingsromane sind, nehme ich das eine oder andere Buch, in das ich seit Jahren nicht mehr hineingeschaut habe, aus dem Regal, lese mich hier und da fest und gerate im Lauf der Woche in einen regelrechten Leserausch. Als geplagte Two-kids-low-income-Mutter schiele ich sonst oft schon kurz nach 21 Uhr in Richtung Bett. Nun fühle ich mich seit langem mal wieder einigermaßen wach und lese bis in die Nacht.

Dann ist es endlich so weit. Ich sitze etwas nervös vor meinem Rechner, Mann und Kinder sind aus dem Haus. Bibliotherapie per Skype – das klingt wie aus einem Science-Fiction-Roman. Eine Frau erscheint verschwommen auf dem Bildschirm, wir lachen etwas unsicher und plaudern drauflos. Ella Berthoud möchte den Fragenbogen noch einmal durchgehen und wissen, mit wem ich über Bücher spreche, ob mein Mann und ich uns manchmal etwas vorlesen, ob ich mir Notizen zu meiner Lektüre mache, ein Buch über Bücher führe. Ich schreibe einiges mit, obwohl ich ohnehin in ein paar Tagen ein ausführliches Leserezept bekommen werde, eine individuell zugeschnittene Leseliste. Wer eine etwas reduziertere Version davon haben möchte, kann sich auch ein Buch der britischen Bibliotherapeutinnen zulegen. Unter dem Titel *Die Romantherapie* empfehlen Ella Berthoud und Susan Elderkin Bücher für jede Problemlage. Die Sammlung bietet humorvolle Anregungen für Lesesüchtige, die ja ohnehin aus eigener Erfahrung wissen, dass sich Romane nicht ernsthaft in Form einer solchen belletristischen Hausapotheke katalogisieren lassen. Dafür sind die Emotionen, die sie auslösen, dann doch zu komplex und zu individuell.

Mein exklusives bibliotherapeutisches Rezept hat zum Glück nichts mit den Psychogrammen zu tun, die einem nach jedem Zeitschriften-Psycho-Test als der Weisheit letzter Schluss verkauft werden. Es ist auch keine klassische Verordnung, bei der ein anderer besser weiß, was gut für einen ist. Ella Berthouds »Bibliotherapy Prescription« ist eher ein individuell zugeschnittener Lektüreplan, der vor allem zeitgenössische Romane enthält. Zu jedem Buchtitel hat Ella einige Sätze notiert, die erklären, weshalb sie mir gerade dieses Buch empfiehlt. *Living out loud* von Keri Smith soll mir helfen, wieder kreativer zu sein. Helen de Witts *The Last Samurai* preist die Therapeutin als Inspirationsquelle für überforderte Eltern. Die Hauptfigur, eine alleinerziehende Mutter, liest quasi ununterbrochen, und auch ihr Sohn beherrscht schon mit zwei Jahren das Alphabet und liest mit fünf Jahren flüssig Altgriechisch. Das muss Science-Fiction-Literatur sein, denke ich in Hinblick auf die schulischen Leistungen meiner eigenen Kinder, oder das Buch gehört in die Kategorie britischer Humor.

Immerhin kannte ich keinen der Romane, die Ella für mich ausgesucht hat. Die acht Titel dürften mich jedenfalls ein paar Wochen beschäftigen und sicher gut von alltäglichen Krisen ablenken. Mit klassischer Bibliotherapie hat das alles nicht viel zu tun, es ist eher eine hochwertige Leseberatung. Nicht gerade billig, aber durchaus intelligent und humorvoll.

Eine weniger aufwendige, aber sehr schöne Möglichkeit, mir unbekannte Lektürewege zu erschließen, erlebe ich manchmal in den Räumen anderer Leser. Eine Weile spaziere ich mit den Augen an ihren Regalen entlang, bis ich das Gefühl habe, von einzelnen Büchern geradezu angesprochen zu werden. Ich verweile auf den Sofas und Sesseln der Bewohner, blättere in den Büchern, die sich daneben stapeln, lese einige Seiten und stelle mir vor, mein Leben fände hier, in diesen Räumen, mit diesen Büchern statt.

Ein Paradies ist in dieser Hinsicht die Wohnung meiner Zürcher Freunde, die auch deshalb so inspirierend für mich ist, weil sie hundertprozentig dem entspricht, was ich mir unter einem ästhetisch ansprechenden und zugleich völlig unaufgeregten Lebensstil vorstelle: So gut wie alles, was sich in den hellen, klaren Räumen der beiden befindet, würde sich vollkommen reibungslos in meinen eigenen Lebensraum einfügen und ihn zugleich um eine Idee bereichern, auf die ich selbst nicht gekommen bin. Deshalb hat diese Umgebung etwas Vertrautes oder fast schon Anschmiegsames und erweitert oder erhellt zugleich das mir Bekannte um eine überraschende Nuance, einen Gedanken. Das gilt auch für die umfangreiche Bibliothek dieser beiden. Obwohl wir uns im stetigen Austausch über unsere Lektüre befinden, man sogar sagen kann, dass die Gespräche über Bücher etwas sind, das uns in ganz besonderer Weise verbindet, bin ich bei meinen seltenen Besuchen immer wieder überrascht, was in diesem Haus gelesen wird. Beglückt reise ich wieder ab, bereichert um lange, vielversprechende Listen, die mich eine Weile beschäftigen und so den Genuss des Zusammenseins mit diesen besonderen Menschen über die räumliche Entfernung hinweg verlängern.

Hier ein Auszug aus meiner letzten Ernte:

Nathaniel Hawthorne:
Zwanzig Tage mit Julian und Little Bunny
Drei Wochen lang übt sich Nathaniel Hawthorne im Juli 1851 als alleinerziehender Vater in dem kleinen roten Pfarrhaus in Concord. Einförmig erfüllte Tage voller Kindergeplapper,

über dessen allabendliches Versiegen der Dichter so dankbar ist, wie es alle Eltern dieser Welt wären. Einmal kommt Hermann Melville zu Besuch, die beiden Männer plaudern bis spät in die Nacht über Zeit und Ewigkeit. Ein funkelndes Stück Poesie, unsentimental und packender als jedes nach ihm erschienene Bekenntnisbuch junger Väter. Zauberhaft, wie ein Sommertag mit Kind manchmal sein kann.

Sophia und Nathaniel Hawthorne:
Das Paradies der kleinen Dinge. Ein gemeinsames Tagebuch
Zwei spät zur Liebe Erwählte führen, während der ersten Wochen ihres Ehelebens in Concord, ein gemeinsames Journal. 1842 verwandelte sich dieser kleine Ort in Massachusetts »in ein Zentrum der Welt«, wie Peter Handke im Vorwort schwärmt. Drei Männer, die so etwas wie das Urgestein amerikanischer Literatur bilden, dichten und denken hier: Ralph Waldo Emerson, Henry David Thoreau, Nathaniel Hawthorne. Wie Letzterer über die Vermenschlichung seiner Obstbäume nachdenkt oder von der Anschaffung eines Mastschweins träumt, dessen Wesen er mit Freude studieren würde, bringt den müde gewordenen Blick auf die »kleinen Dinge« des Lebens wieder zum Tanzen.

Lars Gustafsson:
Der Tod eines Bienenzüchters
Die Geschichte einer Krankheit, sperrig und unberechenbar wie der Schmerz, von dem hier erzählt wird. Keine leichte oder heitere Lektüre, fast sogar ein wenig zäh und quälend. Dennoch ist es ausgesprochen tröstlich mitzuerleben, wie der Bienenzüchter das Unerträgliche, sein nahendes Ende und vor allem sich selbst akzeptiert.

Zen-Meister Sengai (1750–1837):
Katalog zur Ausstellung, Museum Rietberg, Zürich
Ein sinnlicher Ausflug in die Welt des Zen: Tiere, Pflanzen, Dinge, Menschen und geometrische Formen hat der 1750 als Sohn eines Bauern geborene Sengai mit luftiger Hand aufs

Papier geworfen. Scheinbar einfache Tuschebilder voller Komplexität. Ein Spaziergang durch eine fremde Welt in Begleitung eines Meisters, von dessen Gelassenheit und innerer Freiheit ein Funke auf den Betrachter überspringt.

Masha Gessen:
Der Beweis des Jahrhunderts. Die faszinierende Geschichte des Mathematikers Grigori Perelman
Wie ein Roman liest sich dieser elegante Versuch, den seltsamen russischen Mathematiker Grigori Perelman zu verstehen. Der erbrachte im Jahr 2002 den Beweis für die als unlösbar geltende Poincaré-Vermutung. Doch anstatt sich nun feiern zu lassen, lehnte Perelman das Preisgeld ab, zog sich zu seiner Mutter nach St. Petersburg zurück und hält seither die Welt auf Abstand. Masha Gessen erzählt nicht nur auf fesselnde Weise die Geschichte eines genialen Phantoms, sondern sie vermittelt nebenbei auch noch die Einsicht, dass Mathematik erstaunlich wenig mit quälenden Schulstunden, dafür ziemlich viel mit Kunst und Literatur zu tun hat.

J. A. Baker:
Der Wanderfalke
Ein Traum vom Fliegen: Zehn Jahre lang beobachtet Baker einen Falken, lässt sein Bewusstsein hinauf in luftige Höhen steigen, möchte selbst Vogel werden. Schwebende Sätze über der englischen Landschaft, atemberaubend schön. Dazu ein Einband wie Gefieder – ein Buch zum Abheben!

In meinen Zürcher Lieblingsregalen befinden sich auch Bücher von Alain de Botton, dem Autor verschiedener Romane und philosophischer Lebenskunstessays wie *Trost der Philosophie* oder *Kunst des Reisens*, der 1997 mit einer eigenwilligen Veröffentlichung auf sich aufmerksam machte. Sein Buch *Wie Proust Ihr Leben verändern kann* ist eine witzige und intelligente Lektüre eines oft als unlesbar oder zumindest eskapistisch geltenden literarischen Monuments. De Botton führt mit spielerischer Leichtigkeit vor, wie man aus einem 5000-seitigen

Roman Nutzen für den Alltag ziehen kann, ein Prinzip, das der Autor auch in der Praxis umzusetzen versucht. 2009 gründete Alain de Botton gemeinsam mit einigen anderen die Londoner School of Life, an der ich meine intergalaktische bibliotherapeutische Sitzung absolviert habe. Hier werden aber nicht nur kompakte Therapien, Seminare, Vorträge und sogar Sonntagspredigten zu allen Aspekten zeitgenössischer Lebenskunst angeboten, sondern auch Geschenkartikel wie gefühlsbetonte Einkaufstaschen (*emotional bags*) oder Kerzen, bei denen uns ein visionäres Licht aufgehen soll (*utopian candles*). Ihren Sitz hat die Schule des Lebens in einem kleinen Buchladen in der Londoner Marchmont Street, die passenderweise gleich um die Ecke der zweitgrößten Bibliothek der Welt, der British Library, liegt.

»Books which help me live my life« (Bücher, die mir helfen, mein Leben zu leben) Jane Davis

113

Ebenfalls in England, in Liverpool, arbeitet die Initiative »The Reader« am Aufbau einer großen Leserevolution. Die Entstehungsgeschichte der Organisation, die inzwischen Dependancen in Australien, den USA, Südafrika und in Belgien hat, klingt wie ein modernes Dickens-Märchen. Die Initiatorin Jane Davis war achtzehn Jahre alt, alleinerziehende Mutter und lebte von Sozialhilfe, als sie Doris Lessings Science-Fiction-Roman *Shikasta* in die Hände bekam. Sie fühlte sich von den metaphysischen Fragen, die diese Geschichte aufwirft, so tief beunruhigt, dass sie der Autorin einen Brief schrieb und sie um Verständnishilfe bat. Die Nobelpreisträgerin antwortete und riet ihr nicht nur, mehr zu lesen, sondern bot ihr sogar Geld an, um sich Bücher zu kaufen. »Ich bin nicht Ihre Lehrerin«, schrieb Doris Lessing, »aber Sie müssen lesen.« Statt die Finanzhilfe der weltbekannten Schriftstellerin anzunehmen, entdeckte Davis die öffentliche Bibliothek, studierte und promovierte in Literaturwissenschaften. Noch als Dozentin der Liverpooler Universität gründete sie 1997 gemeinsam mit zwei Kolleginnen das Magazin *The Reader* und eine erste Lesegruppe, die gleich im akademischen Betrieb auffiel. Denn hier wurden Texte reihum laut vorgelesen, und statt sich nur in kühnen Gedankenspielen zu ergehen, durften auch persönliche Eindrücke und Gefühle zur Sprache kommen.

Seit dieser Zeit hat sich einiges verändert. Zwar erscheint *The Reader* noch immer, aber aus der einen Lesegruppe sind rund fünfhundert geworden, die sich allein in England jede Woche in Bibliotheken, Krankenhäusern, Gefängnissen, Alters- und Kinderheimen oder in Tageskliniken treffen. In England, das erzählte auch Ella Berthoud bei unserer Sitzung per Skype, hat eigentlich jeder seine eigene Lesegruppe. Seltsam, dass es das ausgerechnet bei uns, im Land der Dichter und Denker, kaum gibt.

Eine sehr spezielle Gruppe englischsprachiger Leser trifft sich seit Jahrzehnten in Zürich. Seit 1985 leitet Fritz Senn die James Joyce Foundation, zunächst mit der Idee, das Werk des irischen Dichters, der einige sehr produktive Jahre in Zürich

verbrachte und hier auch begraben ist, zu pflegen und zu erforschen.

In der kleinen Bibliothek der Zürcher Joyce Foundation, die
im obersten Stockwerk des Museum Strauhof in der Altstadt
ihren Sitz hat, kommt seit fast dreißig Jahren jeden Donners-
tagabend ein ziemlich skurriles Grüppchen von Leuten zusammen, um Woche für Woche gemeinsam über ein paar Sätzen aus
James Joyce' *Finnegans Wake* zu brüten. Um es einmal durch
das ganze Buch zu schaffen, brauchen sie etwa elf Jahre. Der
1928 in Basel geborene Fritz Senn, der wie kaum ein anderer
mit dem Werk des irischen Schriftstellers vertraut ist, leitet die
Gruppe nunmehr zum dritten Mal, er macht das also seit rund
dreißig Jahren. Schon am Nachmittag führt er eine weitere Lesegruppe durch *Ulysses*, doch verglichen mit dem, was *Finnegans
Wake* seinen Lesern abverlangt, wirkt die Lektüre von Joyce'
berühmtem Roman wie ein Kinderspiel.

In den Zürcher Lesegruppen begegnen sich ganz unterschiedliche Menschen: Joyce-Experten, Anglistikstudenten, aber auch
Ingenieure, Künstler, Tänzer und eine Hausfrau, die seit Jahren
ihren Hund mitbringt. Manche sind schon genauso lange dabei
wie Fritz Senn, andere kommen und gehen. Wenn man zehnmal
da war, kann man nicht mehr damit aufhören, erzählt mir eine
Frau. Einige Teilnehmer sind Muttersprachler, andere beherrschen die englische Sprache nicht gut genug, um Joyce' eigenwilligen Sprachkosmos auch nur ansatzweise verstehen zu können.
Aber was heißt schon verstehen in Anbetracht der Komplexität
und Vieldeutigkeit dieses Textes, in dem Joyce übermütig mit
den Grenzen der Sprache spielt, es von poetischen Einfällen und
literarischen Querverweisen nur so wimmelt. *Finnegans Wake*
ist eine Welt für sich, ein so eigenwilliger wie faszinierender
Kosmos, zu dem wohl kein Leser einfach Zugang findet. In
einem Dokumentarfilm aus dem Jahr 2013, den die spanische
Künstlerin Dora Garcia über die *Joycean Society* gedreht hat,
stöhnt ein Teilnehmer: »Was ist das doch für ein furchtbares
Buch, wir landen noch alle in der Hölle, weil wir das lesen.«

»Da treffen wir uns dann wieder«, witzelt einer der kahl-
köpfigen älteren Herren. Die anderen lachen. »Manche von uns

würden sagen, auch wenn es direkt in die Hölle führt, will ich fertig werden mit diesem Text. Vielleicht ist das die Strafe: dazu verdammt, für immer *Finnegans Wake* zu lesen!«

Als ich die *Finnegans Wake*-Lesegruppe besuche, erkenne ich einige der Leute aus dem Film sofort wieder. Dreizehn Teilnehmer sitzen eng nebeneinander an den zu einem Rechteck angeordneten Tischen. Die Stimmung ist aufgeräumt, man kennt sich und tauscht sich freundschaftlich aus. Dann geht es zur Sache. Abwechselnd liest einer der Anwesenden einige Sätze laut vor, dann wird das Gehörte konzentriert und voller Hingabe interpretiert. Satz für Satz, Wort für Wort wird Joyce' Kunstsprache zerlegt, auf Bedeutungsvarianten abgeklopft und wieder zusammengesetzt. »The lecking out«, das erinnert doch an das Deutsche »ausschlecken«, sagt einer. »A liss in hunterland« – Fußnote 7 auf Seite 276 – wird zwar umgehend als phonetische Variante von *Alice in Wonderland* dingfest gemacht, trotzdem sinnieren alle noch intensiv über weitere Bedeutungsebenen von »a liss«. Nachschlagewerke werden zurate gezogen, und die gestandenen Joyceaner teilen und diskutieren ihr enzyklopädisches Wissen, das keine Suchmaschine so schnell bereitstellen würde, demokratisch und freundlich mit den anderen. Immer wieder werden Wendungen aus irischen Volksliedern enttarnt, wobei die Wortmeldungen der zur Lesegruppe gehörenden Iren besonders ergiebig sind.

Manche der von Joyce gebrauchten Wendungen haben siebzig verschiedene Bedeutungen, sagt Fritz Senn, deshalb kann man dieses Buch nicht einfach weglegen, wenn man es einmal gelesen hat. Neue Teilnehmer der für alle offenen Lesegruppen warnt der Doyen der Joyce-Forschung gerne vor dem hohen Suchtpotenzial der Texte. »Auch wenn das eine harmlosere Abhängigkeit ist als bei Alkohol oder Drogen, denn wir richten ja keinen Schaden an«, sagt Fritz Senn lächelnd. Er ist überzeugt, dass Dichtung nicht zuletzt wegen ihres Klangs und Rhythmus einen so starken Sog entwickelt und dass sie, ähnlich wie Wiegenlieder, etwas aus einer vorsprachlichen Zeit in uns berührt. Literatur spricht etwas ganz Frühes an, meint Fritz Senn, etwas im besten Sinn Primitives. Beim Gespräch in seinem Büro weist er mich darauf hin, dass Kinder, sobald sie die Sprache lernen, instinktiv mit den Wörtern spielen. Genau dieses kindlich Verspielte sei das verführerische Gegengewicht zur intellektuellen Arbeit am Text. Das hier, sagt der hochgewachsene, schlanke Herr mit der weißen Mähne, ist auch eine Therapiegruppe, denn das gemeinsame Lesen bewirkt etwas. Fritz Senn ist sicher, dass eine Lesegruppe mehr auslösen kann als manche Gruppentherapie, für die man viel Geld bezahlt. »Vielleicht ist unsere endlose Lektüre von *Finnegans Wake* eine Ersatzhandlung, ein Trost für Leute, die ansonsten wenig Erfolg im Leben haben, so wie ich«, sagt er. »Hier kann man mit einem Text interagieren. Wären wir glücklichere Menschen, wären wir vielleicht Banker geworden oder hätten ein emotional erfülltes Leben. Ich bin«, sagt Fritz Senn, »und da bin ich mit Freud auf einer Linie, davon überzeugt, dass Kultur ein Ersatz für andere Vergnügen ist, die manchen von uns, aus ganz unterschiedlichen Gründen, versagt bleiben.«

Nach der anderthalbstündigen Sitzung, in der die Gruppe knapp zwei Seiten des monumentalen Wälzers durchgearbeitet hat, spreche ich noch mit einigen Teilnehmern. Der irische Tänzer und Choreograph Seamus lebt seit zehn Jahren in Zürich und nimmt seit sechs Jahren an der *Finnegans Wake*-Lesegruppe teil. Als ich ihn frage, was ihn als Tänzer denn so an Joyce begeistert, sagt er: »Aber dieser Text tanzt doch auch die ganze Zeit!« Und abgesehen davon sei es für ihn jeden Donnerstag, als ob er nach Hause käme. »I go to Dublin every Thursday«, sagt Seamus und verabschiedet sich lachend.

Joyce' vieldeutige Worte, die so klugen wie humorvollen Deutungen seiner Leser und die konzentrierte, fast meditative Stimmung begleiten mich nach draußen und klingen an diesem schönen Frühsommerabend noch eine Weile nach. Wenn das hier erfolglose Menschen sein sollen, sind die Erfolglosen auf jeden Fall die sympathischeren Exemplare unserer Spezies.

Die Lesegruppen der Liverpooler Initiative »The Reader« sind keine akademischen Literaturzirkel wie die der Joyceaner oder

»In der Tat hat
mir der 'Ulysses'
von Joyce über
einiges hinweg-
geholfen ...«
Fritz Senn

In der Tat hat mir
der 'Ulysses' von
Joyce über einiges
hinweggeholfen,

aber auch so verschiedene
Autoren wie

Edith Wharton
oder
Dorothy Parker

Fritz Senn
Zürcher James-Joyce-Stiftung

der gebildeten alten Damen in Siri Hustvedts fiktivem Seniorenheim. Auch mit den in England weit verbreiteten Leseclubs,
bei denen jeder sein Buch zu Hause liest und man sich trifft,
um über seine Lektüreeindrücke zu debattieren, hat das Ganze
wenig zu tun. Hier wird gemeinsam, unter Anleitung von eigens
dafür ausgebildeten Projektmitarbeitern, vorgelesen, das heißt,
auch Menschen, die nicht in der Lage sind, selbst zu lesen, können und sollen an diesem literarischen Austausch teilnehmen.

Seit 2013 residiert die The-Reader-Organisation im Calderstones Mansion House. Das 1828 errichtete, einstmals herr-
schaftliche Haus liegt in einem idyllischen Park im Süden
Liverpools. Im 19. Jahrhundert beherbergte es eine der größten
Reedereien der Welt, später auch mal eine Theater- und Varie-
tébühne und wurde schließlich Sitz der Stadtbehörde. Für die
nächsten 125 Jahre ist The Reader Pächter des etwas renovie-
rungsbedürftigen Anwesens. Dieser Zeitraum sollte reichen, um
ein funkelndes Modellprojekt für die Idee gemeinschaftlichen
Lesens zu etablieren. Neben einer kleinen Galerie und dem gut
frequentierten Reader-Café, das die Organisation schon zum
Florieren gebracht hat, sollen die ehemaligen Stallungen irgendwann einmal Stipendiaten beherbergen und das ganze Anwesen
ein internationales Zentrum der Leselust werden.

Das erzählt mir Jane Davis bei meinem Besuch in Liverpool.
Die charismatische, herzliche Britin ist seit ihrem poetischen
Erweckungserlebnis überzeugt, dass Bücher Leben retten können. Schon an der Universität, erzählt sie mir, hatte sie eine Teilnehmerin in ihrer Lesegruppe, die über zehn Jahre gegen eine
schwere Krankheit ankämpfte, im Laufe der Zeit ihr Augenlicht
verlor und zuletzt nur noch im Rollstuhl und in Begleitung von
zwei Pflegern den Seminarraum aufsuchen konnte. »Das gemeinsame Lesen konnte ihren Tod nicht verhindern, aber die
Poesie brachte jede Woche etwas Schönheit und Licht in ihr
schweres Leben. Meine eigene Mutter«, erzählt mir Jane, »starb
mit einundfünfzig Jahren an den Folgen ihres Alkoholismus,
und ich wünschte, sie hätte auch so etwas gehabt. Es hätte sie
getröstet und ihr Halt gegeben.«

Jeder, selbst wenn er nicht lesen kann, sollte Zugang zur
Weltliteratur bekommen, lautet eine Maxime der Bewegung.
Denn das »Schatzhaus der Literatur«, wie Doris Lessing es in
ihrer Rede zur Verleihung des Nobelpreises nannte, hat auch
Alkoholikern, Analphabeten, Kriminellen, überhaupt all jenen,
die am Rande der Gesellschaft leben, etwas zu bieten. »Ich bin
quasi in Pubs aufgewachsen«, erzählt mir Jane, »einerseits, weil
meine Mutter selbst Wirtin war, und andererseits, weil sie auch
wegen ihrer Alkoholsucht häufig in anderen Pubs unterwegs

war. Da habe ich viele Leute kennengelernt, die unglaublich intelligent waren, auch wenn sie auf den ersten Blick nicht so wirkten.« Damit sich niemand unter Druck gesetzt fühlt, beginnt meist der Gruppenleiter vorzulesen, aber jeder ist eingeladen, zu übernehmen oder zu unterbrechen, wenn es spontane Einfälle zum Text gibt.

Bei meinem Besuch im Calderstones Mansion House begleiten zwei junge Frauen, Siobhan und Judith, eine Kindergruppe, die »Caldies Creatives«, durch das Land der Literatur. Fünfzehn Kinder, zwei davon im roten Fußball-Outfit des FC Liverpool, setzen sich auf Decken und Kissen in einem Kreis zusammen, im Hintergrund stehen die Schreibtische der Projektmitarbeiter, vor den Fenstern ein verblichenes Blümchensofa, an den Wänden hängen Plakate und Zettel, und die Regale enthalten unzählige antiquarische Bücher, die Besucher für ein Pfund mitnehmen können.

Heute geht es um Tiere, und zwar um die aus den Bilderbüchern, die wir alle zusammen lesen, aber auch um die Tiere im Park, den die Gruppe nach Eichhörnchen, Insekten oder Hunden durchstreift. Engagiert und voller Humor manövrieren Siobhan und Judith die fünfzehn Kinder, die zwischen vier und zwölf Jahre alt sind, durch die Grünanlagen und durch Geschichten wie *Shark in the park*. Zum krönenden Abschluss basteln sich alle noch eine bunte Tiermaske, die sie mit nach Hause nehmen dürfen. Um Lust aufs Lesen zu wecken, ist jedes Mittel erlaubt. Auch Jane Davis schreckt nicht davor zurück, erzählt sie mir später, Berge von Schokoladenkuchen in Gefängnisse oder Obdachlosenheime zu schleppen, wenn sie die Leute mit solchen Appetitanregern dazu kriegt, ihre Skepsis oder Furcht zu überwinden und sich auf Literatur wenigstens mal einzulassen.

Während die Kinder abgeholt werden, erzählt mir Judith beim Aufräumen, dass sie ihren sicheren Job als Lehrerin aufgegeben hat, um als freie Erzählerin zu arbeiten. Die Mitarbeiter dieser Organisation besitzen ganz offensichtlich genug Energie, um die geplante Leserevolution tatsächlich durchzuführen – nicht zuletzt, weil all das hier völlig unprätentiös und mit viel Humor und Charme betrieben wird. Diesen Eindruck vermitteln auch die vier engagierten Leserinnen, die ich im Anschluss kennenlerne: Jean, Maureen, Linette und Justina sind zwischen zweiundfünfzig und dreiundsechzig Jahre alt und passionierte Gruppen-Leserinnen. Gemeinsam lesen wir ein Gedicht von Robert Frost und kommen über seine poetischen Bilder erstaunlich schnell ins Gespräch miteinander und mit uns selbst. Alle bleiben mit ihren Wortmeldungen gleichermaßen nah am Text wie an ihren persönlichen Erfahrungen. Der Rhythmus ist schön, sagt eine, das ist überhaupt ein sehr positives Gedicht, das neugierig macht. Die anderen nicken zustimmend, und Maureen fügt lachend hinzu, sonst sind wir uns nicht immer so einig. Justina, die an schweren Depressionen leidet, bekennt, sich beim gemeinschaftlichen Lesen mehr Zeit zu nehmen, um ihren Gefühlen nachzuspüren. Liest man allein, übergeht man das oft. Die anderen nicken, und Jean wirft ein, der Text biete aber auch Schutz, man könne Dinge von sich erzählen, die man sonst nie preisgeben würde, und sei doch nicht ohne Halt. Wie ein Gerüst, auf dem man balancieren kann.

Die Effekte des gemeinsamen Lesens sind erstaunlich. Auf einem Wandzettel entdecke ich die Geschichte von Louise Jones, die an Asperger und Diabetes leidet und im Jahr 2009 in Downing Street Nr. 10 vom Premierminister eine Auszeichnung als »reading hero« (Leseheldin) überreicht bekam. Jahrelang verbrachte sie die meiste Zeit in Krankenhäusern, doch seit sie regelmäßig an einer der Get-Into-Reading-Gruppen in ihrer Bibliothek teilnimmt, musste sie kein einziges Mal mehr stationär behandelt werden. »Krankenhäuser bewirken viele großartige Sachen«, schreibt Louise, »aber sie können weder Freunde ersetzen noch einen überzeugenden Grund liefern, um überhaupt aus dem Bett zu kommen. Eine Lesegruppe schafft das, und sie erspart der Allgemeinheit auch noch einen Haufen Geld.«

Aus einer Gruppe für Patienten mit chronischen Schmerzen ist von einer Teilnehmerin, die seit dreißig Jahren an rheumatischer Arthrose leidet, zu hören, dass Lesen die Schmerzen an einen anderen Ort versetzen kann, irgendwohin, wo sie nicht mehr wichtig erscheinen. Eine andere Leserin berichtet, dass sie kaum noch den Arzt aufsucht und ihre Medikamente niedriger dosieren konnte, seit sie zur Lesegruppe gehört.

Auch in den Kliniken und Krankenhäusern, die Davis' Initiative aufgegriffen haben, weiß das medizinische Personal Erfolgsgeschichten zu erzählen. Wie die von dem Neurologiepatienten, der monatelang kein Wort sagte und plötzlich, nach einer Lesung von George Herberts Gedicht *The Flower*, einen zehnminütigen Monolog vom Stapel ließ, der mit der Feststellung »I feel great« (ich fühle mich großartig) endete. Oder der hirngeschädigte junge Mann, dessen Wortschatz sich enorm erweitert hat. Judith Mawer vom Mersey Care Mental Health Trust erklärt, dass die Konzentration auf ein Buch der entscheidende Faktor sei: »Menschen, die auf konventionelle Therapien nicht reagieren oder keinen Zugang dazu finden, können oft ihre eigenen Gefühle in der Auseinandersetzung mit einer fiktiven Figur besser ausdrücken, für manche ist auch der Rhythmus der Verse anregend.«[47]

In den Gruppen werden Gedichte, Short Storys, Romane, Theaterstücke und auch Sachbücher gelesen. Das Niveau ist offen, Shakespeare, Tschechow oder Tolstoi kommen genauso vor wie Agatha Christie oder zeitgenössische Autoren. Faszinierend an dieser Initiative ist, dass sie auch Menschen, die zuvor keinen Bezug zu Literatur hatten, auf ganz simple Weise anspricht und wirklich etwas in ihrem Leben bewirkt.

Auch der forensische Psychiater David Fearnley hat am Ashworth Hospital Merseyside eine Get-Into-Reading-Gruppe gegründet. Zu seinen Patienten gehören die gefährlichsten Verbrecher des Landes, denn Ashworth ist ein High Security Hospital, also ein psychiatrischer Hochsicherheitstrakt. Fearnley, der 2009 vom Royal College für Psychiatrie zum Psychiater der Jahres ernannt wurde, ist vom Nutzen derartiger Lesegruppen überzeugt. Get Into Reading sei nicht nur an seinem Haus, sondern im Umgang mit psychischen Erkrankungen eine der wichtigsten Entwicklungen der letzten zehn Jahre.

Literatur muss einen praktischen Nutzen haben, erzählt mir Jane Davis. Sie ist fest davon überzeugt, dass die Welt ein besserer Platz wäre, wenn alle Menschen Leser würden. Dann würden sie lernen, aufeinander und auf ihre eigene innere Stimme zu hören und empathischer zu sein.

Wenn das das Ziel der britischen Leserevolution ist, bin ich dabei! Bevor Jane mich zum Abschied herzlich umarmt, kaufe ich mir für fünf britische Pfund im Reader-Café einen Trinkbecher, auf dem nicht nur das einprägsame Logo der Organisation prangt, sondern auch – je nach Farbe – ein literarisches Zitat. Auf meinem Exemplar stellt Viriginia Woolf in zartvioletter Schrift fest: »One cannot think well, love well, sleep well, if one has not dined well.« (»Man kann weder gut denken noch gut lieben, noch gut schlafen, wenn man nicht gut gegessen hat.«) Gestärkt von dieser einfachen Wahrheit (und von einem köstlichen Mandelkuchen, den Jane mir spendiert hat) spaziere ich in den sonnigen Herbstabend, um mein Glück zu versuchen. Allen Vorurteilen der englischen Küche gegenüber zum Trotz.

Leser, die ihren Schmerz vergessen oder wieder eine Sprache finden. Verstörte Kinder, die durch Bücher ihre Seele heilen. Boshafte Mädchen, die sich in den Kopf ihrer Banknachbarin hineinschreiben. Erstarrte Menschen, denen eine Drei-Wort-Formel die Erinnerung an den beglückenden Duft eines Brathähnchens schenkt. Sterbende, die ein letztes Gedicht hinterlassen.

»Was soll einer nehmen, den die trostlose Einsamkeit des möblierten Zimmers quält oder die nasskalten, nebelgrauen Herbstabende? Womit soll ein Lebensüberdrüssiger gurgeln?«, fragt Doktor Erich Kästner, und nicht nur er gibt eine Antwort darauf. Aber wie funktioniert diese rezeptfreie Medizin »gegen die kleinen und großen Schwierigkeiten der Existenz«?

Wie kann es sein, dass Ideen, Vorstellungen, Wörter tatsächlich eine physiologische Veränderung bewirken? Wie kommt es,
dass wir zwar – wie Nabokov es formulierte – »mit dem Kopf
lesen«, doch »künstlerisches Entzücken zwischen den Schulter-
blättern« wahrnehmen, als »kleinen Schauer, der uns über den
Rücken läuft«?[48]

2. GEHIRN, GEIST, GESUNDHEIT – LESEN BELEBT!

Rote Flecken leuchten aus einer grauen Masse hervor. So sieht also mein Gehirn aus, wenn mir jemand Gedichte vorliest.

In ihren neurokognitiven Laboren untersuchen die Mitarbeiter des Dahlem Institute for Neuroimaging of Emotion (D.I.N.E.) das Zusammenspiel von Sprache, Wahrnehmung und

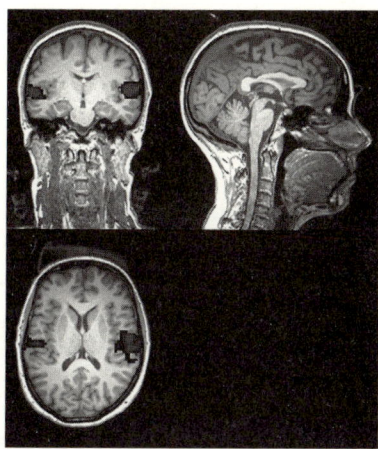

Computerscan meines Gehirns, während ich Gedichte höre. Dahlem Institute for Neuroimaging of Emotion, Eugen Wassiliwizky 2013

Gefühlen. Bildschirme, Blickbewegungsmessgeräte, Rechner, EEG-Geräte und ein millionenschwerer, beeindruckender Kernspintomograph befinden sich in den rund achthundert Quadratmeter einnehmenden Laborräumen. Das Forschungszentrum Languages of Emotion widmet sich hier, in Zusammenarbeit mit dem Fachbereich Erziehungswissenschaft und Psychologie der Freien Universität Berlin, den unterschiedlichsten Dimensionen unserer Gefühlswelt. Seit der Verbund 2007 an der Freien Universität gegründet wurde, kooperieren zwanzig verschiedene Disziplinen aus Geistes- und Naturwissenschaften in vorbildlicher und zukunftsträchtiger Weise. Die interdisziplinär arbeitenden Spezialisten gehen Fragen nach, die nicht nur ambitionierte Bibliotherapeuten beschäftigen dürften. Warum fesselt *Harry Potter* heutige Leser mehr als E.T.A. Hoffmanns *Der Sandmann*? Wie wirkt eine Rede des US-amerikanischen Präsidenten Obama? Weshalb bereitet Lesen überhaupt Vergnügen? Wie erzeugen Wörter Spannung, Lust, Schmerz und Angst? Und auf welchen neurologischen Wegen vermag ein Gedicht Kummer und Leid zu lindern?

Im Rahmen einer Studie misst der Neurowissenschaftler Eugen Wassiliwizky, wann und wie oft seine Versuchspersonen beim Anhören bestimmter Gedichte eine Gänsehaut bekommen. Für den ersten Teil dieser Untersuchung hat der junge Wissenschaftler ein Messgerät gebaut, das am Arm oder am Bein des Probanden befestigt wird und sichtbar macht, ob das markante Kribbeln sich tatsächlich einstellt oder nicht. Die sogenannte Goosecam oder Gänsehautkamera zeigt auf dem Bildschirm eine vielfache Vergrößerung des Hautausschnitts, so dass genau zu erkennen ist, ob sich Härchen aufstellen, Poren vergrößern oder sonstige Gänsehautindizien einstellen. Abgesehen davon werden auch Herzschlag und Hautleitwert sowie Tiefe und Häufigkeit der Atmung bei diesem Versuch gemessen und zwei Gesichtsmuskeln kontrolliert, an denen sich ablesen lässt, ob der Mundwinkel ein Lächeln, also Wohlgefallen, signalisiert oder ob sich oberhalb der Augenbraue ein kritisches Stirnrunzeln abzeichnet. Damit sich die Probanden möglichst entspannt ihren poetischen Empfindungen hingeben können, hat Eugen Wassiliwizky ein Sofa in sein Büro gestellt und alles, was nach Arbeit aussieht, von den Wänden entfernt. Über seinem Schreibtisch prangt nun ein Plakat, auf dem ein prächtiger Buddha konzentrierte Gelassenheit verbreitet. Er erzählt, seine Kollegen in Kiel haben für eine ähnliche Versuchsreihe in ihrem Labor ein Wohnzimmer nachgebaut, um die Situation weniger künstlich erscheinen zu lassen. Denn in einem sterilen Labor wird jeder Text völlig andere Gefühle auslösen als in der Bibliothek, am Strand oder im Bett.

Nicht ganz so gemütlich wie auf Herrn Wassiliwizkys Bürocouch ist es im Inneren des Magnetresonanztomographen. Schon von außen betrachtet hat die monumentale Apparatur etwas Respekteinflößendes, und mit jedem Zentimeter, den man in den weißen Zylinder hineingeschoben wird, verstärkt sich dieses Gefühl.

Etwa dreißig Minuten soll ich möglichst ruhig in der engen Röhre liegen, und obwohl ich dabei einen monströsen Schutzkopfhörer trage, erinnern die Störgeräusche des Gerätes, das nun meine Gehirnfunktionen messen wird, an ein Technokonzert. Ich bekomme ein kleines Kästchen, das wie eine Fernbedienung aussieht, in die Hand gedrückt. Daran kann ich mich festhalten. Es hat zwei Knöpfe, einen soll ich drücken, wenn ich Gänsehaut bekomme, den anderen, wenn ich nichts oder nichts Besonderes empfinde. Sollten ganz andere Gefühle hochkommen, hilft der Panikknopf, der auf meinem Bauch liegt. Über eine Spezialbrille erhalte ich nach jedem Gedicht schriftliche Anweisungen, um die Intensität meiner Gänsehaut zu markieren. Durch das Dröhnen des Gerätes hindurch höre ich die Stimme von Oscar Werner: Schillers *Taucher*. Sofort sind Erinnerungen da: Eine Nacht im Park, ein Rezitator nur für mich, ein Kuss … ein leichtes Schaudern ist da. Aber hat es überhaupt noch etwas mit dem Text zu tun? Und wenn ich an der falschen Stelle drücke, nur so tue, als ob ich etwas fühle, sieht Herr Wassiliwizky das? Was erzählen die bunten Bilder? Sieht es anders aus, wenn ich Eichendorffs *Trennung* höre, als wenn *Ottos Mops* durch meine Hirnwindungen hopst? Können die Wissenschaftler messen, was ich fühle? Und wenn tatsächlich bestimmte Begriffe oder Formulierungen konkrete körperliche Reaktionen auslösen und diese Instrumente sie anzeigen können, werden dann auch bald Gedanken und Gefühle lesbar?

Jedes Kind weiß doch, dass Wörter trösten, aber auch wehtun können, sagt der Neuropsychologe und Gründungsdirektor des Forschungszentrums Languages of Emotion Arthur Jacobs. Die Herausforderung, vor der seine Zunft nun stehe, sei herauszufinden, woran das liege. Mitte der achtziger Jahre, damals war Professor Jacobs selbst noch Doktorand, habe sich kaum ein ernst zu nehmender Forscher für die emotionalen Komponenten des Lesens interessiert. Auch heute noch sei es schwer, den maßgeblichen Stellen (also jenen, die die Forschungsgelder verteilen) zu vermitteln, wie wichtig die Erforschung der emotionalen Wirkung von Sprache ist. Vielleicht hänge das auch damit

> Gedichte, bei denen ich
> Gänsehaut bekomme
>
> Abendphantasie – Hölderlin
> Nur zwei Dinge – Benn
> Trennung – Eichendorff
>
> Eugen
> Wassiliwizky

zusammen, dass in diesem Fachgebiet vieles spekulativ bleibe, sich der Erkenntnisstand permanent erneuere und man eigentlich, so Professor Jacobs, jede neurowissenschaftliche Publikation alle sechs Monate überarbeiten müsse. Deshalb verbringe er viel Zeit damit, seine Vorlesungen auf den neuesten Stand zu bringen. Die Hirnforschung ist eine vergleichsweise junge Disziplin, die sich ständig weiterentwickelt, oft in ganz überraschende Richtungen.

Als die Neurologen Giacomo Rizzolatti, Vittorio Gallese, Leonardo Fogassi und Luciano Fadiga 1995 bei Versuchen mit

Makaken die sogenannten Spiegelneuronen entdeckten (die auch für die geradezu magische Wirkung des Lesens relevant sind), stürzten sich besonders die Geistes-, Kultur- und Sozialwissenschaftler auf dieses Phänomen, über das bis heute diskutiert wird. Mit den Spiegelzellen schien auf einmal ein Modell greifbar, das auch kulturelle und soziologische Fragen berührte. Doch ein Mitarbeiter Rizzolattis erklärte gelassen: »Anregend an der Entdeckung der Spiegelzellen ist, dass sie ein mögliches neuronales Substrat für viele Intuitionen und Spekulationen liefern. Sie bieten uns interessanten Stoff zum Nachdenken. Nicht mehr und nicht weniger.«[1]

Einige Neurowissenschaftler wie Antonio Damasio, Stanislas Dehaene oder Gerald Hüther haben Bücher veröffentlicht, die in Anbetracht ihres komplizierten Gegenstands sehr gut lesbar und auf starkes Interesse gestoßen sind. Das ist kein Wunder, schließlich setzen sich die Forscher mit Fragen auseinander, die nicht nur Experten zu spannenden Überlegungen und Debatten anregen, sondern vielfach auch Probleme berühren, die in unserem Alltag eine Rolle spielen. Wer herausfinden will, auf welche Weise ein Bestseller wie *Harry Potter* ein Millionenpublikum zu fesseln vermag, berührt damit konkrete, gesellschaftlich relevante Prozesse. Wenn empirisch nachgewiesen werden kann, weshalb Lesen Vergnügen bereitet oder wie Spannung und Entspannung entstehen, könnten solche Erkenntnisse unter anderem dazu beitragen, die Leseförderung zu optimieren. Auch für die Anwendung in der klinischen Psychiatrie ist die Erforschung emotionaler Prozesse bedeutsam. Bei depressiven Menschen werden Emotionen häufig nicht mehr oder nur noch unzulänglich vom Gehirn reguliert. Fände man beispielsweise heraus, wie das Gehirn Gefühle abschwächt oder auf Distanz hält, ließe sich dieser Mechanismus womöglich künstlich stimulieren.

Lange Zeit wurden Gefühle als eine Art dekoratives Beiwerk kognitiver Prozesse betrachtet, doch inzwischen ist klar, dass die wissenschaftliche Erforschung von Emotionen unverzichtbar ist. Das hat auch die Max-Planck-Gesellschaft längst erkannt und 2012 ein eigenes Institut für empirische Ästhetik in Frankfurt am Main eingerichtet. Dessen Gründungsdirektor Winfried Menninghaus, der auf die Analyse emotionaler Prozesse bei der ästhetischen Erfahrung von Sprache und Literatur spezialisiert ist, hat viele Jahre maßgeblich den Forschungsverbund Languages of Emotion an der FU Berlin mitgeprägt.

Arthur Jacobs stand bereits dem österreichischen Dichter Raoul Schrott zur Seite, als der die neurologischen Grundlagen seines Handwerks erforschen wollte. Das Gemeinschaftsprodukt der beiden Wortexperten heißt *Gehirn und Gedicht. Wie wir unsere Wirklichkeiten konstruieren.* Als Untertitel schwebte Arthur Jacobs ursprünglich vor: »Wie Worte wirklich werden«. Gute Frage, Professor Jacobs: Wie werden denn Worte wirklich?

Wer als interessierter, aber unbedarfter Laie versucht, einen Eindruck von der weitverzweigten, unübersichtlichen Landschaft des Gehirns zu bekommen, gerät schnell an die Grenzen seines Vorstellungsvermögens. Denn was sich selbst bei simplen, scheinbar rein mechanischen Vorgängen im Gehirn abspielt, ist meist von überraschender Komplexität. »Wenn das Gehirn des Menschen so einfach wäre, dass wir es verstehen könnten«, schreibt Jostein Gaarder in seinem Philosophiebestseller *Sofies Welt*, »dann wären wir so dumm, dass wir es doch nicht verstehen würden.« Allein um diesen relativ schlicht strukturierten, inhaltlich leicht nachvollziehbaren Satz begreifen zu können, muss das Gehirn eine wahre Meisterleistung vollbringen, ein neurologisches Kunststück, bei dem vieles völlig anders abläuft, als es den Anschein hat.

Der Blick des Lesers zum Beispiel. Stellt man sich einen Lesenden vor, werden die meisten an eine sitzende oder liegende Person denken, deren Augen auf einem Buch ruhen. Eine elegant gekleidete Dame, die an einem Fenster sitzt. Ihr Blick ist nicht auf die Landschaft, sondern auf das Buch in ihrem Schoß gerichtet. Ein konzentriert über sein Pult gebeugter Studiosus, dessen Nachtmütze im geistigen Feuereifer verrutscht ist. Der entrückte, versunkene Gesichtsausdruck eines lesenden Kindes. Maler aller Epochen haben Leser auf diese Weise verewigt.

Der Autor Stefan Bollmann hat Gemälde von Leserinnen gesammelt und in Bildbänden wie *Frauen, die lesen, sind gefährlich* kommentiert. Die meisten Darstellungen Lesender verströmen Gelassenheit, Ruhe und Konzentration. Bei den halb entblößten, im Liegen lesenden Damen schwingt manchmal

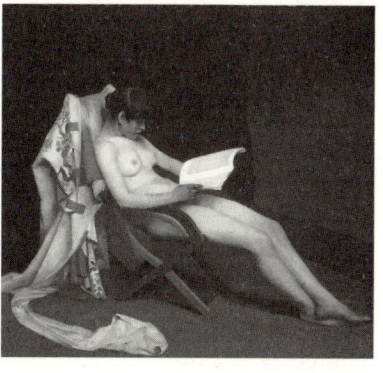

Lesendes Mädchen, Théodore Roussel 1886/87

auch so etwas wie stille Erregung mit. Doch so bewegt die Phantasie dieser in ihre Lektüre Versunkenen auch sein mag, den Fixpunkt der meisten Szenerien bildet der auf dem Buch ruhende Blick.

Doch diese Ruhe täuscht. Was so fließend erscheint, ist in Wahrheit ein hektisches Wechselspiel aus abrupten Bewegungen und kurzen Ruhepausen. Bereits im 11. Jahrhundert fiel dem arabischen Arzt Ibn al-Haitham auf, dass sich die Augen beim Lesen sehr schnell bewegen. Wie schnell und in welchem Rhythmus, konnte aber erst 1879 der französische Augenarzt Émile Javal, der zwanzig Jahre später ein graphologisches Gutachten für den zweiten Prozess gegen Dreyfus verfasste, herausfinden.

Dieser Pionier der sogenannten Blickbewegungsforschung erkannte, dass sich der Blick eines Lesers nicht kontinuierlich über eine Zeile bewegt, sondern in ruckartigen Sakkaden. Dazwischen liegen kurze Ruhepausen, die man Fixationen nennt. Die Informationen, die das Gehirn bei diesem Vorgang aufzunehmen vermag, befinden sich innerhalb eines Wahrnehmungsfensters, das sich bis zu fünfzehn Buchstaben rechts vom Blickpunkt und vier links davon erstreckt.

Millionen feuernder Nervenzellen und Synapsen lassen im Bruchteil einer Sekunde in den verschiedensten Arealen des Gehirns nicht nur das Schrift- und Klangbild eines Wortes entstehen, sondern rufen auch Erinnerungen, Gefühle und Bilder wach. Denn ohne dass es uns in den meisten Fällen bewusst ist, setzt unsere visuelle Wahrnehmung »auch einen Prozess des Ratens und Prüfens von Hypothesen im Gehirn [voraus], der auf bereits gewonnenen Erfahrungen beruht.«[2]

In welchen Schritten diese visuellen Erkennungsprozesse verlaufen, veranschaulicht ein Test, den die Kognitionspsychologin Joan Snodgrass entwickelt hat. Dabei werden Vorgänge, die normalerweise in Sekundenbruchteilen unbewusst vonstattengehen, quasi in Zeitlupe versetzt.

Der Bildaufbau erinnert ein wenig an alte Fernseh-Quizsendungen wie Wim Thoelkes Ratespiel *Der große Preis*. Dabei zeigte man den Kandidaten auf einer Wand aus Monitoren eine Fotografie, die zunächst nur bruchstückhaft zu erkennen war. Dann wurde das Bild Stück für Stück ergänzt, bis immer deutlicher wurde, um welchen Prominenten oder um welches Bauwerk es sich handelte. Hatte ein Kandidat erkannt, wer oder was gezeigt wurde, galt es, so schnell wie möglich einen Knopf zu drücken und seinen Einfall zu äußern. Fernsehen als angewandte Hirnforschung?

Der Wettbewerbsfaktor fehlt natürlich bei Joan Snodgrass' Versuchsanordnung, doch ansonsten gleichen sich die Abläufe erstaunlich: Im ersten Schritt zeigt man den Probanden ein Wort, das in graphische Pixel (Bildpunkte) fragmentiert ist und dann schrittweise ergänzt und aufgebaut wird. Glaubt der Proband, das Wort zu erkennen, betätigt er eine Taste und nennt die Lösung. So gut wie alle Versuchspersonen geben an, einen »magischen Moment« zu erleben, sobald sie das Wort identifizieren können. In diesem besonderen Augenblick stellt sich all ihr Wissen über das Wort blitzartig ein, und sie erkennen unmittelbar, was es bedeutet, wie es betont wird, wie viele Silben es hat, ob es sich um ein Verb oder ein Adjektiv handelt. Auch entferntere Bedeutungen werden im Rahmen dieser magischen Worterkennung aus dem hirneigenen Lexikon abgerufen, das heißt, ein ganzes Füllhorn an Wissen wird aktiviert. Vor diesem Hintergrund ist es nicht verwunderlich, dass Kinder, deren Wortschatz durch regelmäßiges Vorlesen stimuliert und berei-

chert wird, einen kaum mehr auszugleichenden Vorteil gegenüber Kindern aus sogenannten bildungsfernen oder sprach-
armen Familien besitzen. Unsere persönliche Enzyklopädie
wächst mit jedem Wort, das wir lesen oder hören.

Literatur vermehrt aber nicht nur das faktische Wissen, sie
bereichert auch die emotionale Kompetenz. »Gefühle kommen
im Roman nicht nur vor, sie organisieren den Roman«, bemerkt
der Schriftsteller Ernst-Wilhelm Händler in seinem Versuch,
den Roman als Erkenntnisinstrument zu begreifen. Dementsprechend liege der Unterschied zwischen Wissenschaft und Literatur auch nicht darin, dass wissenschaftliche Theorien sich
auf das Faktische beziehen und die Literatur Fiktionen schaffe,
sondern darin, dass der Roman stets von einer individuellen
Lebenssituation und den mit ihr verbundenen Gefühlen aus-
gehe und sie übertrage. Erst Gefühle machen Literatur zu einem
»Transportmittel für Handlungsmöglichkeiten«.[3]

Diese emotionale Komponente kommt schon bei der Worterkennung ins Spiel. Noch bevor ein Wort in seiner gesamten
Komplexität ins Bewusstsein des Lesers tritt, hat »der für die
emotionale Informationsverarbeitung wichtige Mandelkern
(Amygdala) im Wechselspiel mit dem Hippokampus […] bereits ein positives oder negatives affektives ›Vorzeichen‹ markiert. Wörter wie ›Nazi‹, ›Krebs‹ oder ›Tod‹ erhalten dadurch
ihren negativen Beigeschmack. ›Habseligkeiten‹, ›Geborgenheit‹, ›lieben‹, ›Augenblick‹ oder ›Rhabarbermarmelade‹ jene
positive Grundierung, die sie in dieser sehr deutschen Reihenfolge zu den ›schönsten deutschen Wörtern‹ 2004 gemacht hat.«[4]

Auch die klangliche Dimension der Sprache spielt für die
Worterkennung eine große Rolle, denn das Lautbild eines Wortes ist unverzichtbar, um es überhaupt entziffern zu können,
auch wenn heute, anders als es bis ins späte Mittelalter hinein
üblich war, meist still gelesen wird. Es ist fast so, sagt Professor Jacobs, als würde uns der sprichwörtliche kleine Mann im
Ohr die Worte einflüstern. Auch wenn wir längst geübte Leser
sind und ein Buch nach dem anderen verschlingen, schwingt der
Wortklang beim Lesen unhörbar mit. Wo diese Verknüpfung
von Schrift und Lautbild, die man phonologische Rekodierung

»Meistgenannte
Gänsehaut-
gedichte«
Eugen
Wassiliwizky

Meistgenannte

Gänsehautgedichte

Todesfuge — Celan
Der Panther — Rilke
Die Bürgschaft — Schiller

Eugen
Wassiliwizky

nennt, nicht automatisch abläuft, wird flüssiges Lesen nahezu unmöglich. Viele Kinder mit Leseschwäche hangeln sich deshalb mühsam von Buchstabe zu Buchstabe und werden womöglich nie in den mitreißenden Fluss gezogen, der Lesen zu einem so großen Vergnügen machen kann. Herauszufinden, wie man ihnen am besten helfen kann, ist ein wichtiges Anliegen der neurowissenschaftlichen Leseforschung.

Doch unabhängig davon, ob wir die Buchstaben angestrengt zusammensetzen müssen oder in der Lage sind, alle Wörter auf einen Blick zu erfassen, wird Jostein Gaarders Satz bei jedem

Leser etwas anderes auslösen: »Wenn das Gehirn des Menschen so einfach wäre, dass wir es verstehen könnten, dann wären wir so dumm, dass wir es doch nicht verstehen würden.« Mancher Leser dieser Aussage wird – nachdem er millionenfache Neuronen abgefeuert und blitzartige Nachschlageaktionen im Hirnlexikon absolviert hat, jedes Wort mit einem positiven oder negativen Vorzeichen markiert und vor seinem jeweiligen Hintergrundwissen Hypothesen aufgestellt und Schlussfolgerungen gezogen hat – dieses Paradoxon als Kapitulationserklärung interpretieren: Wenn die Funktionsweise des Gehirns ohnehin nicht zu verstehen ist, warum soll man sich dann damit herumärgern?! Bei anderen weckt womöglich gerade das scheinbar Unmögliche trotzige Abenteuerlust nach dem Motto: Jetzt erst recht!

VERBALES KRAULEN

Wer versucht, mit Hilfe der Neurowissenschaften zu verstehen, was Lesende erleben und wie es möglich ist, dass Worte heilen und helfen, berühren und bewegen, stößt auf eine Reihe beeindruckender Theorien und Hypothesen. Und obwohl diese Erklärungen gleichsam die Mechanik veranschaulichen, nach der bestimmte emotionale Vorgänge im Gehirn strukturiert sind, reduzieren sie den ästhetischen Zauber des Lesens keineswegs auf biologische Funktionsmodelle. Vielmehr vertiefen und differenzieren die Erkenntnisse der Neurowissenschaften das bestehende Wissen über die Möglichkeiten unserer Wahrnehmung. Und sie liefern häufig überzeugende Belege dafür, mit welch elementaren Mitteln Kunst und Literatur Menschen bewegen. Nicht nur, wenn man liest, dass das gegenseitige Lausen und Kraulen, mit dem Affen ihr Gemeinschaftsleben pflegen, beim Menschen von einem »vokalen grooming« abgelöst worden ist, durch das wir Zeit und Energie sparen und auch Entfernungen überbrücken können. »Wir kraulen uns verbal«,[5] fasst der Lyriker Dirk von Petersdorff pointiert die Effekte menschlicher Kommunikation zusammen: ob wir nun miteinander sprechen, singen oder eben ein Buch lesen.

Der Neurologe Giacomo Rizzolatti erwähnt in seinem Buch über die Spiegelneuronen den britischen Regisseur Peter Brook, der in einem Interview selbstbewusst erklärte, »die Neurowissenschaften hätten mit der Entdeckung der Spiegelneuronen zu verstehen begonnen, was das Theater seit jeher gewusst habe«.[6] Schauspiel, als Nachahmung, Imitation, Mimikry, kann nur funktionieren, wenn Darsteller und Publikum buchstäblich mit Haut und Haar daran teilnehmen. Nur wenn die Zuschauer den Aufführungstext innerlich nachvollziehen und somit selbst kreativ werden, können sie Verständnis für die Bedeutung der theatralen Zeichen entwickeln. Der Neurowissenschaftler und Nobelpreisträger Eric Kandel erinnert in seinem Buch *Das Zeitalter der Erkenntnis* an die beiden Kunsthistoriker Ernst Kris und Ernst Gombrich, die in der ersten Hälfte des 20. Jahrhunderts die Theorie formulierten, dass Kunstwerke weniger die Realität abbilden, als dass sie »die Wahrnehmungen, Fantasien und Erwartungen ihrer Betrachter sowie deren Wissen über andere Bilder – Bilder, an die sie sich erinnern«, repräsentieren. Die Erkenntnisse der Neurowissenschaften bestätigen laut Kandel die Intuition, dass »der kreative Prozess im Gehirn des Künstlers – das Modellieren der physischen und psychischen Wirklichkeit – den von Natur aus kreativen Leistungen [entspricht], die jedes menschliche Gehirn im täglichen Leben vollbringt«. Das Gehirn des Künstlers, aber auch das des Kunstbetrachters ist »eine Kreativitätsmaschine«.[7]

Das gilt auch für die Rezeption literarischer Texte. Wenn Wörter und Sätze keine innere Resonanz beim Leser finden, bleiben sie lebloses Zeichenmaterial beziehungsweise schlichte Informationsträger ohne ästhetischen Mehrwert. Das scheint fast banal, und jeder Theaterbesucher oder Leser wird sich dessen bewusst sein – spätestens wenn er stundenlang unbeteiligt im Theater sitzt und der Ärger über die vertane Lebenszeit der einzige emotionale Impuls des Abends bleibt. Die eigentliche Überraschung ist aber, dass sich diese Resonanz auf ästhetische Erlebnisse durch neurowissenschaftliche Untersuchungsmethoden als körperliches Ereignis nachweisen lässt. Worte werden wirklich, weil sie körperlich wirken!

Wer schon einmal ein verschrecktes, weinendes Kind getröstet hat, weiß, dass ein schlichtes Lied oder ruhig gesprochene Worte schnell beruhigen. Vor allem die beschwörende Wiederholung bestimmter Wendungen hat etwas geradezu Magisches. Wobei Kinder zu einer bestimmten Art von Alltagsmagie ohnehin einen ganz natürlichen Zugang haben: sie kommunizieren und koexistieren mit ihren Lieblingsspielsachen in einer für Erwachsene unerreichbaren Parallelwelt; sie erstellen geheimnisvolle Regeln (»Ich darf nie auf die Fugen zwischen den Pflastersteinen treten« oder »Ich muss immer auf dem linken Bein von der Haustür bis zur Mülltonne hüpfen«), die zwanghaft eingehalten werden müssen, obwohl ihre Übertretung keinerlei Konsequenzen hat; bis frühreife Mitschüler sie desillusionieren sind sie felsenfest davon überzeugt, dass ein Hase die Schokoladeneier im Garten verteilt und ein bärtiger Mann die Weihnachtsgeschenke ins Wohnzimmer schleppt.

In früheren Zeiten waren solche Formen magischen Denkens nicht auf die Kindheit beschränkt. Auch bei Erwachsenen wendete man Wortformeln, in Kombination mit ritualisierten Gesten, gegen allerlei Übel an: »Man versuchte, Krankheiten abzubeten, vor allem den gefürchteten Wurm in all seinen Erscheinungsformen, wie Zahnwurm, Ohrwurm, Fingerwurm, Lendenwurm, und natürlich auch die echten Parasiten oder ein anderes Leiden abzustreifen. Dazu kroch man durch Kummets, Kleidungsstücke, Baumwurzeln, Höhlen und ließ das Leiden hinter sich.«[8]

Der Glaube an die übersinnliche Wirkung von Wörtern existiert in allen Kulturen. Flüche, Zaubersprüche, Schutzformeln, Sprichworte, Wünsche, Verwünschungen, Gebete, Exorzismen, Mantren, Segnungen. Verletzende und beglückende Worte. Heilige Schriften, die gedeutet und kommentiert werden wollen. Erzählungen, die weitergegeben werden müssen. Immer wieder und immer anders.

Der Schweizer Germanist Walter Muschg erinnert in seiner *Tragischen Literaturgeschichte* an die *Merseburger Zaubersprüche*, »die zufällig erhaltenen Zeugen einer untergegangenen Welt, einer grauen Vorzeit, in der Worte als Zauberzeichen galten. ›Wer die rechten Worte wusste und sie recht gebrauchte, besaß die Dinge und konnte nach Belieben über sie verfügen.‹ Auf Wunsch des Zauberkundigen verwandelten sie sich augenblicklich, wie in der Phantasie des Kindes«, schreibt ein anderer wortbesessener Eidgenosse, der Schriftsteller Hermann Burger.

»Worte sind die ursprünglichste Art der Magie«, lautet eine der ersten Lektionen, die Harry Potter von Zauberlehrer Albus Dumbledore lernt. Die Kraft und Energie, die Sprache in bestimmten Situationen entfalten kann, ist ein wiederkehrendes literarisches Motiv, und das nicht nur in Kinder- oder Fantasy-Büchern.

Die österreichische Lyrikerin und Schriftstellerin Maja Haderlap erzählt in ihrem Roman *Engel des Vergessens* die von Gewalt und Vertreibung geprägte Geschichte der Kärntner Slowenen im 20. Jahrhundert. Eine zentrale Figur des Romans ist die Großmutter der Erzählerin, die noch einen unmittelbaren Zugang zu den natürlichen Zeitläuften und zum Volksglauben besitzt. Beim Kochen teilt sie den Speisen Eigenschaften zu und ist davon überzeugt, dass man »Feld und Wald freundlich stimmen müsse«. Sie glaubt, dass sich einfache Krankheiten abbeten lassen, und spricht bei leichten Beschwerden, wie einem entzündeten Augenlid, heilsame Beschwörungen. Ihrer Enkelin vertraut sie an, von ihrer Mutter einen Haussegen als Mitgift bekommen zu haben, als »Wortdach über dem Kopf«. Die geheime Formel, die in der Not gesprochen werden soll, wird in einem Kuvert aufbewahrt, das nicht ungefragt geöffnet werden darf: »Ich stelle mir vor, wie die Worte aus dem Brief über die Augen in den Kopf steigen und von dort in unbekannte Höhen; wie die Worte auch unberührt aus dem Kuvert heraus ihre Wirkung entfalten können; wie sie mit der Stimme der Sprechenden einen Wortfittich über die Beschwörer breiten.«

Auch in Astrid Lindgrens Märchen *Klingt meine Linde* geben Worte einem armen Waisenmädchen die Kraft, sich mit seinem traurigen Schicksal zu versöhnen. Als die kleine Malin einmal unterwegs ist, um Essen zu erbetteln, hört sie durch ein geöffnetes Fenster, was den Kindern im Haus vorgelesen wird: »Klingt meine Linde, singt meine Nachtigall«. Die Worte erscheinen ihr »überirdisch schön«, immer wieder ruft sie sich den Vers ins Gedächtnis, bis eines Tages tatsächlich eine Linde vor dem Armenhaus wächst. Diesem Baum schenkt Malin ihre Seele, weil sie glaubt, dass dann sein Klingen und Singen Wirklichkeit wird.

Der Schriftsteller Tilman Rammstedt, Verfasser von sehr amü-
santen, aufmunternden Büchern, die in jeden bibliotherapeutischen Kanon gehören sollten, erzählte mir bei einem Interview,
dass er seit Jahren ein persönliches Mantra mit sich herumträgt.
T. S. Eliots *The Lovesong of J. Alfred Prufrock*. Er habe die Bal-
lade vor vielen Jahren auswendig gelernt, um sich in einer Krise
abzulenken. Noch heute, wenn ihm nicht ganz wohl zumute
sei oder er in einer heiklen Situation stecke, spreche er einzelne
Passagen laut vor sich hin: »I grow old ... I grow old ... / I shall
wear the bottoms of my trousers rolled. / Shall I part my hair
behind? Do I dare to eat a peach? / I shall wear white flannel
trousers, and walk upon the beach. / I have heard the mermaids
singing, each to each. / I do not think that they will sing to me.«
Wie eine beruhigende Melodie, ein poetisches Wiegenlied für
einen trostbedürftigen Erwachsenen.

In seinen *Studien über Hysterie*, die er 1895 gemeinsam mit
Josef Breuer veröffentlichte, beschreibt Sigmund Freud, wie
seine Patientin Emmy von N. immer wieder die gleichen Worte
ausstößt, um böse Gedanken oder auch eine Halluzination zu
vertreiben: »Seien Sie still – reden Sie nichts – rühren Sie mich
nicht an.« In einer Fußnote bemerkt Freud, er habe »solche
Schutzformeln seither bei einer Melancholika beobachtet, die
ihre peinigenden Gedanken auf diese Weise zu beherrschen
versuchte«.[9] Freud war daran gelegen, diese Schutzformel aufzubrechen, um an das heranzukommen, was dahintersteckt, was
durch die Formel geschützt und verborgen bleiben soll. Die hei-
lende Wirkung der Psychotherapie sah er unter anderem darin,
dass sie »die Wirksamkeit der ursprünglich nicht abreagierten
Vorstellung dadurch auf[hebt], dass sie dem eingeklemmten Affekte derselben den Ablauf durch die Rede gestattet«.[10]
Wie wirksam Vorstellungen und Überzeugungen sein können, veranschaulicht auch eine Anekdote, der zufolge sich Michel de Montaigne einmal als Wunderheiler verdient machte.
Allein mit Hilfe der Vorstellungskraft kurierte er einen Freund,
der an Impotenz litt und glaubte, ein böser Fluch sei die Ursache: »Statt ihm seine Hirngespinste auszureden, gab er ihm ein

kleines, flaches Goldstück, auf dem ›Himmelszeichen‹ einge-
prägt waren, dazu ein Stoffband, und trug ihm auf, damit jedes
Mal vor dem Sex bestimmte festgelegte Rituale zu vollziehen.
Das funktionierte.«[11]

Die Wirksamkeit des Placeboeffekts ist in vielen beeindrucken-
den Geschichten und Anekdoten dokumentiert. Wie sich die
Einbildungskraft beim Thema Sex auswirken kann, veranschaulicht der amerikanische Psychoanalytiker und Bestsellerautor
Irvin D. Yalom in *Die Schopenhauer-Kur*. Ein Roman, den
man auch als unterhaltsame Studie über die vielfältigen Anwen-
dungsgebiete der Bibliotherapie lesen kann.

Der Protagonist, Philip Slate, ist der Typ Mann, bei dem
überzeugte Feministinnen ohne Zögern die Radikalmethode
»Schwanz ab!« empfehlen würden: So gut wie jeden Abend ga-
belt sich der sechsundzwanzigjährige attraktive Chemiker eine
andere Frau auf und entledigt sich ihrer am liebsten noch vor (!)
dem Abendessen, damit er dann endlich tun kann, was er eigentlich will, nämlich in Ruhe lesen und schlafen. Die Frage, warum
er das nicht gleich tut, sondern sich zuvor mit Sex beruhigen
muss, führt diesen amerikanischen Casanova zu Julius Hertzfeld, einem renommierten Psychoanalytiker. Drei Jahre arbeiten
die beiden miteinander, dann beendet Philip die Therapie von
heute auf morgen. Hertzfeld schreibt das zunächst dem aus-
geprägten Geiz seines Patienten zu, der sich schon immer über
das Honorar seines Therapeuten beklagt hatte.

Mehr als zwanzig Jahre hören die beiden nichts mehr von-
einander, bis bei Hertzfeld nach einer Routineuntersuchung un-
heilbarer Hautkrebs diagnostiziert wird und er sich entschließt,
bei einigen besonders schwierigen Fällen nachzufragen, was
seine Arbeit als Therapeut langfristig bewirkt hat. Die Akte
»Slate« erscheint ihm als Dokument einer einzigen Niederlage,
weshalb er umso überraschter ist, als sein ehemaliger Patient
ihm erklärt, inzwischen selbst als Therapeut zu arbeiten. »Philip
als Therapeut? Wie war das möglich? Er hatte Philip als kalt,
gleichgültig, ohne Wahrnehmung für andere in Erinnerung, und
nach dem Anruf zu urteilen, hatte er sich nicht sehr verändert.«

Als die zwei sich schließlich wiedersehen, erklärt Slate seinem Analytiker, was die Wende in seinem Leben bewirkt hat: »Da die Psychotherapie keine Lösung bot, beschloss ich, mich selbst zu heilen – mit einer Bibliotherapie, bei der ich die Gedanken der klügsten Männer absorbieren wollte, die je gelebt haben.« Ausgerechnet in den Schriften des Philosophen Arthur Schopenhauer findet Slate, was er bei Heerscharen von Frauen vergeblich gesucht hat: »Mein eigenes Leiden rührt überwiegend daher, dass ich von Verlangen getrieben werde, dann genieße ich, sobald ich ein Verlangen befriedigt habe, einen Moment der Sättigung, die sich bald in Langeweile verwandelt, welche wiederum von einem erneuten Verlangen durchbrochen wird. Schopenhauer meinte, dass dies der universelle, menschliche Zustand sei – Wollen, vorübergehende Befriedigung, Langeweile, weiteres Wollen. Seine Worte waren nicht nur reines Gold für mich, sondern ich spürte auch eine starke Affinität zu seiner Person. Das bloße Wissen um seine Existenz hat den Schmerz meiner Einsamkeit gemildert.«

Abstinent und abgeklärt lebt Philip nach seiner im Alleingang durchgeführten Bibliotherapie und hält sich sogar für einen tauglichen philosophischen Berater und Universitätsdozenten. Doch da es sich um den Roman eines erfolgreichen Psychoanalytikers handelt, kann das natürlich nur die halbe Wahrheit sein, und die beiden Therapeuten treffen ein kurioses Abkommen: Hertzfeld erteilt seinem einstigen Patienten die nötigen Lehrstunden für seine Approbation, und Philip, der misanthrope Egoist, muss im Gegenzug eine höchst turbulente Gruppentherapie absolvieren, um neben Verstand auch noch Gefühl zu entwickeln.

Wörter können aber nicht nur das vermeintlich Böse bannen, sondern es auch heraufbeschwören. Davon erzählen nicht nur all die Märchen, in denen ein braver Mensch von einer Hexe mit listigen Formeln verzaubert wird. In seinem Roman *Vom Ende einer Geschichte* lässt der britische Schriftsteller Julian Barnes das Leben seines Erzählers Tony Revue passieren. Während er zurückdenkt, wird Tony bewusst, dass womöglich seine Worte vor langer Zeit das Leben dreier Menschen zerstört haben: »Stell dir meinen seelischen Schmerz vor, als ich jetzt wieder las, was ich damals geschrieben hatte. Es erschien mir wie ein altertümlicher Fluch, und ich erinnerte mich nicht einmal daran, ihn ausgestoßen zu haben. Natürlich glaube – glaubte – ich nicht an Flüche. Das heißt nicht daran, dass Worte Ereignisse auslösen. Doch allein schon das Benennen von etwas, was anschließend eintritt – man wünscht jemandem ein bestimmtes Übel, und dieses Übel geschieht –, das geht noch immer mit einem Schauer des Übersinnlichen einher.«

Mit diesem geheimnisvollen Schauer spielen zahlreiche Veröffentlichungen aus dem Ratgebersegment. Der Arzt und Wissenschaftsjournalist Werner Bartens zeigt in seinem Buch *Körperglück* anschaulich, wie sich die innere Einstellung oder auch bestimmte Erwartungshaltungen auf das körperliche Befinden auswirken können. Um die ungeheure Kraft der Vorstellung zu verdeutlichen, berichtet der Autor von einem fragwürdigen Experiment in Indien, das in den dreißiger Jahren des 20. Jahrhunderts durchgeführt wurde. Das Versuchsobjekt war ein zum Tode verurteilter Verbrecher, dem man erklärte, er könne dem qualvollen Tod durch den Strang entgehen und stattdessen auf völlig schmerzfreie Weise langsam verbluten. Nachdem der Häftling diesem makabren Handel zugestimmt hatte, wurde er mit verbundenen Augen auf einem Bett fixiert, und der Arzt ritzte seine Haut an Händen und Füßen oberflächlich ein, so dass kaum Blut austreten konnte. Der Gefangene musste aber glauben, dass sein Blut wie Wasser aus ihm herauslief, denn der Arzt hatte an jedem der vier Bettpfosten einen Behälter angebracht, aus dem – zunächst schnell, dann immer langsamer – Wasser in Schüsseln tropfte. Während der ganzen Zeit stimmte der Arzt dazu einen monotonen Singsang an, den er, mit den ebenfalls immer schwächer fallenden Wassertropfen, langsam verklingen ließ. Als schließlich alles still war, glaubte der Arzt, sein Patient sei eingeschlafen. Doch der junge Mann war tot. Obwohl er keinen einzigen Tropfen Blut verloren hatte.

Derartige Geschichten scheinen sich in einem Zwischenreich jenseits aller Rationalität abzuspielen. Inzwischen weiß man aber aus zahlreichen Versuchen, dass Wörter tatsächlich körperlich wirken. Arthur Jacobs hat mit einer Forschungsgruppe an der FU eine Wortliste erstellt, die Berlin Affective Word List, die mehr als 2000 Substantive, 500 Verben und 300 Adjektive umfasst, von sehr negativ besetzten Begriffen wie Giftgas, Nazi oder foltern bis zu positiven Wörtern wie Freiheit, küssen, brillant. Bei Messungen von äußerlichen Anzeichen wie der Pupillengröße, der Herzrate oder des Hautleitwiderstands stellten die Forscher fest, dass »negative Wörter die Pupille verengen, während positive sie eher erweitern«,[12] also affektive und kognitive Vorgänge auslösen, die nicht willkürlich beeinflusst werden können.

Auch bei einem Experiment an der Universität Konstanz untersuchten Psychologen die Wirkung emotional besetzter Wörter. Den mitwirkenden Studenten zeigte man auf einem Bildschirm eine Folge von 180 Wörtern aus drei Bedeutungsgruppen, jedes Wort war für maximal eine Sekunde sichtbar. Je ein Drittel der Wörter war positiv, negativ und neutral besetzt. Während die Probanden die Wörter betrachteten, zeichneten Wissenschaftler die Gehirnströme der Versuchsteilnehmer auf und überprüften gleich danach, wie viele Wörter sie aus den drei unterschiedlichen Kategorien wiedergeben konnten. Die Aufzeichnungen belegen, dass Begriffe, die positiv oder negativ konnotiert sind wie Kuss, Liebe, Hass oder Schmerz, eindeutig stärkere Reaktionen im Gehirn auslösen als neutrale Wörter wie Papier, Pflanze oder Gebäude. Außerdem erinnerten sich die Versuchspersonen anschließend wesentlich besser an die emotional besetzten Wörter als an die neutralen. Wörter und Vorstellungen, die Gefühle berühren, graben sich offenbar tiefer ein. Womöglich, weil sie eines der uralten Areale im Gehirn berühren, eine Region, die mit Lust oder Angst verknüpft ist und so unser Überleben sichert? Arthur Jacobs bestätigt diese Vermutung, gibt aber zu bedenken, dass es keine Eins-zu-eins-Verbindungen zwischen einer Hirnstruktur und komplexen sozialemotionalen Abläufen gibt. Das wäre eine Traumvorstellung für Hirnforscher, sagt er. Alles ist viel, viel komplexer. Doch nur weil man in den modernen Neurowissenschaften noch in einigen Bereichen im Dunkeln fischt, sei das kein Grund aufzugeben. Um endlich verstehen zu können, warum bestimmte Kinder nicht lesen lernen, müsse man in diese Richtung weiterforschen. Irgendwann ließe sich dann vielleicht das Rätsel lösen, wie Menschen etwas so Unnatürliches hinbekommen wie Lesen. Denn das ist es, sagt Arthur Jacobs: Lesen ist ein völlig unnatürlicher Vorgang. Tiere können zwar einfache Zähl- und Rechenoperationen leisten, aber kein anderes Säugetier kann lesen. Es ist die unnatürlichste Sache, die wir sprechenden Säuger erfinden konnten, und wahrscheinlich der komplizierteste mentale Prozess, zu dem das Gehirn fähig ist. Das macht Lesen für die Forschung so spannend.

LESEN AUF DER COUCH

Beschwörungsformeln, Mantras, Wortmagie – das erinnert an Woody Allens *Stadtneurotiker*, an *Die Sopranos*, wo der Mafiaboss zum Psychiater geht, oder an die preisgekrönte Fernsehserie *In Treatment*. Das oft parodierte, scheinbar endlose Monologisieren auf der Couch. »Redekur«, so nannte es die berühmte Anna O., die eigentlich Bertha Pappenheim hieß und später eine engagierte Sozialreformerin und Frauenrechtlerin wurde. Sie gilt als eine Art Ur-Patientin der Psychoanalyse. Ihr Fall, der den Auftakt zu den 1895 erschienenen *Studien über Hysterie* bildet, ließ Freud und Breuer erkennen, dass es geistige Prozesse gibt, die vollkommen unbewusst verlaufen und dennoch psychiatrische Symptome hervorrufen können, die sich lindern oder lösen lassen, wenn die ihnen zugrunde liegende Ursache den Patienten bewusst gemacht wird.

Als Anna O. 1880/81 zu Freuds Kollegen und Freund Josef Breuer in Behandlung kam, litt sie unter anderem an nervösem Husten, Lähmungen, Taubheitsgefühlen, Hör- und Sehstörungen sowie wiederkehrenden Ohnmachtsanfällen. Da seine neurologischen Untersuchungen keinen Befund erbrachten, stellte Breuer die damals gängige Diagnose Hysterie und begann, die

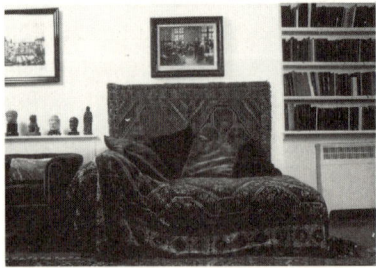

Sigmund Freuds Couch, 1895–1938 Wien, Berggasse 19, seither London, Maresfield Gardens

Patientin mit Hypnose zu behandeln. Zugleich – und das war etwas Neues – ermunterte er die junge Frau, über sich und ihre Krankheit zu sprechen. Wie wirkungsvoll seine Kur sein würde, davon hatte sich Breuer offenbar keine Vorstellung gemacht, erwähnt er doch mehrfach in der Krankengeschichte, wie überrascht er gewesen sei, »als das erstemal durch ein zufälliges, unprovoziertes Aussprechen in der Abendhypnose eine Störung verschwand, die schon länger bestanden hatte.«[13] Stellt sich also die heilsame Wirkung von Breuers Erzähltherapie gleichsam durch die Neuformulierung der eigenen Lebensgeschichte ein?

Der Psychologe und Germanist Rolf Haubl ist geschäftsführender Direktor des Sigmund-Freud-Instituts in Frankfurt am Main, das 1959 unter anderem auf Anregung von Theodor W. Adorno und Max Horkheimer gegründet wurde. Unter der Leitung von Alexander Mitscherlich, dem ersten Institutsdirektor, erhielt es seinen heutigen Namen, entwickelte sich rasch zum wichtigsten Ausbildungszentrum für Psychoanalytiker in Deutschland und fand auch international breite Anerkennung.

Wo seit Jahrzehnten das Unbewusste wissenschaftlich erforscht wird, lassen sich bestimmt noch mal andere Erklärungen finden für die heilsame Wirkung von Worten. Wie die meisten Experten ist auch Professor Haubl erfreulicherweise gleich bereit, sein Fachwissen mit mir zu teilen, und bittet zum Gespräch in sein kleines Büro an der Frankfurter Johann-Wolfgang-Goethe-Universität, wo er Soziologie und psychoanalytische Sozialpsychologie unterrichtet.

Im Zug nehme ich mir noch mal *Die Traumdeutung* vor. Siebzig Seiten habe ich offenbar schon mal gelesen, der Rest ist jungfräulich unberührt. Wie viele Bücher man zu einer Zeit in die Hand bekommt, in der sie einem nichts sagen. Immer wieder habe ich mich gefragt, warum andere sich für ein bestimmtes Buch begeistern, aber bei mir kein Funke überspringt. Der Text bleibt stumm, und die Bücher verkommen zu angestaubten Regalleichen. Bis ich, meist rein zufällig, doch noch einmal die Seiten aufschlage, und auf einmal sprechen die Zeichen: Was für eine vielstimmige Erzählung, und endlich kann auch ich sie hören! Vielleicht sind das mit die schönsten Leseerlebnisse, weil in ihnen die Erleichterung darüber mitschwingt, den verborgenen Zauber eines Textes doch noch erfahren zu haben.

»Vademecums«
Rolf Haubl

Vademecums

Berliner Chronik
Walter Benjamin

Rot
Uwe Timm

Alice im Wunderland
Lewis Carroll

Rolf H

Freud habe die Vorstellung gehabt, erklärt Rolf Haubl, dass belastende Situationen einen Menschen dazu führen, seine Lebensgeschichte nicht mehr kohärent zu erzählen, sondern sie in irgendeiner Weise zu fragmentieren und zu verrätseln. Durch das erinnernde Erzählen, glaubte Freud anfangs, ließe sich die Kohärenz einer Biografie wiederherstellen und die Konflikte, die zu einer Entstellung des Lebenstextes geführt haben, könnten rückgängig gemacht werden.

Josef Breuer beschreibt das Verfahren 1895 am Beispiel der Anna O. als »eine therapeutisch-technische Prozedur, die an logischer Konsequenz und systematischer Durchführung nichts zu wünschen ließ. Jedes einzelne Symptom dieses verwickelten Krankheitsbildes wurde für sich vorgenommen; die sämtlichen

Anlässe, bei denen es aufgetreten war, in umgekehrter Reihenfolge erzählt, beginnend mit den Tagen, bevor Patientin bettlägerig geworden, nach rückwärts bis zu der Veranlassung des erstmaligen Auftretens. War dieses erzählt, so war das Symptom damit für immer behoben.«[14]

In seiner Schilderung von Anna O.s Krankengeschichte gebraucht Breuer Wendungen, die mal an die christliche Beichte erinnern, mal wie Formeln des magischen Wortglaubens wirken. Etwa wenn er schreibt, dass während der Behandlung die verschiedenen Störungen »wegerzählt« oder ein Symptom »abgesprochen« wurde und dass jedes Krankheitsanzeichen verschwunden sei, nachdem die Patientin erzählt habe, wann es zum ersten Mal aufgetreten sei und was es veranlasst habe. Es scheint, als wäre Breuer, und wenig später auch Freud, selbst fasziniert und ein wenig überrumpelt gewesen von der unmittelbaren Wirkung seiner Erzähltherapie.

Dass Psychotherapie wirkt, ist, auch wenn Kritiker noch immer das Gegenteil behaupten, inzwischen weitgehend unbestritten. Allerdings kann selbst im neurowissenschaftlichen Zeitalter nicht vollständig erklärt werden, wie sie wirkt. So wie sich die neuronalen Netzwerke eines Leseanfängers erst durch ständige Wiederholung und Übung zu Hochgeschwindigkeitsbahnen umstrukturieren, auf denen sich Buchstaben wie von selbst zu Wörtern, Sätzen, Texten fügen, ohne dass sie noch mühsam entziffert werden müssen, so kann auch die Psychotherapie neuronale Netze umformatieren, indem sie über einen längeren Zeitraum immer wieder neues Erleben und Handeln anregt und es damit gewissermaßen einübt. Dabei hat die Sprache, als ein Medium, durch das Phantasien, Gefühle, Vorstellungen ausgedrückt werden können, eine bedeutende Funktion. Anna O., die während ihrer Erkrankung zeitweise nur noch Englisch sprach und ihre Muttersprache nicht mehr verstand, erfand für ihre Therapie »den guten ernsthaften Namen ›talking cure‹ (Redekur) und den humoristischen ›chimney-sweeping‹ (Kaminfegen)«.[15]

Die Funktion des Arztes bestand bei dieser Redekur zunächst vor allem darin, die Patienten dazu zu bringen – hin und wieder auch mit Hilfe von »Kunstgriffen, wie dem Vorsprechen einer stereotypen Eingangsformel« –, alle Einfälle, die ihnen in den Sinn kommen, auszusprechen. Freud beschrieb dieses »Verfahren der freien Assoziation als ein Mittel, um Erinnerungen zu erwecken, zu provozieren«[16] und regte damit auch eine Technik an, die Künstler und Literaten der Moderne, wie die Surrealisten, aufgriffen und als inspirierende Arbeitsmethode anwendeten.

Gab sich seine Patientin ihren spontanen Einfällen und Phantasien hin, erlebte Breuer immer wieder, »wie vollständig die Befreiung ihrer Psyche war, nachdem sie, von Angst und Grauen geschüttelt, alle diese Schreckensbilder reproduziert und ausgesprochen hatte«.[17] Auch hier betont Breuer die Bedeutung der Sprache, etwa wenn er bemerkt, »das Erzählen nimmt den Begebenheiten, die als psychischer Reiz in ihrer kranken Psyche wirken, ihre Wirksamkeit«.[18] Oder auch wenn er Beispiele dafür nennt, dass sich die krankhaften Vorstellungen der Patienten häufig erledigen, nachdem sie in der Hypnose darüber gesprochen haben.

Dass Breuer und Freud ihre Patienten mit Hypnose behandelten, um Ebenen des Bewusstseins zu erreichen und an Erinnerungen heranzukommen, die im Wachzustand nicht zugänglich sind, war zu ihrer Zeit nichts Ungewöhnliches. Der von Freud bewunderte französische Neurologe Jean-Martin Charcot hatte entscheidend dazu beigetragen, dass die Hypnose nicht mehr als Quacksalberei betrachtet, sondern als eine medizinische Untersuchungsmethode angewandt wurde. Charcot widmete sich, vor allem gegen Ende seiner Karriere, mit Hingabe der Erforschung der Hysterie und veranstaltete jede Woche gut besuchte, dramatische Vorführungen der Hypnose, die auch fotografiert wurden, um die wissenschaftliche Zuverlässigkeit der Methode zu dokumentieren. Freud, der im Herbst 1885 ein halbes Jahr am Pariser Hôpital de la Salpêtrière bei Charcot studiert hatte, verehrte den berühmten Kollegen so sehr, dass er später sogar seinen Sohn Martin nach ihm benannte.

Tatsächlich wurde an den hypnotisierten Patienten etwas

deutlich, was bald eine zentrale Rolle in Freuds Denken spielen sollte, und zwar die Erkenntnis, dass Verhalten durch verborgene Motive gesteuert sein kann, die der betreffenden Person nicht bewusst sind. Freud erlebte, dass sich Personen unter Hypnose an schmerzliche Gefühle und Erlebnisse erinnerten, die ihnen bei Bewusstsein verschlossen blieben. »Angeleitet durch Charcots Demonstrationen und seine eigenen Beobachtungen in Zusammenarbeit mit Breuer, entdeckte Freud die *Verdrängung*, einen Grundstein der späteren psychoanalytischen Theorie.«[19]

Ihre eigenen Erfahrungen mit der Anwendung von Hypnose, die sie in den beiden letzten Jahrzehnten des 19. Jahrhunderts mit diversen Patienten sammelten, beschreiben Freud und Breuer in den *Studien über Hysterie*. Immer wieder schildern sie darin, wie physisch sichtbare Symptome umgehend und ohne sich nochmals zu wiederholen verschwanden, »wenn es gelungen war, die Erinnerung an den veranlassenden Vorgang zu voller Helligkeit zu erwecken, damit auch den begleitenden Affekt wachzurufen, und wenn dann der Kranke den Vorgang in möglichst ausführlicher Weise schilderte und dem Affekte Worte gab«.[20] Die beiden Seelenforscher betonen aber, dass der positive Effekt nur eintrete, wenn die Erinnerung auch das mit ihr verbundene Gefühl hervorhole, und dann ausgesprochen werde. Wo dieser Prozess gelinge, träten die Symptome noch einmal in voller Intensität auf, um dann für immer zu verschwinden.

Sprache kann auch dann kathartisch wirken, wenn Worte eine Handlung ersetzen und dadurch ein Gefühl (wie Rache) befriedigen oder von einem Gefühl (einer Kränkung) befreien: »In der Sprache findet der Mensch ein Surrogat für die Tat, mit dessen Hilfe der Affekt nahezu ebenso ›abreagiert‹ werden kann. In anderen Fällen ist das Reden eben selbst der adäquate Reflex, als Klage und als Aussprache für die Pein eines Geheimnisses (Beichte!). Wenn solche Reaktion durch Tat, Worte, in leichtesten Fällen durch Weinen nicht erfolgt, so behält die Erinnerung an den Vorfall zunächst die affektive Betonung.«[21] Worte können wirksame Instrumente sein, um Schmerz zuzufügen, aber auch, um Wunden zu heilen.

In Bernhard Schlinks Roman *Der Vorleser* wird die ambivalente Wirkung der Sprache auf vielschichtige Weise deutlich. Vordergründig geht es um eine Liebesgeschichte Ende der fünfziger Jahre. Der Jurist Michael Berg erinnert sich im ersten Teil des Romans an ein erotisches Verhältnis, das ihn als Fünfzehnjähriger mit der deutlich älteren Straßenbahnschaffnerin Hanna verband. Die Affäre der beiden wird von zahlreichen Ritualen bestimmt: Jedes Mal wenn der Junge die Frau besucht, badet und wäscht sie ihn und besteht darauf, dass er ihr – gleichsam als Vorspiel des Liebesaktes – ausführlich aus literarischen Büchern vorliest. Michael befolgt ihre Wünsche und verstrickt sich tief in die Geschichte mit der seltsam strengen und verschlossenen Frau. Als sie eines Tages verschwunden ist, stürzt ihn der Verlust in eine schwere Krise, und obwohl er später eine eigene Familie gründet, lässt ihn die Erinnerung an Hanna nicht los.

Jahre danach sieht er sie, als Jurastudent, im Gerichtssaal wieder, wo sie als ehemalige Aufseherin eines Konzentrationslagers angeklagt ist. Vieles in diesem Prozess ergibt keinen Sinn, bis Michael herausfindet, dass Hanna Analphabetin ist und lieber eine Schuld, für die sie nur bedingt verantwortlich ist, auf sich nimmt, als zuzugeben, dass sie nicht lesen und schreiben kann. Nach langem Überlegen behält er sein Wissen, obwohl es die Angeklagte entlasten würde, für sich, und Hanna wird zu einer lebenslangen Freiheitsstrafe verurteilt.

Im letzten Teil des Romans lebt Michael, der Rechtshistoriker geworden ist, allein. Seine Ehe mit einer Kommilitonin ist gescheitert, nicht zuletzt, weil er jede Frau mit Hanna vergleicht. Als er nachts wach liegt und die Gedanken nicht aufhören zu kreisen, rettet er sich schließlich in etwas, das ihn mit Hanna auf intime Weise verbunden hat: Er liest für sie. Homers *Odyssee*, Erzählungen von Schnitzler und Tschechow, Romane von Keller und Fontane, Gedichte von Heine und Mörike spricht er auf Kassetten, die er ihr ins Gefängnis schickt. Über zehn Jahre hinweg lässt er ihr auf diese Weise zukommen, was er selbst gerade liest, aber auch Werke, die er längst kennt und liebt, und schließlich sogar seine eigenen Schreibversuche: »Hanna wurde die Instanz, für die ich all meine Kräfte, alle meine Kreativität, alle meine kritische Phantasie bündelte. Danach konnte ich das Manuskript an den Verlag schicken.«

Die Kassetten erneuern buchstäblich das Band zwischen dem einstigen Liebespaar. Obwohl Michael keine einzige persönliche Bemerkung aufnimmt, sondern allein die Literatur sprechen lässt, sind es vertrauliche Botschaften, die nicht nur für ihn eine befreiende Wirkung haben. Auch bei Hanna setzen die Worte etwas in Bewegung, denn nach vier Jahren schickt sie ihm eine handgeschriebene Botschaft: »Jungchen, die letzte Geschichte war besonders schön. Danke. Hanna.« Die Analphabetin hat mit Hilfe seiner Lesungen Schreiben und Lesen gelernt.

Nach ihrem Tod findet Michael in ihrer Zelle verschiedene Bücher über den Holocaust. Ob sie ein Beleg dafür sind, dass die Frau auch ihre Verantwortung, ihre Schuld erkannt hat, bleibt offen. Schlinks Geschichte gibt keine Antworten auf die komplexen moralischen Fragen, die der Roman berührt. Kühl und empathisch zugleich lotet der Autor die Abgründe seiner Protagonisten aus: »Was ich getan und nicht getan hab und sie mir angetan hat – es ist nun mein Leben geworden«, stellt Michael am Ende fest.

Nach Hannas Tod fasst er den Vorsatz, ihrer beider Geschichte aufzuschreiben, um sie loszuwerden, aber auch, um sie zurückzuholen. »Seit einigen Jahren lasse ich unsere Geschichte in Ruhe. Ich habe meinen Frieden mit ihr gemacht. Und sie ist zurückgekommen, Detail um Detail und in einer Weise rund, geschlossen und gerichtet, daß sie mich nicht mehr traurig macht. Was für eine traurige Geschichte, dachte ich lange. Nicht daß ich jetzt dächte, sie sei glücklich. Aber ich denke, daß sie stimmt und daß daneben die Frage, ob sie traurig oder glücklich ist, keinerlei Bedeutung hat.«

Muss die Anerkennung der eigenen Geschichte nicht am Anfang jeder Veränderung und Entwicklung stehen? Einer meiner

Freunde haderte, seit ich ihn kenne, mit seiner Kindheit. Noch als Erwachsener warf er seiner Mutter vor, ihn nicht vor dem gewalttätigen Stiefvater beschützt zu haben. Als ich ihn vor ein paar Jahren traf und fragte, wie es ihm mit seiner Mutter gehe, sagte er: »Wir haben uns versöhnt, sie hat endlich meine Erzählung anerkannt.«

Auch wenn ein solches Anerkennen der eigenen Lebensgeschichte ein Hauptmotiv der Psychoanalyse ist, war Freuds Verhältnis zur Sprache gespalten. Zwar betrachtete er sprachliche Äußerungen als ein Mittel, um an Gefühle heranzukommen, zugleich war ihm aber bewusst, dass Sprache auch Konflikte verbergen oder entstellen kann. Das Wort sei der Tod der Sache, heißt es bei dem französischen Psychologen Jacques Lacan. Sprache ermöglicht etwas, aber sie kann auch etwas verhindern.

»Dennoch wird auch ein moderner Analytiker«, sagt Rolf Haubl, »genau darauf achten, wie sich seine Patienten ausdrücken: Versprecher, eigentümliche Formulierungen, Metaphern enthalten häufig so etwas wie den Subtext einer Lebensgeschichte – also all das, was in der offiziellen Erzählung nicht vorkommen soll und darf.« Dass wir auf diese beiläufigen, alltäglichen Äußerungen überhaupt achten und sie lesen wie einen vieldeutigen Text, geht auf Freuds Initiative zurück.

Anfangs brachten Breuer und Freud nicht nur die Patienten dazu, sich ihr Leid von der Seele zu sprechen, sondern sie selbst redeten den hypnotisierten Patienten die sie belastenden Vorstellungen und Bilder regelrecht aus. Ab Mai 1889 behandelte Freud über mehrere Wochen die vierzigjährige Emmy von N., die unter nervösen Tics litt, eigentümliche Schnalzlaute von sich gab oder auch mitten im Gespräch ihr Gesicht vor Ekel und Entsetzen verzog. Nachdem Freud die Dame kennengelernt hatte, entschloss er sich, es bei ihr mit Hypnose zu versuchen.

Schon nach kurzer Zeit gewann Freud den Eindruck, seine Patientin leide unter einer »wiederkehrenden, grauenvollen Hal-

luzination«. Also sprach er ausführlich mit ihr über ihr Leben,
ihre Leidensgeschichte und ließ sich die bisherigen Behandlungen erläutern. Daraufhin verordnete er der Dame warme Bäder
und Massage und begann mit der Hypnose. Während Frau von
N. sich in Trance befand, befragte Freud sie über mögliche Ursachen ihrer (hysterischen) Reaktionen, etwa warum sie manche
Eindrücke besonders erschreckt haben, und erteilte Anweisung,
die betreffenden Bilder quasi zu löschen: »Meine Therapie besteht darin, diese Bilder wegzuwischen, so dass sie dieselben
nicht wieder vor Augen bekommen kann.«[22]

Eines Abends findet Freud Emmy von N. in aufgelöstem Zustand vor, sie ist erregt, gibt eigenartige Schnalzlaute von sich
und spricht stockend. Als Auslöser dieser Verstörung nennt
die Patientin einen kulturhistorischen Atlas, den die Gouver-
nante der Kinder gebracht habe, mit Bildern von Indianern in
Tierkostümen, über die sie heftig erschrocken sei. »Denken Sie,
wenn die lebendig würden! (Grausen)«. Was an den verkleide-
ten Indianern so schrecklich sein soll, erfährt Freud während
der Hypnose, als die Patientin erklärt, die Bilder erinnerten sie
an Visionen, die sie beim Tod ihres Bruders gehabt habe. Auch
wann das Stottern und Schnalzen zum ersten Mal aufgetreten
sei und aus welchem Grund, wird in der Sitzung besprochen.
Schließlich trägt der Arzt seiner Patientin auf – wie man es bei
einem Kind tun würde –, sich vor den Indianerbildern nicht
mehr zu fürchten, sondern sie ihm zu zeigen und darüber zu
lachen. Freuds Anweisungen an seine hypnotisierte Patientin
bleiben nicht wirkungslos. Kaum erwacht, zeigt Frau von N.
ihrem Wohltäter, ganz wie er es angeordnet hat, von sich aus
das schreckliche Indianerbuch, »schlägt das Blatt auf und lacht
aus vollem Halse über die grotesken Figuren, ohne jede Angst,
mit ganz glatten Zügen.«[23]

Liest man dieses relativ frühe Werk, kann man sich vorstellen,
weshalb bis heute viel Unsinn über die Psychoanalyse kursiert
und sich die intelligentesten Menschen unglaublich ereifern,
sobald der Name Freud fällt. Womöglich rührt ein Teil dieses
Furors auch daher, dass die Psychoanalyse eine Art kollektive

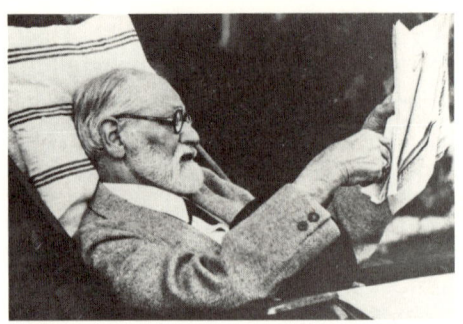

Sigmund Freud, 1932

Kränkung darstellt. Zumindest versuchte Freud damit zu erklären, weshalb seine Erfindung auf so heftigen Widerstand stieß: Erst vertreibt Kopernikus uns aus dem Zentrum des Universums, dann werden wir von Darwin zum Affen gemacht, und schließlich kommt auch noch Freud und behauptet, dass wir nicht mal Herr im eigenen Haus sind.

»Ein Argument, das die Kritiker der Psychoanalyse seit jeher ins Feld führen«, bemerkt Rolf Haubl, »lautet, die Psychoanalyse ist gar keine Wissenschaft, sondern eine Form von Literatur.« Der Experte verweist auf eine berühmte Stelle bei Freud, in der es heißt: »Es berührt mich selbst noch eigentümlich, dass die Krankengeschichten, die ich schreibe, wie Novellen zu lesen sind.«[24] Freud hat also selbst die Verbindung zur Literatur hergestellt. Nicht umsonst heißen die Protagonisten seiner Thesen und Texte Ödipus, Hamlet oder Gradiva. Als jüdischer Bildungsbürger war Freud vertraut mit antiker Mythologie und klassischer Literatur. »Im Grunde genommen hat er in seinen Patientinnen und Patienten die Dramen wiedergefunden, die er selbst vorher schon gelesen hatte. Insofern könnte man fast sagen«, erklärt Rolf Haubl, »Literatur steht an der Geburtsstunde der Psychoanalyse.« Aber was ist dann eigentlich das Fragwürdige an der Aussage, die Psychoanalyse sei eine Form von Literatur? »Dahinter steht die Vorstellung, dass Narration nicht in erster Linie der Wahrheit verpflichtet ist, wie man es für Wissenschaft in Anspruch nehmen würde, sondern eher der Sinnstiftung.«

»Man muss erzählen, weil man es sonst nicht aushalten würde«, heißt es in Peter Kurzecks grandiosem Lebensroman *Oktober oder wer wir selbst sind*. Was sich seit Freud grundlegend verändert hat, ist die Art und die Inszenierung des Erzählens. Die israelische Soziologin Eva Illouz zeigt in ihrer luziden Analyse unserer durchpsychologisierten Gesellschaft *Die Errettung der modernen Seele*, dass die therapeutische Erzählung zu einem grundlegenden Schema geworden ist: Es ist der psychologische Diskurs, der heute bestimmt, wie wir über uns sprechen und wie wir unsere Identität definieren und strukturieren. In den Medien – von nachmittäglichen Selbstentblößungsrunden bis zur autobiographischen Beichte in Buchform – sind therapeutische Ich-Erzählungen eine gut gehende Ware: »Die Verwandlung privaten Kummers in öffentliche Belange«, diagnostiziert Eva Illouz, »entspricht ganz offenbar dem Geschmack des breiten Publikums.«[25] Im Laufe der neunziger Jahre sei sogar ein eigenes Genre entstanden, die Krankheits- und Elendsmemoiren, in denen meist Prominente schildern, wie sie ein traumatisches Schicksal überlistet haben. Diese Geständnisse vermitteln eine zwiespältige Botschaft, denn einerseits wollen die Verfasser mit ihrer öffentlichen Schreibtherapie beweisen, dass es auch in einem scheinbar sorgenfreien Glamourleben dramatische Kämpfe zu bestehen gilt, um andererseits mit diesen publikumswirksamen Offenbarungen erst recht zu zeigen, wie erfolgreich sie sind – sogar gegenüber der eigenen seelischen Not.

Durch dieses Doublebind erfüllt dieses Genre ganz ähnliche Funktionen wie die prosperierende Lebenshilfe- und Ratgeberliteratur. Wer darin Hilfe sucht, wird meist auf ebenso eindringliche wie emotionale Weise in eine Problemgruppe eingemeindet und erlebt kurzfristig etwas, das Therapeuten Solidaritätsgefühl nennen. Nach dem Motto: Denen geht's auch nicht besser als mir. Die positive Grundstimmung werde noch dadurch verstärkt, so Eva Illouz, dass diese Bücher permanent die Illusion verbreiten, man habe es jederzeit selbst in der Hand, das Beste aus seinem Elend zu machen. Der Haken daran ist nur, dass rationale Erkenntnis selten zu nachhaltigen Veränderungen führt: »Genau deshalb ist diese Art von Ratgeberliteratur aber so erfolgreich«, sagt Rolf Haubl. Anders als eine langwierige Therapie versprechen Ratgeber schnelle Hilfe, die nicht wehtut. Wirkliche Veränderung ist aber ohne schmerzliche Gefühle kaum möglich.

Als das »therapeutische Erzählschema«, wie Eva Illouz es so treffend nennt, noch zu neu war, um schon massenwirksam trivialisiert zu werden, reagierten einige Schriftsteller ausgesprochen heftig auf Freuds Entdeckungen. Karl Kraus' polemische Bemerkung, die Psychoanalyse sei jene Geisteskrankheit, für deren Therapie sie sich halte, ist längst ein geflügeltes Wort. Auch Hugo von Hofmannsthal erklärte 1908 in einem Brief, er halte Freud für absolutes Mittelmaß, und wenig später stellte Alfred Döblin klar, Freud habe von den Dichtern gelernt und nicht umgekehrt: »Man hat gesagt: Die Freud'sche Tiefenpsychologie wird eine Tiefendichtung zur Folge haben – ein kompletter Unsinn. Noch immer hat Dostojewski vor Freud gelebt, haben Ibsen und Strindberg vor Freud geschrieben. Und wir wissen ja, Freud hat selbst an ihnen gelernt und an ihnen demonstriert.«[26] Trotz dieser Vorbehalte setzte Döblin sich gemeinsam mit Kollegen dafür ein, dass Freud der Goethe-Preis verliehen wurde, und unterzeichnete mit dreißig weiteren Schriftstellern einen Antrag auf Verleihung des Nobelpreises an den Erfinder der Psychoanalyse. Thomas Mann bescheinigte 1929 in seiner ersten großen Freud-Rede der Psychoanalyse sogar die Bedeutung einer Weltbewegung, die alle Bereiche der Wissenschaft und des Geisteslebens erreicht und ergriffen habe.

Abgesehen davon, dass sich viele Künstler und Intellektuelle theoretisch und praktisch mit der noch neuen Betrachtungsweise des Seelenlebens auseinandersetzten, erprobten einige das Verfahren selbst, oder sie erwogen es zumindest. Rainer Maria Rilke hatte im Winter 1911/12 darüber nachgedacht, sich einer psychoanalytischen Behandlung zu unterziehen. Aus Angst, nicht nur von seinen Neurosen, sondern auch von seinem Schreibdrang befreit zu werden, ließ er es dann aber doch bleiben. Hofmannsthal war bei Wilhelm Fließ in Behandlung, Hesse ging bei einem Jung-Schüler in Analyse. Sogar Robert Musil, der ein heftiger Kritiker, aber auch ein sehr guter Kenner von Freuds Werk war, ließ sich psychoanalytisch behandeln. Die Ambivalenz zwischen Literatur und Psychoanalyse offenbart sich in Musils Bemerkung, die Psychoanalyse sei für den

Dichter eine »finster drohende und lockende Nachbarmacht«. Es gibt, so der Autor, »psychologische Arbeiten, die wie Dichtungen sind. Es sind Beschreibungen pathologischer Seelenabläufe, die von einer wunderbaren Eindringlichkeit sind«. Gerade diese literarischen Elemente, die der Psychoanalyse von Anfang an eigen waren, hätten ihn gleichermaßen beunruhigt wie angezogen.

Auch in der Literatur dieser Zeit spiegelt sich die intensive Auseinandersetzung mit der noch neuen Theorie und Technik der Psychoanalyse. Sei es, weil in ihr Träume beschrieben werden, Psychoanalytiker leibhaftig auftreten, wie Dr. Krokowski in Thomas Manns *Der Zauberberg*, sexuelle Symbole Verwendung finden oder überhaupt die Aufmerksamkeit auf das Innenleben der Figuren gelenkt wird. Romane wie Hermann Hesses *Demian* oder Alfred Döblins *Berlin Alexanderplatz* setzen sich explizit mit der Psychoanalyse auseinander. Ricarda Huch veröffentlichte 1917 einen Kriminalroman, den sie selbst als Schund abtat, angeblich nur verfasst, um schnelles Geld zu verdienen. Aus heutiger Sicht vermittelt *Der Fall Deruga* jedoch das Bild einer Zeit, in der die Psychoanalyse aufmerksam wahrgenommen und diskutiert wurde: Alle am Prozess Beteiligten betrachten einander durch die Brille der Psychologie, und kein Jurist oder Kriminalist kommt noch »ohne ›Seelenkunde‹« aus. Wobei auch gehörige Skepsis mitschwingt, wenn ein Anwalt betont, »ich sage mit Absicht ›Seelenkunde‹, um auszudrücken, dass es sich meiner Meinung nach um keine eigentliche Wissenschaft handelt, sondern um ein angeborenes Gefühl, man könnte es Genialität nennen.«

James Joyce, der sich der Übereinstimmung in ihrer beider Namen (Freud[e], englisch *joy*) bewusst war, spickte seine Texte mit Anspielungen auf die Psychoanalyse und ihr spezifisches Vokabular. Auch der österreichische Dramatiker und Schriftsteller Arthur Schnitzler, der an derselben Universität wie Freud Medizin studiert hatte, eröffnete den Lesern und Theaterzuschauern ungewohnte Einsichten in die Gedanken- und

Gefühlswelt seiner Protagonisten. Zu Schnitzlers 60. Geburtstag schrieb ihm Freud, voller Bewunderung und mit einer Prise Neid, er habe den Eindruck gewonnen, »dass Sie durch Intuition – eigentlich aber in Folge feiner Selbstwahrnehmung – alles das wissen, was ich in mühseliger Arbeit an anderen Menschen aufgedeckt habe. Ja, ich glaube, im Grunde Ihres Wesens sind Sie ein psychologischer Tiefenforscher.« Im Erscheinungsjahr der *Traumdeutung* – 1900 – veröffentlichte Schnitzler die Novelle *Leutnant Gustl*, mit der er den inneren Monolog in die österreichische Literatur einführte. »Schnitzler verzichtete auf konventionelle Erzählungen und verschaffte den Lesern stattdessen direkten Einblick in die Psyche seiner Figuren – in ihre unzensierten Impulse, Hoffnungen, Wünsche, Ideen, Eindrücke und Wahrnehmungen«, schreibt Eric Kandel in *Das Zeitalter der Erkenntnis*, seinem Ausflug ins Wien des Fin de Siècle, »ganz ähnlich, wie auch Freud über das Verfahren der freien Assoziation versuchte, Zugang zur Psyche seiner Patienten zu erlangen. Indem Schnitzler seinen Charakteren eine eigene Stimme gab, ließ er die Leser ihrerseits ihre eigenen Schlüsse über die Motive der Charaktere ziehen.«[27]

»Sigmund Freud hat das Lesen verändert«,[28] stellt Peter von Matt am Ende seiner Vorlesungen über *Literaturwissenschaft und Psychoanalyse* fest. Den qualitativen Sprung, den Freud in der Geschichte des Lesens bewirkt habe, hält der Schweizer Literaturwissenschaftler für ähnlich bedeutend wie den Übergang vom lauten zum stummen Lesen in der Spätantike. Dabei hätten gar nicht mal Freuds Modelle, Theorien und Konzepte diesen Paradigmenwechsel bewirkt, sondern eine spezifische Haltung zum Gegenstand, die Freud dem Denken gegenüberstellt: »Die gänzlich neue Art seines Beobachtens schuf den Blick auf die Texte um. Ein neuer Blick war da. Er konnte gewonnen und seinerseits wieder beobachtet werden. Es ist ein Blick, von dem das Geschriebene und also auch die Literatur, das Universum der Literatur, anders erscheint, als es je zuvor erschienen ist.«[29] Das Wesen dieses neuen, anderen Blicks beschreibt Freud selbst in der *Traumdeutung*, wenn er bemerkt, »dass die psychische

Verfassung des Mannes, welcher nachdenkt, eine ganz andere ist als die desjenigen, welcher seine psychischen Vorgänge be-obachtet«.[30] Während also einer, der nachdenkt, seine Ideen kri-tisiert und verwirft, lässt der ideale Beobachter erst einmal alles zu, auch Einfälle, die sonst gar nicht zu fassen gewesen wären. Die Technik der frei schwebenden Aufmerksamkeit hat Freud freilich nicht erfunden, sie ist ein Urelement vieler spiritueller Praktiken wie der christlichen *lectio divina*.

Wo sie auf die Lektüre literarischer Texte angewandt wird, drückt sich darin auch die Erkenntnis aus, dass selbst der Autor nicht Herr im eigenen Haus ist, also nicht die Instanz, die über den Sinn eines Textes gebietet. Gerät die Idee eines souveränen Ich, das seiner selbst bewusst ist, ins Wanken, löst sich auch die Vorstellung eines in sich geschlossenen, ruhenden Kunst-werks auf: »Parallel zur Kunst der Moderne entsteht das Lesen der Moderne.«[31] Von einer bis dahin hermeneutischen Lesart, die auf den einen, verbindlichen Sinn pocht, ebnet Freud unter anderem einer strukturalistischen Sicht den Weg, wie sie Roland Barthes, Jacques Derrida oder Gilles Deleuze mehr als ein hal-bes Jahrhundert später vertreten. Autor und Interpret werden fragwürdige Instanzen, allein die individuelle Wahrnehmung gilt noch als verlässlich: »Nichts wird vorgegebenen Kategorien zugewiesen, abgeteilt und eingeteilt. Kein installierter Begriff vom Kunstwerk steuert das Treiben des lesenden Auges. […] Unendlich reich liegt der Text vor den Augen des Beobachters, ein blühendes, farbenwerfendes Chaos.«[32]

Häufig ist die postfreudsche Interpretationskultur gehörig über ihr Ziel hinausgeschossen und in ein raunendes Hinein-interpretieren gekippt. Wenn vermeintlich unbewusste Auto-renintentionen aus einem Text herausoperiert und zum Leit-faden für dessen Verständnis herangezogen werden, dann lässt eine solche Herangehensweise völlig außer Acht, dass es sich bei Literatur um Kunst handelt, die geformt und überarbeitet ist, also gerade kein ungefilterter Ausdruck des Unbewussten mehr ist.

Doch abgesehen von derartigen Auswüchsen kann der Versuch, einen Text mit demokratischer Aufmerksamkeit zu betrachten, ausgesprochen produktiv sein. Seinen Ursprung hat dieses Verfahren nicht zuletzt in der Idee, auf bis dahin weitgehend unbeachtete Phänomene des Alltags zu achten wie Versprecher, Witze oder auch Träume. Mit Freud werden wir zu Interpreten unserer Lebensgeschichte, die sich auch in diesen Phänomenen ausdrückt.

Indem Freud das Augenmerk auf scheinbar Banales wie Versprecher und Träume richtet und damit argumentiert, dass sie etwas bedeuten – also einem Zweck dienen oder ihnen eine Absicht zugrunde liegt –, schafft er eine facettenreiche und ausgefeilte Sprache der Gefühle, die zuvor so nicht verfügbar war. Zugleich werden die Möglichkeiten, wie etwas zu deuten ist, vielfältiger und individueller. Das zeigt auch Freuds *Traumdeutung*, in der es nicht, wie bei den alten Traumdeutern, darum geht, konkrete Symbole zu übersetzen. Eine Zigarre kann nur eine Zigarre sein und eben kein Penis. Noch immer lautet das Leitmotiv der Psychoanalyse schlicht und ergreifend: Was fällt Ihnen dazu ein?

Diese Frage stellten sich Leser auch schon lange vor Freud: Augustinus oder Montaigne haben Einfälle, die sie über sich und ihre Umgebung sammelten, pointiert und poetisch dokumentiert. »Was sich jedoch mit Freud ändert«, sagt Rolf Haubl, »ist die Akribie, mit der gelesen wird. Das Entscheidende ist das, was er den Abhub nennt, also Details, die übersehen werden. Zum Beispiel freudsche Versprecher. Wenn Sie sich versprechen, merken sie das häufig gar nicht, aber die Zuhörer. Das ist eine Grundannahme bei Freud: Wenn das Unbewusste, das aus Konfliktgründen Verdrängte und Verleugnete ist, müssen Verfahren gefunden werden, die das sichern. Deswegen, sagt er, muss man genau hingucken, es kommt auf jedes Detail an, und das Wichtigste versteckt sich in den Details. Damit wird ein anderes, ein präziseres, ein detektivisches Lesen relevant.«

Wer sich auf diese Beschreibung und Lesart der Welt einlässt, kann erleben, wie vermeintlich unumstößliche Überzeugungen ins Wanken geraten und Wahrheiten hinfällig werden.

Sehr gute Bücher:

" Don Quijote " - Miguel de Cervantes
" Als ich im Sterben lag " - William Faulkner
" Die Strudlhofstiege " - Heimito von Doderer

Robert Seethaler

Er wird dann nicht mehr vernehmen, »was offiziell gilt in der Welt«, sondern »wie es in ihr tatsächlich zugeht«.[33] Dies gilt, so Peter von Matts Pointe, auch für Freuds eigene Thesen und Texte, die häufig da am kühnsten wuchern, wo man es gar nicht vermuten würde: in Anmerkungen, Seitenaspekten, Fußnoten, überall dort, wo er dem engen Gerüst des wissenschaftlichen Anspruchs entkommen konnte.

Auch wenn sich mit kaum einem anderen Protagonisten der Kulturgeschichte derart heftige Debatten entfachen lassen, ist eines an Freud weitgehend unumstritten, und das ist sein literarisches Talent. Der amerikanische Nobelpreisträger Eric Kandel findet sogar, dass Freud schon allein dafür einen Ehrenplatz in der Kulturgeschichte verdient: »Die Klarheit und Dramatik von Freuds Schriften machen aus seinen Studien über mensch-

liches Verhalten und unbewusste Prozesse gleichsam Kriminal-
geschichten, die uns einladen, den Geheimnissen der menschlichen Psyche auf die Spur zu kommen. Die Patienten seiner
fünf wichtigsten Fallstudien – Dora, der kleine Hans, der Rat-
tenmann, Schreber, der Wolfsmann – sind zu Figuren geworden,
die aus dem Kanon der modernen Literatur ebenso wenig weg-
zudenken sind wie die Figuren Dostojewskis.«[34]

Als Naturwissenschaftler war Freud jedoch nicht ganz wohl
dabei, wie ein Schriftsteller zu reden. Schließlich war er Neurologe und hatte zunächst den Versuch unternommen, eine na-
turwissenschaftlich begründete Psychologie zu entwerfen, die
auf soliden biologischen Erkenntnissen beruhen sollte. Die literarische Ebene seines Unternehmens war ihm suspekt, auch
wenn der österreichische Schriftsteller Robert Seethaler ihn
etwas anderes phantasieren lässt. In dem Roman *Der Trafikant*
lauscht Freud, am Kopfende der berühmten Couch sitzend,
dem ewigen Lamento seiner schwer übergewichtigen Patientin
Mrs. Buccleton und denkt: »Wie hatte er jemals auf die geradezu
absurde Idee kommen können, diese Leiden verstehen zu wollen oder sie gar lindern zu können? Was für ein Teufel hatte ihn
geritten, den Großteil seines Lebens der Krankheit, der Bedrü-
ckung und dem Elend zu widmen? Er hätte Physiologe bleiben
und mit seinem Skalpell in aller Ruhe Insektenhirne in hauch-
dünne Scheiben schneiden können. Oder Romane schreiben,
aufregende Abenteuergeschichten, die in fernen Ländern und
alten Zeiten spielen.« Zumindest dieser fiktive Wunsch ist in
Erfüllung gegangen, denn sind nicht für heutige Leser Freuds
phantastisch geschriebene Fallstudien aufregender als so manche Abenteuergeschichte? Und ist nicht umgekehrt das, was die
moderne Neurowissenschaft inzwischen nachweisen kann, die
Erfüllung von Freuds Traum einer empirischen Psychologie?
Die interdisziplinäre Erforschung einer Sprache der Gefühle auf
einem naturwissenschaftlichen Fundament.

LESER WACHSEN ÜBER SICH HINAUS

Jeder Mensch, der lesen lernt, muss neurologisch gesehen erst die Voraussetzungen dafür schaffen. Schließlich werden wir nicht als Leser geboren, das heißt, anders als für das Sehen oder Sprechen gibt es kein genetisches Programm, auf das wir zurückgreifen können. Bei jedem Leseanfänger muss sich das Gehirn umstrukturieren, indem ältere Netzwerke neue Schaltkreise bilden beziehungsweise umfunktioniert werden. Das bedeutet, dass »unser Gehirn seine eigenen Grenzen sprengen und dabei sowohl seine Funktionen als auch unsere geistigen Fähigkeiten erweitern kann.«[35] Arthur Jacobs nennt diesen Vorgang »neuronale Neuprägung«. Wer lesen lernt, wiederholt individuell, was bereits bei der Erfindung des Lesens geschehen ist: »Leseanfänger überall auf der Welt müssen lernen, alle zum Lesen erforderlichen Systeme der Wahrnehmung, Kognition, Sprache und Motorik miteinander zu verknüpfen. Diese Systeme wiederum sind auf die Nutzung älterer Hirnstrukturen angewiesen, deren spezialisierte Bereiche angepasst, rekrutiert und trainiert werden müssen, bis sie nahezu automatisch funktionieren.«[36] Deshalb ist die Erforschung des Lesens auch für Neurowissenschaftler so aufschlussreich: Was zwischen den ersten mühsamen Buchstabierversuchen und dem versierten Überfliegen einer Seite liegt, bietet den Forschern die einmalige Möglichkeit, genau beobachten zu können, wie sich ein kognitiver Prozess entwickelt.

Alles, was uns schwerfällt, verlangt dem Gehirn mehr Aufwand ab als Vorgänge, die wir bereits gut beherrschen. Deshalb sind bei Leseanfängern größere Hirnareale aktiv als bei geübten Lesern, bei denen die »spezialisierten Regionen gelernt [haben],

Repräsentationen für die wichtigsten visuellen, phonologischen und semantischen Informationen zu erzeugen und diese blitzschnell abzurufen«. Je flüssiger wir lesen, umso mehr Raum bleibt für weiterführende Überlegungen oder Empfindungen, so die amerikanische Leseforscherin Maryanne Wolf. Wenn die Entzifferungsprozesse, mit denen sich Leseanfänger noch so schwer tun, nahezu automatisch ablaufen, lernt das Gehirn »mit jeder hinzugewonnenen Millisekunde mehr metaphorische, folgernde, analogische, affektive Hintergrundinformationen und Erfahrungswissen zu integrieren«.[37] Das Gehirn arbeitet dann so schnell, dass es Denken und Fühlen trennen kann und damit die physiologische Grundlage schafft »für unsere Fähigkeit, ›eine endlose Reihe immer vollkommenerer Gedanken‹ hervorzubringen. Es gibt beim Lesen nichts, was wichtiger wäre.«

Die Neurowissenschaftlerin Maryanne Wolf untersucht mit ihren Mitarbeitern am Center for Reading and Language Research an der Tufts University bei Boston seit vielen Jahren, was beim Lesen geschieht und welche Ursachen es haben kann, wenn manche Menschen nicht so einfach lesen lernen wie andere. Wolfs Forschungen bestätigen, was leidenschaftliche Leser schon immer geahnt haben: Lesen ist »weniger ein Ziel in sich, sondern unser bester Weg zu einem gewandelten Geist sowie – im wörtlichen und übertragenen Sinne – zu einem anderen Gehirn.«[38]

Tatsächlich sehen die Gehirne von Lesern nicht nur anders aus, sie arbeiten auch anders als die von Analphabeten. Mit der Fähigkeit, einzelne Buchstaben als sinnvollen Text wahrnehmen zu können, verändert sich unsere Sehrinde. Bei Lesern existieren im Visuellen Cortex Schaltkreise, die es bei Nichtlesern schlichtweg nicht gibt. Portugiesische Wissenschaftler haben im Rahmen einer Studienreihe die Bewohner abgelegener ländlicher Regionen untersucht, die aus verschiedenen Gründen nie eine Schule besucht hatten. Beim Vergleich mit einer anderen Personengruppe, die sich später in ihrem Leben grundsätzliche Lese- und Schreibkenntnisse angeeignet hatte, entdeckten die Forscher eklatante Unterschiede im Verhalten dieser Menschen, aber auch kognitiv-sprachliche und neurologische Verschiedenheiten. Die alphabetisierten Personen konnten nicht nur Phoneme, also Lauteinheiten, in ihrer Sprache weitaus besser erkennen und unterscheiden, sondern bei Hirnscans zeigte sich auch, dass die Gehirne der Nichtleser andere Areale nutzten, um Sprachaufgaben zu lösen.

Und wenn zwar die Möglichkeit besteht, lesen zu lernen, es aber nicht so leicht geht wie bei anderen? Kommen auch Menschen, die sich schwer damit tun, in den Genuss der heilsamen Wirkung des Lesens? Welche Ursachen und was für Folgen hat die sogenannte Leseschwäche? Auch hier ist noch vieles spekulativ. Auffallend ist jedoch, wie außergewöhnlich kreativ Legastheniker häufig in anderen, nichtsprachlichen Bereichen sind. Liegt das daran, dass ihr Gehirn andere Schwerpunkte setzt? Bildende Künstler, Wissenschaftler und Erfinder wie Leonardo da Vinci, Albert Einstein oder auch Thomas Edison hatten mit ausgeprägter Leseschwäche zu kämpfen. Albert Einstein erklärte, ein extrem schlechtes Gedächtnis für Wörter und Texte zu haben, und Leonardo da Vinci schrieb in einer von Fehlern strotzenden Spiegelschrift.

Die Ursachen der verschiedenen Formen von Legasthenie sind längst nicht geklärt. Offensichtlich ist aber, dass Legastheniker Probleme mit der linken Gehirnhemisphäre haben, die unter anderem Sprachfunktionen vermittelt. Deshalb nutzen sie vermutlich stärker die rechte Hemisphäre, also jene Hirnhälfte, die mehr auf Mustererkennung und räumliche Wahrnehmung spezialisiert ist. Auch eine Expertin wie Maryanne Wolf, die ihr Leben der Erforschung dieser Prozesse gewidmet hat, kann bislang nur einzelne Aspekte dieser faszinierenden Verschiebungen und Verlagerungen aufklären. Doch schon ihre bisherige Spurensuche gibt Aufschluss darüber, was Lesen für unsere geistige Entwicklung, unsere Wahrnehmung und unser Bewusstsein bedeuten kann.

Auch der französische Neurowissenschaftler Stanislas Dehaene ist davon überzeugt, dass Lesen das Gehirn über sich hinauswachsen lässt. Dehaene vertritt die These, dass unser Gehirn für eine relativ neue Errungenschaft wie die Schrift, die erst vor rund 6000 Jahren erfunden wurde, auf evolutionär ältere Netzwerke zurückgreift und diese umstrukturiert, also eine Art von »neuronalem Recycling« betreibt (Arthur Jacobs und Raoul Schrott nennen diesen Prozess »neuronale Neuprägung«). Um Wörter erkennen zu können, nutzt das Gehirn den evolutionär älteren Schaltkreis für Objekterkennung. Dieses Netzwerk ermöglichte es unseren Vorfahren, auf einen Blick zwischen Beute und Feind zu unterscheiden oder Zeichen, wie den Stand der Sonne oder Tierspuren, zu deuten. Jene Areale, mit deren Hilfe wir Buchstaben entziffern, hatten also ursprünglich eine überlebensnotwendige Bedeutung. Um Spuren oder Buchstaben nicht nur entschlüsseln, sondern auch interpretieren und verstehen zu können, vermutet Maryanne Wolf, muss das Gehirn das visuelle Erkennungssystem mit begrifflichen und sprachlichen Mechanismen verknüpfen. »Somit konnte unser Gehirn, als es mit der Aufgabe konfrontiert wurde, Funktionen wie Schreiben, Lesen und Rechnen zu erfinden, auf drei geniale Gestaltungsprinzipien zurückgreifen: die Möglichkeit, zwischen älteren Strukturen neue Verbindungen herzustellen, die Möglichkeit, äußerst präzise Spezialisierungsbereiche für das Erkennen von Mustern in Informationen auszubilden, und die Fähigkeit zu lernen, wie man Informationen aus diesen Bereichen automatisch abruft und verknüpft.«[39] Diese drei Prinzipien der Hirnorganisation bilden das Fundament des Lesens. Die Vorstellung, dass Lesen im besten Sinne den Charakter bildet und die Persönlichkeit prägt, ist also nicht nur eine schöne Phantasie eifriger Pädagogen oder Lesesüchtiger, sondern eine biologische Tatsache. Wenn wir uns in das Bewusstsein einer literarischen Figur hineinziehen lassen, deren Perspektive einnehmen, mitfühlen und am Ende der Lektüre bereichert und verändert daraus hervorgehen, entspricht diese schöpferische Kraft des Lesens »der grundlegenden Plastizität in den Verschaltungen unseres Gehirns – beide erlauben uns, über die speziellen Gegebenheiten hinauszugehen«.[40]

Wir wachsen als Leser also in vielfacher Hinsicht über uns hinaus! Auch über unsere eigene, naturgemäß beschränkte Art zu leben, denn Bücher eröffnen unendliche Alternativen. Hin und wieder verschwinde ich komplett in einer solchen Gegenwelt, besonders dann, wenn mir (anders als bei meinen personenbezogenen literarischen Liebschaften) der Autor oder die Autorin vollkommen egal ist und mich allein die Atmosphäre eines Textes berauscht. Häufig erlebe ich das bei amerikanischen und kanadischen Autoren wie Richard Ford, Alice Munro, Anne Tyler und natürlich bei meiner großen Jugendliebe John Irving. In die Bücher dieser Autoren kann ich eintauchen, und schon nach wenigen Seiten fühle ich mich verwandelt und mit einem neuen, betörend fremden Leben beschenkt. Ich gehe die alte Stiege in Irvings *Hotel New Hampshire* hinauf und bin Mitglied dieser verrückten Familie. Ich erstarre in der furchterregenden Einsamkeit, die der Junge in Richard Fords Roman *Kanada* erleben muss, nachdem seine Eltern durch einen Banküberfall das Leben der Familie zerstört haben. Ich verlasse mit der vierzigjährigen Delia aus Anne Tylers *Kleine Abschiede* an einem sonnigen Urlaubstag von einem Moment auf den anderen meine Familie, steige mit nichts als meiner Schultertasche in einen Bus und beginne ein paar Ortschaften weiter ein neues Leben. Unglück, Verlorenheit, Trauer, aber auch Freude und Heiterkeit bewegen mich, als würde ich selbst erleben, was diesen Phantasiegestalten widerfährt. Ich fühle mich wie die unglückliche Robin, die Alice Munro in ihrer Erzählung *Tricks* ein ganzes Jahr lang auf eine Verabredung warten lässt, die dann auf fatale Weise scheitert, nur weil Robin das falsche grüne Kleid trägt. Für die Dauer der Lektüre werde ich süchtig nach diesen Gestalten, in deren Körper ich schlüpfen kann, und nach ihren Kleidern und Räumen, deren Geruch noch auf meiner Haut zu liegen scheint, wenn die letzte Seite längst gelesen ist.

Um uns derart intensiv in eine Geschichte oder eine Figur einfühlen zu können, müssen Wörter in unserer Vorstellung lebendig, also wirklich werden. Das geschieht zum Teil durch ein Phänomen, das Arthur Jacobs »Verkörperung« nennt. Um zu erklären, was damit gemeint ist, erzählt Jacobs von Karl Bühler, einem Sprachforscher, dessen Frau Charlotte in den dreißiger Jahren des vergangenen Jahrhunderts das Leseverhalten von Kindern untersuchte. Aus ihren denkpsychologischen Experimenten schloss Bühler, dass Wörter einen »Sphärengeruch« haben.

Liest man in einem Text das Wort *Radieschen,* sieht man die rot-weiße Farbe, man hört das Knacken, riecht Erde und schmeckt die Schärfe dieses Miniaturrettichs – man ist also in eine völlig andere Sphäre versetzt, als wenn das Wort Wind oder Ozean im Text vorkommt. Lesen und Sprechen sind folglich stoffgesteuert, das heißt, der Gegenstand, von dem die Rede ist, löst körperlich messbare Resonanz aus. Leicht nachvollziehen kann man das, wenn es um handlungsbezogene Wörter geht. Lesen oder hören wir Verben wie gehen, hüpfen, hämmern, werden im Gehirn genau die Netzwerke aktiviert, die zum Teil auch dann aktiv werden, wenn die Handlung tatsächlich erfolgt. In der Kognitionspsychologie gibt es dazu die Theorie »verkörperter Konzepte«, die davon ausgeht, dass wir die Bedeutung der Dinge vor allem deshalb verstehen, weil wir wissen, was man mit ihnen tun kann. Stellen wir uns das Wort Hammer vor, werden zum Teil dieselben neuronalen Netzwerke aktiviert, die auch dann beteiligt sind, wenn wir dieses Werkzeug wirklich in die Hand nehmen und damit einen Nagel in die Wand schlagen. Aus Versuchsreihen weiß man, dass es sogar einen Unterschied macht, ob es sich um bewegte, also aktive Begriffe handelt oder um passive. Denn aktive Verben produzieren mehr potenzielle Motorik als passive Verben. »Etymologisch leitet sich Emotion von *movere* ab. Denn was uns beim Lesen primär ›bewegt‹, sind eben jene körperlichen Erfahrungswerte, die wir mit Worten verbinden – jene konditionierten Assoziationen, die unsere Lebenserfahrung thematisch als Erinnerung abgespeichert hat.«[41]

Schon Ludwig Wittgenstein fragte, woher ein Kind weiß, was ein Wort wie Stuhl bedeutet. Der Philosoph vermutete, alle Handlungen, die mit einem Stuhl verbunden sind, wie Sitzen, Schieben, Anfassen, werden in dem Moment vergegenwärtigt, in dem das Kind den Begriff hört, und erschließen ihm so dessen Bedeutung. Bei abstrakten Begriffen wie Liebe oder Frieden erscheint diese Theorie nicht direkt überzeugend. »Doch man darf nicht vergessen«, sagt Arthur Jacobs, »dass wir sehr viel von dem, was wir über Begriffe, Dinge oder Situationen wissen, indirekt erlangen: über Berichte, Erzählungen und nicht zuletzt

aus der Literatur.« In ihr können wir auch Situationen durch-
spielen, bevor wir sie in der Realität erfahren – eine Fähigkeit,
die für unsere Entwicklung als soziale, mitfühlende Wesen ungeheuer wichtig ist. Mit diesem Vermögen kann Literatur sogar
vernachlässigten Kindern und Jugendlichen Nachhilfe in Sozialverhalten erteilen. Das zeigen nicht nur bestimmte Lesepro-
gramme, wie der Dresdner Bücherkanon, um den es später noch
gehen wird, die im Jugendstrafvollzug mit Erfolg angewandt
werden. Auch die Literatur selbst beherbergt eine ganze Reihe
vernachlässigter und gequälter Kinder, die nur deshalb empathi-
sche, nette Erwachsene werden, weil eine gute Fee ihnen die
richtigen Bücher in den Weg legt. So wie in Charles Dickens'
1849/50 erschienenem Meisterwerk *David Copperfield*, ein
Roman, der sich ebenso als autobiographisches Märchen wie
als Fallgeschichte lesen lässt.

»Mein Vater hatte eine kleine Büchersammlung in einer Dachstube neben meinem Schlafraum, um die sich niemand küm-
merte, hinterlassen. Aus diesem gesegneten Stübchen kamen
Roderick Random, Peregrine Pickle, Humphrey Clinker, Tom
Jones, der Landprediger von Wakefield, Don Quichote, Gil Blas
und Robinson Crusoe – eine glorreiche Schar – zu mir, um mir
Gesellschaft zu leisten. Sie erhielten meine Phantasie lebendig –
und meine Hoffnung auf etwas über diesen Ort und diese Zeit
hinaus.« Seine fiktiven Freunde erlösen David nicht nur von
seiner Einsamkeit, sie bieten ihm auch Zuflucht vor seinem
grausamen Stiefvater Mr. Murdstone, der ihn ohne Unterlass
quält und demütigt. Davids Phantasie bildet einen Schutzraum,
in dem der Junge sich geborgen und zugleich frei fühlen kann.
Etwas, wovon im Übrigen auch der spanisch-peruanische Li-
teraturnobelpreisträger Mario Vargas Llosa in einem Interview
berichtet. Er sei vor allem aus Furcht vor seinem tyrannischen
Vater zur Literatur gekommen, und während er »viele Jahre in
ständiger Angst vor diesem Mann« lebte, habe er sich »lesend
wie ein freier Mensch gefühlt«.[42]

David Copperfield vertreibt den bösen Geist seiner Kindheit, indem er sich in andere Identitäten rettet: »Eine Woche
lang war ich Tom Jones in Kindergestalt. Die Rolle Roderick

Randoms habe ich wohl einen Monat lang gespielt [...], das bildete meinen einzigen und beständigen Trost. Wenn ich daran denke, steht mir ein Sommerabend vor Augen, wo die Kinder draußen auf dem Kirchhof spielten und ich auf dem Bette saß und auf Tod und Leben draufloslas.« In der Büchersammlung seines Vaters findet David auch positive Vorbilder, durch die er lernt, was Selbstachtung, Würde und Empathie bedeuten. Mag der schreckliche Mr. Murdstone ihn noch so drangsalieren, das Innerste des Jungen bleibt davon unberührt, denn Davids literarische Gefährten hüten seine Seele wie die Wächter eines kostbaren Schatzes. Mit Hilfe der kleinen Bibliothek, die er hinterlassen hat, kann Davids verstorbener Vater seinen Sohn vor Mr. Murdstone, seinem unwürdigen Stellvertreter, beschützen und ihm sogar noch den weiteren Lebensweg weisen: Denn aus dem Leser David Copperfield wird, ebenso wie aus seinem Erfinder Charles Dickens, ein erfolgreicher Schriftsteller, der zeit seines Lebens Zuflucht in der Literatur finden wird.

ERFUNDENE GEFÜHLE

Ein Mann war Landwirt und fuhr seinen Mähdrescher in das
Maisfeld, in dem seine Kinder Verstecken spielten. Als die
Maschine stockte, stieg er aus, um nachzusehen, wo der Feh-
ler lag. Als er erkannte, dass er seine Kinder überfahren hatte, nahm er sich das Leben.« Diese und andere makabre Ultra-
Kurzgeschichten, sogenannte Black Storys, sollten Probanden
bei einem Laborversuch an der FU Berlin im MRT lesen. Der
einen Hälfte der Teilnehmer wurde gesagt, die Geschichte sei
wahr, die anderen Teilnehmer glaubten, sie sei erfunden. Die
Ergebnisse bestätigten die These der verkörperten Kognitionen,
das heißt, fiktive literarische Texte bewirken »mentale Simula-
tionen sozialer Erfahrungen«[43] – also das, was David Copperfield vor seinem bösen Stiefvater gerettet hat.

Das belegt die Aktivierung eines Areals im rechten unteren Schei-
tellappen. Diese Region ist stärker beteiligt, wenn die Versuchspersonen glauben, einen ausgedachten Text zu lesen, als wenn
sie davon überzeugt sind, es mit Tatsachen zu tun zu haben.
Ob das allerdings bedeutet, dass Fiktionen stärkere Emotionen
bewirken als Fakten, können die Wissenschaftler nicht beantworten. Denkt man an die Berge von Papiertaschentüchern, die
bei einem Hollywoodfilm wie *Titanic* verbraucht werden, oder
an die epidemische Schmerzwelle, die Goethes Briefroman *Die
Leiden des jungen Werthers* ausgelöst hat, möchte man es fast
meinen. Aber andererseits: Was bedeutet schon fiktiv und fak-
tisch, wenn man eingezwängt in einer Röhre liegt und einen
Fünf-Satz-Text liest? In der Realität wird die Botschaft, dass
der nette Nachbar seine Kinder aus Versehen überfahren hat,

Ölgemälde von
Jean-Baptiste
Marie Pierre
(1714–1789)

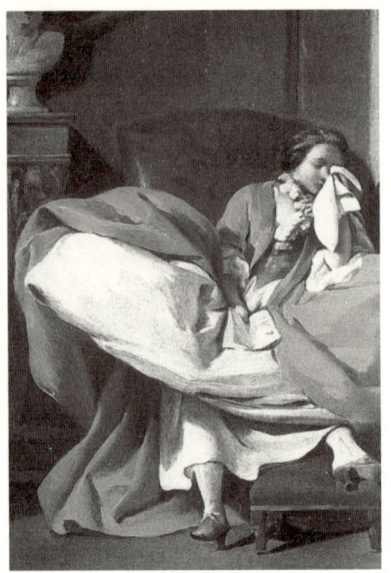

sicher stärkere Reaktionen auslösen, als wenn man diesen Satz in einem Roman liest. Der Kontext, die Situation, in dem wir Fakten und Fiktionen aufnehmen, spielt keine geringe Rolle. Das macht psychologische Versuchsanordnungen so heikel und schwierig.

Wieso leiden wir mit Hänsel und Gretel, wenn der Vater sie in den Wald jagt, was treibt uns Tränen in die Augen, wenn David Copperfield von Mr. Murdstone bis aufs Blut gequält wird, und wie konnte Goethes Werther eine ganze Generation in Aufruhr versetzen? Wie entstehen die Bilder, Farben und Gefühle im Kopf des Lesers? Wie wird eine Geschichte lebendig?

»Entstanden ist Literatur nicht an dem Tag, da ein Junge hilferufend aus dem Neandertal gerannt kam, weil ihm ein großer grauer Wolf auf den Fersen war: Sie trat in jenem Augenblick ins Leben«, erklärt Vladimir Nabokov in seinen Vorlesungen über Literatur, »als ein Junge angelaufen kam und schrie, ein Wolf verfolge ihn, ohne dass es an dem war. Den armen kleinen Kerl fraß später ein wirkliches Untier, weil er zu oft log, doch das ist unerheblich.«[44]

Literarische Welten entstehen aber nicht allein durch die Phantasie und Kreativität ihres Erfinders, sondern müssen in einem zweiten Schritt vor dem inneren Auge des Betrachters wiederbelebt werden. »Man muss ein Erfinder sein, um gut zu lesen«, heißt es bei dem amerikanischen Philosophen Ralph Waldo Emerson. Autor und Leser müssen also kreativ sein: der eine, um eine fiktive Welt zu schaffen, der andere, um sie nachvollziehen, also mit seinen eigenen Mitteln rekonstruieren oder besser reanimieren zu können.

Der Göttinger Hirnforscher Gerald Hüther bezeichnet diese Vorstellungen als »innere Bilder«, synaptische Verschaltungsmuster, die unser Denken, Fühlen und Handeln, aber auch unser Selbstbild und all jene Bilder, die uns andere übermitteln, mitbestimmen. Es sind diese inneren Bilder, so Hüther, die Künstlern, Wissenschaftlern, aber auch Eroberern und Religionsstiftern Macht verleihen: »Schriftsteller, die ihre Erfahrungen an andere weitergeben, bemühen sich ebenfalls darum, neue innere Bilder zu erzeugen, und erreichen bisweilen, dass sich der Blick derer, die ihre Bücher oder Geschichten lesen und ihre Bilder oder Skulpturen betrachten, weitet und verändert, dass die inneren Bilder der Leser und Betrachter wieder lockerer und offener werden.«[45]

Geht es darum nicht auch in der Psychotherapie? Innere Bilder zu schaffen, die Sicherheit vermitteln und in langwierigen Prozessen an die Stelle alter, unbewusster, mächtiger, lähmender, beängstigender Bilder treten? War das Freuds Idee, als er seinen hypnotisierten Patientinnen ihre hysterischen Vorstellungen auszureden versuchte? Schafft nicht auch ein Vers, der einen unmittelbar anspricht, solch ein unauslöschliches inneres Bild? Oder das Detail eines Gemäldes, das einem so intensiv ins Auge springt, als sei es nur entstanden, um diesen einen erkenntnishaften Moment auszulösen?

Innere Bilder kreuzen durch unser Bewusstsein: kurz vor dem Einschlafen, im (Tag-)Traum oder beim Lesen. Durch Sprache erlangen diese subjektiven Vorstellungen auch eine soziale Funktion, denn Sprache trägt und übersetzt sie von einer Person zu einer anderen, so dass wir unsere individuellen Eindrücke, Ideen und Erfahrungen mit anderen teilen und austauschen können.

Ein inneres Bild kann unser ganzes Leben verändern. Vielleicht, weil es sich besonders tief eingegraben hat, mit starkem Lustgewinn verbunden ist und deshalb unser Belohnungszentrum anspricht? »Es muss etwas mit uralten Systemen zu tun haben«, sagt Arthur Jacobs, »sonst würde man sich nicht immer wieder daran erinnern und es auch nutzen, um unser Sozialverhalten zu steuern.«

Damit wir unsere inneren Bilder veräußern, also beschreiben können, aber auch um die Vorstellungen unserer Mitmenschen verstehen und nachvollziehen zu können, müssen wir uns in andere hineinversetzen und Empathie entwickeln. Wie funktioniert das?

Möglich wird diese Form von Anteilnahme unter anderem durch das sogenannte Spiegelzellensystem, das sein Entdecker, der nun schon bekannte italienische Neurophysiologe Giacomo Rizzolatti, auch als neuronales Resonanzsystem bezeichnete.

Mitte der neunziger Jahre des 20. Jahrhunderts entdeckte Rizzolatti bei Experimenten mit Makaken, dass es »Neuronen gab, die sowohl feuerten, wenn der Affe eine bestimmte Handlung ausführte (beispielsweise nach dem Futter griff), als auch, wenn er ein anderes Individuum (den Experimentator) bei einer ähnlichen Handlung beobachtete. Diesen Neuronen gab man daher den Namen Spiegelneuronen (mirror neurons)«.[46] Offenbar müssen wir körperlich nachvollziehen, was einem anderen widerfährt, um es wirklich verstehen zu können. Dieser Spiegeleffekt setzt auch ein, wenn wir fiktionale Handlungen und Gefühle miterleben, ganz gleich ob in einem Film oder einem Buch. Es genügt also, sich etwas vorzustellen: »Die Neuronen, die aktiviert werden, wenn wir selbst lachen oder jemanden lachen sehen, bleiben dieselben.«[47]

Lesen wir das Wort »laufen«, macht sich unser Körper neurologisch bereit loszulaufen. Bei der Lektüre einer besonders rührenden Stelle spiegelt unser Körper eine neurologische Repräsentation des Musters, bei dem echte Tränen fließen. Ob die Augen tatsächlich feucht werden, hängt auch von der Situation ab, in der ein Text gelesen wird, und wie kontrolliert der jeweilige Leser ist. Das Phänomen der symbolischen Verkörperung erklärt auch kollektive Gefühlsausbrüche, wie sie Goethes *Werther* auslöste. Als der Briefroman 1774 erschien, brachte er innerhalb kürzester Zeit nicht nur die Körpersäfte seiner Leser zum Überfließen, sondern löste eine Empfindsamkeitsepidemie aus, ein wüstes Lesefieber. Der Text »zündete ein Feuer an, ein

Bücher, die mein Denken und Fühlen
nachhaltig verändert haben:
"Auf der Suche nach einer besseren Welt" K. Popper
"Der Mythos von Sisiphus" A. Camus
"Krieg und Frieden" L. Tolstoi

A. Jacobs

»Bücher, die
mein Denken
und Fühlen nach-
haltig verändert
haben«
Arthur Jacobs

Strohfeuer, auch Schadenfeuer, wie kein deutsches Buch bisher und keines je nachher«.[48] Selbstmorde wurden verübt, bei denen man das aufgeschlagene Buch neben den Toten fand. Junge Männer kleideten sich im Werther-Stil und trugen, wie es im Buch beschrieben wird, einen blauen Frack zur gelben Weste. Gruppen von Verehrern pilgerten zu Werthers Grab – beziehungsweise dem seines Vorbilds Carl Wilhelm Jerusalem –, um dort eigenwillige Totenrituale abzuhalten. So wurden vier junge Engländer dabei beobachtet, wie sie eine Flasche Wein auf dem Friedhof leerten und das fünfte Glas andächtig in die geweihte Erde über dem Verehrten gossen. Es erschienen zahlreiche Nachdichtungen und Karikaturen, aber auch erbitterte Pamphlete, die davor warnten, wie gefährlich dieses Schandwerk für die Jugend sei. Auch was wir heute Merchandising nennen, florierte: Lotte und Werther prangten auf Medaillons und Kupferstichen, und die Königliche Porzellanmanufaktur Meißen ließ die beiden Ikonen kunstvoll auf Tassen und Tellern verewigen. Werther war Popkultur, sein Verfasser wurde wie ein Star verehrt. Und die Fangemeinde war für die damalige Zeit beachtlich: Mit rund 9000 verkauften Exemplaren allein in den ersten drei Jahren nach seinem Erscheinen hatte das Buch in erstaunlich kurzer Zeit Bestsellerformat erreicht. Und da viele ihr Buch weitergaben oder man gemeinsam darin las, kann man wohl von der zehnfachen Zahl tatsächlicher Leser ausgehen. Werther animierte seine Bewunderer aber nicht nur zum Lesen, sondern auch zum Schreiben: Ausführlich korrespondierten seine aufgewühlten Anhänger und tauschten sich über ihre Empfindungen aus. Detailfreudig beschrieb man einander, »wie das Ding durch Leib und Leben geht, in jeder Ader zuckt«.[49] Da wird von fiebrig glühenden Wangen berichtet, aber auch von Schwindel- und Ohnmachtsgefühlen, ebenso gehören heiß-kalte Schweißausbrüche und Herzschmerzen zu den verbreiteten, sozusagen angelesenen Symptomen: »Da sitz' ich mit zerfloßnem Herzen, mit klopfender Brust und mit Augen, aus welchen wollüstiger Schmerz tröpfelt, und sag Dir, Leser, dass ich eben ›Die Leiden des jungen Werthers‹ von meinem lieben Goethe – gelesen? – nein, verschlungen habe«, notiert der Dichter Christian Friedrich Daniel Schubart. Als Friedrich Heinrich Jacobi einem Freund aus seinem kurz zuvor gelieferten Werther-Exemplar vorliest, beobachtet er heftige Reaktionen: »Ich hub an. Der arme Rost ward übermannt, gerieth außer sich, sein Angesicht glühte, seine Augen thaueten, seine Brust hob sich empor. [...] Bis es endlich dahin kam, daß er in der lautersten Wahrheit seines Herzens zeugte, du [Goethe] seyst der größte Mann, den die Welt hervorgebracht. [...] Es ward 9 Uhr, bis wir mit dem Buche fertig wurden. Der arme Rost schwankte umher, wie ein Rohr, in einer so wahrhaften Entäußerung seiner selbst, daß es einen jammerte.«[50]

Die zeitgenössischen Leser leben und sterben für Werther, bei einigen führt die Emphase zu einer so vollständigen Identifikation mit ihrem Helden, dass sie ihre eigene Identität verlieren. Dieses Imitatio-Phänomen ist die wohl extremste Form von Emotionalisierung durch eine literarische Vorlage. Heutzutage wird über die Gefahren von Imitatio vor allem im Zusammenhang mit jugendlichen Amokläufern und deren Konsum von Computerspielen und Filmen diskutiert.

Diese ausgeprägte Identifikationsfähigkeit hat sich die Natur jedoch nicht ausgedacht, um uns besonders schöne und intensive Kunst- und Literaturerlebnisse zu bescheren. Tatsächlich ist diese innere Bewegtheit überlebensnotwendig, denn sie versetzt uns in die Lage, etwas nachzuahmen und dadurch zu lernen. Wenn zum Beispiel ein Affe auf einen Baum klettern will, muss er vorher die Struktur dieses Gebildes verinnerlichen, um dann die nötigen Hand- und Fußgriffe ausführen zu können, die ihn nach oben bringen.

Ohne diesen Mechanismus könnten wir zwar das Verhalten anderer sehen und erkennen, aber ihre Intentionen nicht begreifen. Das Resonanzsystem der Spiegelneuronen ermöglicht es, sich in die Handlungen, Absichten und Gefühle anderer hineinzuversetzen, selbst wenn es sich dabei nur um fiktive Wesen aus Büchern handelt. Instinktiv simulieren wir das Beobachtete und spielen es, ohne uns dessen bewusst zu sein, innerlich nach.

Menschen, bei denen die Spiegelneuronen nicht funktionieren, mangelt es häufig an Einfühlungsvermögen. Sie zeigen ähnliche Symptome wie Autisten, die häufig nur über eine verarmte Sprache verfügen und selten in der Lage sind, metaphorisches Sprechen zu verstehen. Letzteres tritt häufig auch bei vernachlässigten Kindern auf. Offenbar besteht ein enger Zusammenhang zwischen dem Ausdrucksvermögen und der Fähigkeit sich in andere einzufühlen. Wer das nicht von liebevollen Eltern oder anderen ihm zugetanen Menschen lernt, dem gibt die Phantasie noch eine Chance auf erfundene Geborgenheit. Die Literatur ist voll von verlassenen Kindern, die zwischen zwei Buchdeckeln eine Ersatzheimat finden, einen Ort, an dem sie die Schrecken ihrer Kindheit überstehen. Indem Schriftsteller wie Charles Dickens oder Jeanette Winterson von ihren Erfahrungen erzählen, schenken sie anderen einsamen Kindern Zuversicht, Mut und das Gefühl, mit ihrem bedauernswerten Schicksal doch nicht ganz allein zu sein.

Die Fähigkeit zur Nachahmung lässt sich bei Tieren, aber auch bei menschlichen Neugeborenen beobachten: Beugt sich die Mutter eines Säuglings über das Gesicht ihres Kindes und streckt dabei die Zunge heraus, ist das Baby schon wenige Stunden nach der Geburt in der Lage, es ihr nachzutun. Die Fähigkeit, einen visuellen Eindruck in Motorik zu übersetzen, bildet die Grundlage für unsere intensiven literarischen Parallelweltausflüge.

Als ich zum ersten Mal Mutter wurde und mich über den Säugling beugte, kamen mir derartige Nachahmungsspiele gar nicht mehr in den Sinn vor lauter Müdigkeit und Überforderung. Plötzlich bestimmte ein winziges schreiendes Wesen wie ein Despot über mein Leben. Allein der ständige Schlafentzug war die reinste Folter. Erlösung brachte ein großes Tuch, in dem man sich sein Baby an den Köper binden und es dadurch besänftigen kann. Endlich gab es auch für mich wieder Momente von Ruhe. Stehend wiegte ich mich langsam hin und her und las dabei ein Buch nach dem anderen. Zuerst Klassiker, dann schenkte mir jemand Peter Handkes *Kindergeschichte*, danach entdeckte ich Birgit Vanderbekes *Gut genug* und schließlich Durs Grünbeins *Una Storia Vera*. Ich erkannte meine eigene Hilflosigkeit und die Wut einer von ihrem schreienden Baby gequälten Frau in Alice Munros *Der Traum meiner Mutter*. Ich begleitete Peter Kurzeck und Carina in *Oktober und wer wir selbst sind* bei ihrem täglichen Gang zum Kinderladen. All diese literarischen Erlebnisberichte aus einer seltsamen Zeit, in der man so verliebt wie verzweifelt ist, weil man fürchtet, sein altes Leben nie mehr wiederzubekommen. Nie mehr in Ruhe nachdenken, nie mehr wild ausgehen und vor allem nie mehr richtig ausschlafen. In diesem Zustand ist es tröstlich zu sehen, dass auch eine so weltfremd wirkende Gestalt wie Peter Handke den Kampf gegen diesen Alltagsmuff überstanden hat. Erlebt man mit, wie es anderen ergangen ist und wie sie es geschafft haben, den permanenten Ausnahmezustand, in dem sich das Leben mit Kleinkindern abspielt, auch noch in gute Literatur zu übersetzen, löst sich die ganze Schwere auf und schwebt wie ein Luftballon davon.

Nur wenn beim Lesen das körpereigene Kopfkino anspringt und ein innerer Film abläuft, bei dem wir uns die Gestalten eines Autors, ihre Verhaltensweisen und die Räume, in denen sie sich bewegen, bildlich vorstellen, wird ein Text lebendig, nachvollziehbar und nachfühlbar. Mein neurowissenschaftlicher Gewährsmann Arthur Jacobs erklärt, dass man diese Eindrücklichkeit des Lesens auch »Immersion« nennt, in Anlehnung an einen Begriff des ungarischen Filmtheoretikers Béla Balázs. Was genau passiert, wenn eine Geschichte sich zu einem mitreißenden Fluss entwickelt, man die Nacht durchliest, weil man so gespannt, gerührt und bewegt ist, dass man aus diesem Zustand nicht herausfindet, ist wissenschaftlich noch wenig erschlossen. Allerdings gibt es Hypothesen, die dieses Phänomen zu erklären versuchen, wie die bereits erwähnte Annahme der neuronalen Neuprägung beziehungsweise des neuronalen Recyclings.

Um in eine imaginäre Welt abzutauchen, brauchen wir auch die bereits erwähnten Spiegelneuronen. Sie befinden sich beim Menschen im sogenannten Broca-Areal, das nach seinem Entdecker, dem französischen Chirurgen Paul Broca, benannt ist und gemeinsam mit dem Wernicke-Areal das Sprachzentrum bildet. Broca beschrieb 1878 auch als Erster eine Region, die lange Zeit als eine Art emotionales Machtzentrum im Gehirn galt: das limbische System. Da es direkt unter der obersten Hirnrindenschicht ringförmig um den Hirnstamm liegt, bezeichnete er es mit dem Begriff *limbus*, was so viel bedeutet wie Saum oder Rand. Broca nahm zunächst fälschlicherweise an, der Limbus sei für das Riechen zuständig. 1949 postulierte der US-Mediziner Paul D. MacLean die Theorie, das limbische System sei das Zentrum unserer Emotionen und stelle eine Art emotionales Gehirn im Gehirn dar.

Heute zählt man unterschiedliche Strukturen und Areale zum limbischen System, unter anderem Hippocampus, Amygdala, Gyrus cinguli, Gyrus parahippocampus, das heißt, es stellt eine Art funktionales Netzwerk dar, das eine große, aber keine ausschließliche Rolle für die Verarbeitung von Emotionen und Sexualität spielt. Von großer Bedeutung ist das limbische System für Lernprozesse, da es in hohem Maße an der Abspeicherung von Gedächtnisinhalten beteiligt ist, besonders der sogenannte Papez-Kreis, den der amerikanische Neurologe James Papez 1937 entdeckte. Ist dieser Kreis lädiert, können keine neuen Gedächtnisinhalte mehr gespeichert werden, und der Weg vom Kurzzeit- ins Langzeitgedächtnis ist gestört. Da das limbische System eng mit Emotionen und ihrer Regulierung zusammenhängt, werden auch Erkrankungen wie Schizophrenie, Alzheimer, Angst- oder Aggressionszustände sowie (manische) Depressionen im Zusammenhang mit Störungen im limbischen System gesehen.

Beim flüssigen Lesen zeigt sich eine deutliche Aktivierung des limbischen Systems und seinen Verbindungen zur Kognition. Laut Maryanne Wolf ist es »verantwortlich für unser Vermögen, als Reaktion auf eine Lektüre Vergnügen, Ekel, Entsetzen und Glückseligkeit zu empfinden sowie zu verstehen, wie es Frodo, Huck und Anna Karenina ergeht«.[51] Das limbische System hilft also, beim Lesen Prioritäten zu setzen und einen Text einschätzen und bewerten zu können.

Heißt das, nur wenn uns das Gelesene wirklich berührt und bewegt, nehmen wir es richtig auf und verstehen den Text?

»Tatsächlich«, erklärt Arthur Jacobs, »ist beim Lernen das Belohnungssystem – das auch mit Sucht in Verbindung gebracht wird – ungeheuer wichtig.« Der Neuropsychologe erinnert an den berühmt-berüchtigten Versuch mit einer Laborratte, der Elektroden in die Belohnungszentren appliziert wurden. Indem es einen bestimmten Hebel betätigte, konnte das Tier Impulse auslösen, die diese Region stimulierten. Nachdem die Ratte den Zusammenhang begriffen hatte, betätigte sie unablässig den Hebel und wiederholte den lustvollen Reiz bis zur totalen Erschöpfung oder sogar bis zum Tod.

Wäre demnach das, was als vergnüglicher Zusatzfaktor des Lesens angesehen wird, nicht sein eigentlicher Kern und Motor? Der Göttinger Neurobiologe Gerald Hüther ist davon überzeugt, dass nur das, was wir mit Freude lernen (und lesen), sich wirklich einprägen kann. Ein Achtzigjähriger, der sich in eine Chinesin verliebt, wird relativ leicht noch die Grundbegriffe der chinesischen Sprache lernen, erzählt Hüther bei einer Veranstaltung in Berlin: »Denn wer begeistert ist, bei dem geht im Hirn, wenn man es so allgemein sagt, die Gießkanne mit dem Dünger an. Deshalb brauchen wir immer diesen Zustand der Begeisterung, damit überhaupt etwas hängen bleibt.«

Ende der achtziger Jahre veröffentlichte der ungarisch-amerikanische Soziologe Mihály Csíkszentmihályi eine einflussreiche Studie, die unter dem Titel *Flow. The Psychology of Optimal Experience* (dt: *Flow. Das Geheimnis des Glücks*) erschien. Der Wissenschaftler hatte untersucht, was Menschen dazu bringt, völlig in bestimmten Tätigkeiten aufzugehen, die einen hohen Energieaufwand und intensives Engagement erfordern und zugleich kaum äußerliche Anerkennung oder Belohnungen versprechen. Schachspieler, Kletterer, Tänzer und Künstler, aber auch Chirurgen waren von Csíkszentmihályis Team befragt worden, das auf diese Weise herauszufinden hoffte, worin die spezifische Freude, die diese Menschen an ihrem Tun haben, besteht – und vor allem, wie der Flow entsteht. Das Phänomen lässt sich im Übrigen auch hervorragend in Kinderzimmern beobachten, die ohnehin Laboratorien kompletter Selbstvergessenheit sind. Und tatsächlich bemerkt Csíkszentmihályi, »beinahe jede Beschreibung kreativer Erlebnisse gleicht in wichtigen Punkten denjenigen von Spielererlebnissen«.[52] Wer völlig in einer Tätigkeit aufgeht, die einer eigenen inneren Logik folgt und bei der Handlung und Bewusstsein miteinander verschmelzen, erlebt den Flow. Damit dieser ersehnte Zustand eintritt, darf einen die selbst gestellte Aufgabe nicht überfordern, sie sollte aber auch nicht zu einfach sein. Die Tätigkeit muss klare, meist selbst festgelegte Regeln haben und ein Ziel, wobei das weniger wichtig ist als der Weg dahin, also das Erlebnis selbst. Flow kann offenbar nur in einem selbstbezüglichen System entstehen, bei dem die Kontroll- und Bewertungsmechanismen der Außenwelt bedeutungslos sind. Einer der Befragten aus Csíkszentmihályis Studie sagt dazu: »Der Grund des Kletterns liegt im Klettern, genau wie der Grund für das Dichten im Schreiben selbst liegt; man erobert nichts anderes als Dinge, welche in einem selbst liegen.«[53] Indem ein Kletterer, Maler oder Autor sein Vorhaben selbst definiert, erlebt er ein Gefühl vollkommener Kontrolle und Konzentration: überfordernde, ablenkende Reize und Probleme, die uns im Alltag ständig bedrängen, bleiben außen vor. Allen Flow-Erfahrungen gemeinsam ist »die totale körperliche und geistige Beteiligung an einer zu bewältigenden Sache, wodurch die Kompetenz des Handelnden, ja seine ganze Existenz, zutiefst bestätigt wird. Das ist es, was die Aktivität lohnend macht, trotz des Fehlens konkreter Belohnungen«.[54] Wie bei der Ratte, die gelernt hat, den Hebel, der ihr Belohnungszentrum stimuliert, selbst zu betätigen, können auch Flow-Erlebnisse süchtig machen. Warum sollten erfolglose Künstler sonst immer weiterarbeiten und Spieler ihr letztes Hemd verjubeln? Fehlen wiederum im Alltag Flow-Erlebnisse, kann alles schlaff und grau erscheinen. Deshalb wollte Mihály Csíkszentmihályi herausfinden, wie man Flow im Alltag und in der Arbeitswelt bewusst einsetzen und steuern kann, um möglicherweise auch anspruchslose, langweilige Tätigkeiten damit aufzuwerten.

Eine der einfachsten Möglichkeiten, im Alltag systematisch Flow-Erlebnisse zu produzieren, ist Lesen. Im Rahmen der Studie wurden deshalb auch Leser befragt, die erklärten: »Ich muss mich konzentrieren und mich involvieren […]. Ich gehe sofort im Lesen auf, und all die Probleme, die mich bedrängen, verschwinden […]. Man fühlt sich gut, ruhig, friedlich […]. Ich fühle mich, als würde ich ganz in die Situation gehören, die im Buch beschrieben wird.«[55]

Was bedeutet das für die Leseförderung? Müsste man allen ABC-Schützen nicht als Erstes vermitteln, wie viel Spaß Lesen macht? Und erst wenn die Leselehrlinge so richtig Feuer gefangen haben und unbedingt selbst hineinwollen in den vielschichtigen Lesekosmos, wenn sie total neugierig und so süchtig nach Geschichten geworden sind, dass ihnen das Vorlesen nicht mehr genügt, behutsam damit beginnen, sie durch die Mühen des Lesenlernens zu navigieren?

Die klassische psychologische und pädagogische Leseforschung hat lange vernachlässigt, dass Lesen nicht nur bildet und die kognitive Entwicklung fördert, sondern auch ungemein wichtig ist zur Förderung der emotionalen und sozialen Kompetenz. Zahlreiche Studien und Veröffentlichungen, die es inzwischen zu diesem Thema gibt, zeigen jedoch, dass sich diese Lücke schließt.

Dass wir als Leser selbstvergessen in anderen Sphären schwelgen, ermöglicht neurologisch gesehen unser instinktives und unwillkürliches Vermögen zur Nachahmung. Gegen manches heftige Leseerlebnis kann man sich offenbar gar nicht wehren: Wer nicht will, dass Werthers Tränen in ihm aufsteigen, muss sich bewusst distanzieren, um Goethes Briefroman mit klarem Kopf analysieren und interpretieren zu können. Wie unwillkürlich sind denn dann die emotionalen Reaktionen, die das Lesen hervorrufen kann?

Auch dazu gab es bereits Versuche in Arthur Jacobs Labor. Die Probanden durften E.T.A. Hoffmanns *Der Sandmann* lesen, eine Erzählung, die für die Zeitgenossen ihres Verfassers mindestens so fesselnd gewesen sein dürfte wie *Harry Potter* für heutige Leser. Inzwischen haben jedoch einige Studenten, erzählt Jacobs, Schwierigkeiten damit, Hoffmanns Sprache überhaupt zu verstehen, und viele finden den Text auch nicht mehr ganz so ergreifend. Trotzdem gehen bei Messungen die Spannungsparameter hoch: Die Herzrate, der Hautleitwiderstand, der Cortisolspiegel steigt, die Haut schwitzt, und die Amygdala (zuständig für Furcht) zeigt vermehrte Aktivität. Ungleich höher steigen die Pegel allerdings, wenn die Probanden *Harry Potter* zu lesen bekommen. Spannung, Rührung und andere Emotionen, die Lektüre auslösen kann, sind eben auch vom jeweiligen Zeitgeist abhängig.

Lesen wir aus dem Bauch heraus und identifizieren uns mit den Figuren und ihrer Geschichte, dann zieht es uns mit Haut und Haar in Räume und Räusche, die nur in unserer Vorstellung existieren. Verliert sich ein Bücherwurm wie Bastian Balthasar Bux in Michael Endes *Unendlicher Geschichte* ganz und gar im Literaturland Phantásien, setzt der Autor damit einen wundersamen Effekt in Szene, der beim Lesen tatsächlich eintreten kann: Wir verschwinden in einer literarischen Welt und tauchen verändert aus ihr wieder auf.

Hier einige meiner letzten Parallelweltausflüge:

Gustave Flaubert:
Madame Bovary
Fünf Tage Schwelgen, Schmachten und am Ende elendes Dahinwelken. Trost bei Ehefrust und zu viel romantischer Energie. Flauberts Sprache: ein Fest. Heilungsfaktor hoch.

Christoph Niemann:
Abstract City. Mein Leben unterm Strich
Zwei Stunden Spaß, ein bunt bebilderter Nachmittag. Belebende Ideen eines außergewöhnlichen Gestalters, der seinen subwaysüchtigen Kindern Badezimmerfliesen in Formen und Farben des New Yorker U-Bahn-Plans verlegt hat. Tolle Tipps bei Kreativitätsstau. Inspirationspegel weit oben.

Zsuzsa Bánk:
Die hellen Tage
Vierzehn Abende herrliche Bettlektüre. So schön kann Lesen sein: Wunderbar verquere Mutterfiguren, ehemalige Zirkuskünstler, die sich ein schiefes Häuschen in der deutschen Provinz bauen und, obwohl sie nicht mehr auf dem Seil tanzen, dennoch durch den Alltag schweben. Viel Gefühl – Schmerz, Verlustangst, Liebe –, komponiert wie ein melancholisches Musikstück, das einen in den Schlaf wiegt.

Käthe Theuermeister:
Hummelchen kommt in die Schule
Sieben köstliche Vorlesestunden. Ein Fund auf dem Dachboden der Oma. Nimmt künftigen Schulkindern die Angst vor zu viel Stillsitzen und gibt gestressten Erwachsenen ein Stück ihrer eigenen Kindheit zurück. Medizin gegen das ewig schlechte Gewissen arbeitender Mütter, denn die Kleine wird erst um 18 Uhr aus dem Kindergarten abgeholt, weil Mutti arbeitet. Und das im Jahr 1963! Aufmunterungsfaktor gigantisch und generationenübergreifend.

Robert Gernhardt:
Bekenntnis

Zehn Sekunden Ruhe nach dem Familienfrühstück. Allein am verwüsteten Tisch sitzend, lese ich:
»Ich leide an Versagensangst, / besonders, wenn ich dichte. / Die Angst, die machte mir bereits / manch schönen Reim zuschanden.«

SEEPFERDCHEN, KORSAKOW UND FRÄULEIN O.

Aus sieben Brüdern werden Raben, weil sie die Zeit vergessen. Der Kalif und sein Großwesir bleiben Störche, weil sie anfangen zu lachen, und aus dem frechen Jakob wird ein Eichhörnchen, das jahrelang einer Hexe dienen muss. Im Märchen kann ein einziger Moment alles verändern: ein unbedachtes Wort, ein neugieriger Blick, und schon werden aus Menschen Tiere, Entstellte und Verzweifelte, die quälend lange auf das erlösende Zauberwort warten müssen. Derartige Wesen bevölkern auch den Geschichtenfundus der Neurowissenschaften, der nicht zuletzt durch die Bestseller des Neurologen und Psychiaters Oliver Sacks populär geworden ist. In *Der Mann, der seine Frau mit einem Hut verwechselte* erzählt Sacks von einem Patienten, der keine Gesichter mehr erkennt und deshalb Parkuhren, an denen er vorübergeht, aufmunternd über den »Kopf« streicht. Ein anderer versucht jede Nacht, sein eigenes Bein aus dem Bett zu werfen, weil er glaubt, es gehöre nicht zu ihm. Eine Frau spürt ihren Körper nicht mehr und muss lernen, ohne ihn zu existieren; und eine weitere kann nicht damit aufhören, jeden, der ihr begegnet, in übertriebener Weise nachzuahmen.

Nicht wenige dieser neurologischen Dramen wirken wie Variationen der meist etwas gruseligen Verwandlungsgeschichten, in denen einer von jetzt auf gleich aus der Normalität fällt: *Die wilden Schwäne, Zwerg Nase, Die sieben Raben, Brüderchen und Schwesterchen.* Franz Kafkas *Die Verwandlung.* Ovids *Metamorphosen.*

Womöglich kommen diese medizinischen Fälle auch deshalb so gut beim Publikum an, weil sie spiegeln, wovor wir uns am meisten fürchten und wovon die Literatur, nicht nur in Form von Märchen, seit jeher erzählt: Krankheit, Tod, Wahnsinn. Und wie bei den entsprechenden Volksmärchen stecken auch in den medizinischen Verwandlungsfällen Erlösungsgeschichten. Schließlich kennt auch hier meist einer das entscheidende Zauberwort, mit dessen Hilfe sich die veränderte Wirklichkeit meistern lässt. Ist Oliver Sacks der Grimm des 21. Jahrhunderts?

In den Neurowissenschaften kooperieren die unterschiedlichsten Disziplinen miteinander: Biologen und Mediziner, Neurolinguisten, Kognitionswissenschaftler und Psychologen versuchen mit Hilfe hochspezialisierter Techniken, den Geheimnissen des Gehirns auf die Spur zu kommen. Streift man eine Weile durch diese Bewusstseinslandschaften, bekommt man irgendwann das Gefühl, sich durch ein archaisches Phantasieland zu bewegen, in dem wundersame Geschichten wuchern und sich zu einer eigenwilligen Mythologie fügen. Uralte Seepferdchen (Hippocampi) grasen darin und hüten bedeutende Teile der Erinnerung; ein Mandelkern (Amygdala) verwahrt überlebensnotwendige Gefühle wie Furcht. Auch die hochtechnisierten Orakel der Neurologen tragen geheimnisvolle Namen wie funktionelle Magnetresonanztomographie oder Elektroenzephalographie, und schwere neurologische Erkrankungen verstecken sich hinter wohlklingenden Namen wie Seelenblindheit oder Gefühlsansteckung. Fallen Teile der neuronalen Netzwerke aus, sind die Folgen so phantastisch wie ihre Bezeichnungen: Wer am Korsakow-Syndrom leidet, ist gewissermaßen zu ewiger Jugend verurteilt, wer aufgrund einer tiefgreifenden visuellen Agnosie keine Zusammenhänge mehr erkennt, kann sich mit etwas Glück und Talent die fehlende Kontinuität herbeisingen durch strukturierende »Esslieder, Anziehlieder, Badelieder, alles Mögliche«.[56]
Manche der neurologischen Krankheitsbilder erinnern an literarische Fiktionen. So könnten Dr. Jekyll und Mr. Hyde die Paten jener Patienten sein, die ihr Spiegelbild nicht mehr erkennen und es wie einen unerwünschten Doppelgänger beschimpfen und verjagen wollen. Beim Split-Brain-Syndrom weiß die eine Hirnhälfte überhaupt nicht mehr, was die andere treibt,

während bei Neglect die halbe Welt verschwindet: Die Patienten nehmen die linke Raumseite, einschließlich der linken Körperseite, nicht mehr wahr, das heißt, sie essen nur von der rechten Tellerseite, kämmen sich einseitig und sind überzeugt, dass ihr bewegungsunfähiger linker Arm nicht zu ihnen gehört. Völlig bizarr erscheint das alles aber erst, wenn diese Menschen trotzdem steif und fest behaupten, ihnen fehle rein gar nichts. Träufelt man ihnen kaltes Wasser ins linke Ohr, verschwindet ihre Anosognosie, und sie erkennen, wie dramatisch ihr Zustand in Wahrheit ist. Handelt es sich aber auch noch um Anosodiaphoriker, bereitet ihnen selbst das keine Sorgen.

Befasst man sich länger mit dieser Materie, erscheinen einem die Protagonisten der neurologischen Fallgeschichten irgendwann wie alte Bekannte. Zum Beispiel Phineas Gage, angesehener Vorarbeiter der amerikanischen Eisenbahngesellschaft Rutland and Burlington Railroad in Vermont. Auf einer Daguerrotypie, die 2009 gefunden wurde, blickt ein junger Mann, der in jedem Western eine gute Figur machen würde, energisch in die Kamera. Im ersten Moment bemerkt man kaum, dass sein linkes

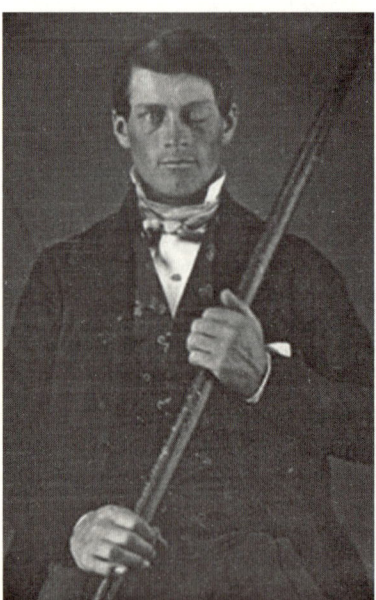

Phineas Gage (1823–1860), Daguerrotypie

Auge vom herabhängenden Lid bedeckt ist. Was dagegen sofort auffällt, ist der lange Metallstab, den er in Händen hält: ein sogenanntes Stopfeisen, das man benutzte, um bei Sprengungen Felslöcher mit Sand zu verstopfen. Dieses Werkzeug schoss am Nachmittag des 13. September 1848 mit voller Wucht durch Gages Kopf. Es trat unterhalb des linken Auges in seinen Schädel ein, durchfuhr den linken Frontallappen seines Gehirns, trat knapp neben der Scheitellinie wieder aus und flog noch zwanzig bis dreißig Meter durch die Luft. Die Wucht der Explosion warf Gage zu Boden, doch er überlebte die grauenhafte Verletzung und verlor nicht einmal das Bewusstsein.

Als der erste Arzt erschien, traf er seinen Patienten aufrecht sitzend an, und obwohl durch eine etwa fünf Zentimeter große Schädelwunde das pulsierende Gehirn zu sehen war, antwortete der Verletzte auf alle Fragen klar und deutlich.

Gage überlebte diesen schweren Unfall und wurde erstaunlich schnell gesund. Nur zwei Monate nach dem Unglück schien er, von der irreparablen Schädigung seines linken Auges abgesehen, geheilt zu sein. Doch obwohl er beinahe so aussah wie zuvor, war er nicht wiederzuerkennen: Der einst so freundliche und verantwortungsbewusste Mann hatte sich in einen unberechenbaren Kerl verwandelt, der schnell aus der Haut fuhr und sich so unflätig ausdrückte, dass man Frauen davon abriet, sich allzu lange in seiner Gesellschaft aufzuhalten. Die folgenreichste Veränderung war aber, dass Gage kaum noch in der Lage war, sinnvolle Entscheidungen zu treffen. Hatte er sich endlich zu etwas durchgerungen, schienen ihm die Konsequenzen seines Handelns nicht bewusst zu sein. Anders als sein verlässlicher Vorgänger trudelte der neue Phineas Gage durch ein unbeständiges Leben: Mal verdingte er sich als Saisonarbeiter oder als Postkutscher in Mexiko, dann trat er neben Zwergen und Riesen als Zirkusattraktion auf, bis er zuletzt Unterschlupf bei seiner Schwester und ihrer Familie fand. Mit der Verarmung seines Gemüts hatte auch der soziale Abstieg des Phineas Gage begonnen. Dreizehn Jahre nach dem Unfall starb er mit nur achtunddreißig Jahren nach heftigen Krampfanfällen.

Fünf Jahre nach Gages Tod schrieb Dr. John Harlow, der den Patienten direkt nach dem Unfall behandelt hatte, an dessen Schwester und bat sie darum, den Leichnam ihres Bruders exhumieren zu dürfen. Der Schädel sollte untersucht und für die Wissenschaft aufbewahrt werden. Gemeinsam mit dem verhängnisvollen Eisen, das sich der gewissenhafte Phineas Gage nach eigenen Wünschen von einem Schmied hatte anfertigen lassen und das man ihm als Grabbeigabe mit in den Sarg gelegt hatte, wurde sein Schädel in den Osten der USA geschickt, dorthin, wo der Unfall sich ereignet hatte. Seither werden Stange und Schädel im Warren Medical Museum der Harvard Medical School in Boston aufbewahrt.

Noch mehr als hundertfünfzig Jahre nach dem verhängnisvollen Unfall beschäftigt der Fall Gage die Wissenschaft, verdeutlicht er doch, dass es Systeme im menschlichen Gehirn gibt, »die mehr mit dem Denken, vor allem mit seinen persönlichen und sozialen Dimensionen, befasst sind als mit anderen Tätigkeiten«.[57] Gages auffallende Persönlichkeitsveränderung zeigt, dass es Hirnschädigungen gibt, bei denen wichtige geistige und sprachliche Fähigkeiten völlig intakt bleiben und zugleich soziale Konventionen, moralische Regeln, also spezifisch menschliche Eigenschaften, verloren gehen.

1994 scannte die Neurologin Hanna Damasio Gages exhumierten Schädel, simulierte am Computer ein dazu passendes Gehirn und fand anhand der Löcher, die die Stange verursacht hatte, heraus, welche Areale in Gages Hirn durch den Unfall zerstört worden waren und was die Persönlichkeitsveränderung des Mannes verursacht hatte. Gages Fall lieferte Belege dafür, dass der präfrontale Kortex, also die Region, die von der Eisenstange beschädigt worden war, unentbehrlich ist für die Kontrolle emotionalen und impulsiven Verhaltens.

Ein anderer dieser alten Bekannten aus dem Märchenbuch der Neurowissenschaften ist Henry Molaison, der so häufig untersucht und in so zahlreichen Artikeln beschrieben und zitiert wurde wie kein anderer neuropsychologischer Fall. 1957 nahm der Chirurg William Scoville an dem siebenundzwanzigjährigen schweren Epileptiker eine verheerende Gehirnoperation vor, bei der er etwa zwei Drittel des Hippocampus sowie große Teile der Mandelkerne entfernte. Heute weiß man, dass die Amygdala emotionale Erfahrungen und Erinnerungen speichert und eine Schlüsselfunktion bei der Vermittlung von Furcht und Angst hat. Der Hippocampus wiederum steuert das deklarative Gedächtnis und das Lernen (Konditionierung). Mitte der fünfziger Jahre war die Lobotomie eine populäre Standardtechnik der Psychiatrie, und man machte sich offenbar wenig Gedanken darüber, welche Folgen es haben würde, an diesen beiden wichtigen Schaltstellen herumzuschneiden. Bald nach der Operation untersuchte eine Doktorandin Molaison und stellte fest, dass der Patient an anterograder Amnesie litt, das heißt, er konnte keine neuen Erinnerungen bilden. Alles, was länger als ein bis zwei Minuten her war, vergaß er sofort wieder. H. M., so sein Deckname in der Forschung, besaß nur mehr Kindheitserinnerungen. Alles, was nach seinem sechzehnten Lebensjahr geschehen war, verschwamm und wurde zu einer endlosen Gegenwart, deren Fundament die Welt seiner Kindheit bildete. Noch als alter Mann beschrieb Henry Molaison sich mit schwarzen Locken und erschrak immer wieder aufs Neue, sobald er der ergrauten Realität im Spiegel begegnete. »Es ist immer so, als sei ich eben erst aus einem Traum erwacht. […] Jeder Tag ist allein mit sich selbst«[58], antwortete Henry einmal auf die Frage, wie er sein Leben empfinde.

Wie eine so existenzielle Verlorenheit überhaupt zu ertragen ist, davon gibt Oliver Sacks in einer seiner Patientengeschichten eine Vorstellung. In *Der verlorene Seemann* beschreibt er einen späten Verwandten Henry Molaisons: Jimmie G., ein Mann mit Charme und Intelligenz, aber ohne Gedächtnis, der wie H. M. in seiner Jugendzeit festhing. Noch mit über fünfzig hielt Jimmie G. sich für den neunzehnjährigen Marinefunker, der er längst nicht mehr war. Eines Tages bemerkte Sacks, dass der Mann, obwohl er kräftig gebaut und gesund war, meist passiv und antriebslos wirkte, und so fragte er ihn, wie er eigentlich sein Leben empfinde, ob er sich lebendig fühle. Der Patient antwortete »mit einem Ausdruck unendlicher Traurigkeit und Resignation: Lebendig? Eigentlich nicht. Ich habe mich schon sehr lange nicht mehr lebendig gefühlt.«[59] Kurz darauf beobachtete Sacks Jimmie G. beim Besuch des Gottesdienstes, wo er wie ausgewechselt erschien. Im Gebet und während der Liturgie schienen sämtliche Beschwerden sowie die Ruhelosigkeit und Desorientiertheit des Patienten verschwunden zu sein. Ähnlich reagierte er auf ästhetische Erlebnisse: beim Betrachten von Kunst oder wenn er Musik hörte, wirkte er gesammelt und gefasst, ja geradezu beseelt. Offenbar spürte der Mann in diesen Momenten wieder etwas von seinem verlorenen Wesen und fand darin Ruhe und jenes Gefühl für Zusammenhang und Kontinuität, das ihm in jedem anderen Moment fehlte. Eine Erklärung für dieses Phänomen fand Oliver Sacks bei seinem russischen Kollegen Alexander Lurija, der ihm schrieb: »Ein Mensch besteht nicht nur aus dem Gedächtnis. Er verfügt auch über Gefühle und Empfindungen, über einen Willen, über moralische Grundsätze. In diesem Bereich […] finden Sie vielleicht eine Möglichkeit, ihn zu erreichen und eine Veränderung herbeizuführen.« H. M. und Phineas Gage sind Klassiker der neurowissenschaftlichen Literatur: faszinierende Gestalten, deren Schicksal dramatischer ist als das mancher Theater- oder Romanhelden. Bizarre Wesen, Freaks: die körperlose Christina, die hustende Hysterikerin Anna O., der ewig junge H. M. mit seinen grauen Locken. Sie alle umgibt eine sanfte Melancholie, ein unlösbares Geheimnis. Das gedächtnislose, von Medikamenten gezeichnete Gehirn Henry Molaisons wurde 2008, unmittelbar nach seinem Tod, ins Brain Observatory der University of California gebracht und dort in 2401 mikrofeine Scheibchen zerlegt, von denen jede einzeln fotografiert, digitalisiert und zu einem virtuellen Online-Gehirn zusammengesetzt wurde. Doch trotz der mikrodetaillierten Einblicke, die uns die moderne Technologie erlaubt, werden wir nie wirklich wissen, was H. M. empfand und wer er wirklich war. Für Oliver Sacks sind Menschen wie er »Reisende, unterwegs in unvorstellbare Länder – Länder, von deren Existenz wir sonst nichts wüssten«.

Als Leser wissen wir freilich etwas von diesen unvorstellbaren Regionen des Geistes. Nicht nur, weil juristische und medizinische Fallgeschichten immer wieder als Vorlagen für Romane, Erzählungen und Dramen dienten, wie bei Schillers Stück *Die Räuber* oder Büchners *Woyzeck*. Mit der wissenschaftlichen Analyse des menschlichen Geistes begann auch die literarische Sezierung des Innenlebens voranzuschreiten: Henry James nahm seine Figuren wie ein Psychoanalytiker in den Blick. In Italo Svevos Klassiker der Moderne *Zeno Cosini* reflektiert der Titelheld schriftlich über sein Leben und seine neurotischen Verstrickungen, weil sein Analytiker ihm diese

Hausaufgabe erteilt hat. Robert Seethaler lässt Sigmund Freud in seinem Roman *Der Trafikant* höchstpersönlich auftreten: ein zerbrechlicher alter Mann, der sympathischerweise auch nicht wirklich weiß, wie das mit den Frauen und dem Leben eigentlich funktionieren soll. In Helmut Kraussers Roman *Der große Bagarozy* ist der seltsame Patient, in den sich die Therapeutin verliebt, nicht nur ein unbelehrbarer Maria-Callas-Fanatiker, sondern der Teufel selbst. Und in Siri Hustvedts Roman *Die Leiden eines Amerikaners* ist der Erzähler Erik Davidsen Psychiater und Stadtneurotiker in einem. Das gesamte literarische Werk des amerikanischen Psychotherapeuten Irvin D. Yalom spielt gleichsam auf der Couch und lädt zu höchst unterhaltsamen literarischen Reisen durch die Welt der Zwangsvorstellungen, Gruppentherapien, Übertragungen und Gegenübertragungen ein. Einige Helden des amerikanischen Schriftstellers David Sedaris leiden, wie ihr Erfinder, an einer leichten Form des Tourette-Syndroms. In der Erzählung *Die Mackenplage* beschreibt Sedaris seinen von Zwangshandlungen geprägten Alltag als Schüler: »Möglicherweise fasste ich den Telegraphenmast bei Schritt dreihundertvierzehn an und machte mir, fünfzehn Schritte später, Sorgen, dass ich ihn nicht genau an der richtigen Stelle angefasst hatte. Er musste noch einmal angefasst werden. Man war nur ganz kurz abgelenkt, und schon beschlich einen der Zweifel, und man stellt nicht nur den Telegraphenmast in Frage, sondern auch den Rasenschmuck bei Schritt zweihundertneunzehn. Also musste man zurück, den Zementpilz noch einmal anlecken und hoffen, dass seine Wächterin nicht wieder aus dem Haus geschossen kommt und ruft: Nimm dein Gesicht aus meinem Fliegenpilz!« Als der Erzähler später auf ein College geht, kommt er endlich zur Ruhe. Allerdings nicht, weil er erwachsen geworden ist oder ihn der Unterricht derart befriedigt, sondern weil seine neuen Abhängigkeiten alltagskompatibler sind: »Dort entdeckte ich die Drogen, das Trinken und das Rauchen. […] Hätte ich nicht geraucht, wäre ich wahrscheinlich unter Medikamente gesetzt worden, die genauso viel Geld gekostet, mir aber das Handwerkszeug vorenthalten hätten. […] Es war, als sei ich zum Rauchen geboren. [...] Alles ist ganz prima, solange ich weiß, dass es eine Zigarette in einer unmittelbaren Zukunft gibt.«

Ein Schauplatz meiner eigenen Zwanghaftigkeit ist die Bibliothek. Schon zwei Tage nachdem ich auf der Flucht vor innerfamiliären Störungen diese Oase wiederentdeckt habe, bin ich pikiert, wenn mein Schrank – Nr. 499 – schon belegt ist. Sitzt jemand an Tisch 163, kämpfe ich mit den Tränen und verziehe mich enttäuscht an einen anderen Platz, an dem ich aber zwei Stunden damit beschäftigt bin, mich mit der ungewohnten Umgebung zu arrangieren. Kaum habe ich mich wieder gefangen, muss ich auch schon los, um die Kinder abzuholen, die ja überhaupt der Inbegriff von Zwanghaftigkeit sind. Es muss der grüne Becher sein und nicht der gelbe undundundund ...

Sind manche Zwangsneurotiker in dieser frühkindlichen Wutphase stecken geblieben? In welcher Schleife hängt der Bibliotheksbesucher, der seine Unterlagen auf den immer gleichen Wegen hin- und herträgt, alle zwei Minuten ein anderes Lexikon aus dem Regal zieht, das vorherige zurückbringt, genau 120 Sekunden sitzen bleibt, um erneut aufzustehen und mit seinem stillen Schaffen eine solche Unruhe in der Bibliothek verbreitet, dass um ihn herum alle Arbeitsplätze frei bleiben. Bücher nur herumzutragen scheint also keinen tieferen bibliotherapeutischen Nutzen zu haben.

Aber wer weiß, was der Mann erst ohne sein lexikalisches Ritual treiben würde?

Die klassische Krankengeschichte hat ihren Ursprung in der griechischen Antike, das heißt, die Geschichte der Medizin ist nicht zuletzt auch eine Geschichte der Patienten. Schon Hippokrates plädierte dafür, eine Krankheit als Erzählung zu begreifen, die einen bestimmten Verlauf nimmt: von den ersten Anzeichen über den Höhepunkt und die Krisis bis zu ihrem glücklichen oder unglücklichen Ausgang. Diese frühen Pathographien kommen jedoch noch weitgehend ohne Subjekt aus, vielmehr dienen die Kranken vor allem als Anschauungsmaterial für Symptome und ihre Entwicklung. Die Lebensgeschichte eines Patienten, sein Umfeld und alles, was ihn – von seiner Erkrankung abgesehen – ausmacht, wird weitgehend außer Acht gelassen.

Auch die Philosophen und Dichter der Antike verwendeten häufig Fallbeispiele, um ihre Argumentation zu untermauern oder zu veranschaulichen. Schon Plutarch arbeitete mit dieser Technik, und dass Michel de Montaigne sie von seinem Lieblingsdichter übernahm, macht seine Essays so bildhaft und anschaulich. Aber nicht nur medizinische, auch juristische Exempel haben eine lange Tradition. Eines der prominentesten Werke ist François Gayot de Pitavals zwanzigbändige Sammlung *Causes célèbres et intéressantes*, die zwischen 1734 und 1743 erschien, immer wieder neu übersetzt, ergänzt und variiert wurde. Ursprünglich als Fachliteratur für Juristen gedacht, war diese recht spezielle Lektüre bald auch beim normalen Publikum beliebt. Vor allem im 19. und zu Beginn des 20. Jahrhunderts gehörten die sogenannten *Pitavalgeschichten* nicht nur in jede Bibliothek, sondern fanden zahlreiche prominente Nachahmer: Anselm von Feuerbach sammelte zwischen 1808 und 1811 *Merkwürdige Rechtsfälle*. Einhundertzwanzig Jahre später, 1931, veröffentlichte Egon Erwin Kisch einen *Prager Pitaval*. Bekannt ist auch die von Friedrich Schiller herausgegebene vierbändige Auswahl der von Pitaval zusammengestellten Fälle. Bis heute besitzen juristische Angelegenheiten eine große Faszinationskraft: Der Rechtsanwalt Ferdinand von Schirach veröffentlicht unter so schlichten Titeln wie *Verbrechen*, *Schuld* oder *Tabu* literarisierte Episoden aus seiner Praxis, die regelmäßig die Bestsellerlisten stürmen. Weniger populär, aber literarisch ambitionierter sind die in den sechziger und siebziger Jahren erschienenen Romane des österreichischen Juristen Albert Drach, wie *Untersuchung an Mädeln*, die in einem nüchternen Protokollstil unerhörte Abgründe ausloten.

Die ganze Person mit ihrer Vorgeschichte, ihrem Umfeld und ihren Symptomen tritt erst im Laufe des 19. Jahrhunderts ins Blickfeld der Psychologen und Neurologen. Der russische Neuropsychologe Alexander R. Lurija und sein amerikanischer Kollege Oliver Sacks begannen damit, all diese Parameter wie einen zusammenhängenden Text zu lesen, und reanimierten auf diese Weise eine Kunst, die ihre Vorgänger aus dem 19. Jahrhundert virtuos beherrschten.

Oliver Sacks bemerkte einmal, die Geschichten der neurologisch Verzauberten hätten etwas Märchenhaftes, und Alexander Lurija verstand sein Fachgebiet sogar als eine »romantische
Wissenschaft«. Zwar fehlt bei den meisten neurologischen Märchen die gute Fee, das richtige Kraut, das erlösende Wort, um
den Verwandelten ihr ursprüngliches Wesen wiederzugeben.
Und doch: Berühren diese Erzählungen nicht ebenso wie die
alten Sagen und Märchen die Frage, was den Kern einer Person
ausmacht, was ihr Wesen ist und woraus ihre Seele besteht?

Ein Märchen von geradezu klassischer Art erzählt die Schriftstellerin Felicitas Hoppe in *Iwein Löwenritter*, einer Nach-
oder besser gesagt Neudichtung des vor mehr als fünfhundert
Jahren entstandenen *Iwein*-Romans des Ritters Hartmann von
Aue. In glasklar funkelnden Sätzen erzählt die Autorin eine Geschichte, die so tröstlich und ermutigend ist, dass sie in jede
bibliotherapeutische Praxis gehört. Denn die phantastischen
Abenteuer, die der unbeirrbar liebende Iwein gemeinsam mit
seinem Löwen übersteht, schenken noch dem größten Pessi-
misten und Angsthasen Zuversicht und Lebensfreude. Schon
allein der melodiöse Erzählfluss wirkt so beruhigend wie anregend. Jede Silbe ist sorgsam gesetzt, wie in einer Partitur werden
einzelne Motive und Wendungen aufgegriffen, wiederholt und
zu einem klangvollen Bild verwoben. Ein schlichter und doch
betörender Gesang, der den Lesenden sanft wiegt und ihm Zuversicht schenkt, dass, wo Gefahr ist, auch das Rettende naht:
Gegen fürchterliche Drachen und alles vernichtende Stürme
ebenso wie gegen unfreundliche Kollegen oder überschwemmte
Kellerräume.

Felicitas Hoppe ist davon überzeugt, dass Märchen eine heilsame Wirkung besitzen. Die Büchner-Preisträgerin ist viel auf
Reisen, und das Unterwegssein ist ein hervorstechendes Motiv
ihrer Werke. In ihrem Roman *Pigafetta* hat sie eine mehr-
wöchige Fahrt auf einem Frachtschiff verarbeitet, und auch ihre
Traumbiographie *Hoppe* ist Lebens- und Reisebericht zugleich.

»Manchmal überkommt mich kurz vor einer Reise«, erzählt
mir Felicitas Hoppe, »eine unbestimmte Furcht, gegen die ich

»Bücher, die für
mich wie Brot
und Wein sind«
Felicitas Hoppe

mich mit einem Trostbuch wappne. Denn bei manchen Texten ist es doch so, als ob man ein Fenster aufstößt und endlich wieder tief durchatmen kann.« Ist sie unsicher, ob sie auch wirklich das richtige Buch für den bevorstehenden Ausflug in die weite Welt aus dem Regal genommen hat, packt sie für alle Fälle die Grimm'schen Märchen ein. Die passen immer, sagt die Schriftstellerin. Auch zu Hause verabreicht sich Frau Hoppe bei akuten Anfällen von schlechter Laune regelmäßig eine Dosis Grimm: »Und ob Sie es glauben oder nicht: Ich fühle mich immer besser. Nicht, weil es den anderen noch schlechter geht als einem selbst, sondern weil in scheinbar märchenhaften Geschichten sehr viele Problemlösungsstrategien angeboten werden, und das ist eine tolle Sache. Das inspiriert, und in diesem Sinn ist ein Buch ein Lebensmittel wie ein Stück Brot, manchmal auch wie ein Glas Wein, ein gutes Getränk.«

Die neurologischen Patientengeschichten erscheinen auch deshalb so tröstlich, weil sie zeigen, wie man auch ohne Körper und ohne eigene Geschichte weiterleben kann. In gewisser Weise kehren sie um, was in *Die sieben Raben, Kalif Storch, Brüderchen und Schwesterchen* und der *Froschkönig* geschieht: Während in den Volksmärchen Menschen in Tiere oder entstellte, unbeholfene Wesen verwandelt werden, bleiben die Patienten äußerlich dieselben. Und doch sind sie für ihre Umgebung nicht mehr wiederzuerkennen. Selbst wenn sie sich, wie Jakob in Wilhelm Hauffs *Zwerg Nase*, noch beinahe so fühlen wie zuvor.

In Wilhelm Hauffs *Zwerg Nase* wird der kleine Jakob in ein Eichhörnchen verwandelt und muss sechs Jahre einer Hexe dienen, die ihn auf diese Weise für seine frechen Worte bestraft. Bevor die Alte ihn aus ihren Diensten entlässt, verzaubert sie ihn jedoch ein weiteres Mal und schickt ihn als grotesken Winzling mit umso größerer Nase ins Leben zurück. Alle, denen er begegnet, lachen ihn aus, sogar seine Eltern wollen ihren Sohn nicht mehr erkennen. Doch die böse Hexe hat ihrem Diener auch ein Talent geschenkt, das ihm schließlich hilft, sich selbst wiederzufinden. Jakob versteht es, so hervorragend zu kochen, dass der Herzog ihn zu seinem Küchenchef ernennt. Zwischen den fürstlichen Töpfen begegnet er eines Tages der verzauberten Gans Mimi, die ihm verrät, dass nur ein Kraut namens Niesmitlust ihn erlösen wird. Als es gefunden ist, Jakob endlich seine lange Nase los ist und als fescher Jüngling nach Hause zurückkehrt, dankt er der Gans dafür, »dass ich mir selbst wiedergeschenkt bin«. Die Hoffnung auf diesen Moment, den Augenblick, in dem der Mann seine Ehefrau wieder von einem Hut unterscheiden kann und ganz der Alte, also er selbst ist, lassen all diese Verwandlungen so hoffnungsvoll und tröstlich erscheinen.

Wie der Fall Jimmie G. gezeigt hat, scheint es aber auch für reale Menschen erlösende Zauberworte zu geben. Im Kontakt mit Kunst, Spiel oder Spiritualität schließt sich etwas über den unsichtbaren Wunden dieser verwunschenen Wesen. Ob es der autistische Künstler ist, der nur zur Ruhe kam, während er seine überaus präzisen Zeichnungen anfertigte, oder die schwer zurückgebliebene neunzehnjährige Rebecca, von der Oliver Sacks berichtet, sie brauchte Stunden, um ihre Schuhe anzuziehen, und war nicht in der Lage, eine Tür alleine aufzuschließen, und verirrte sich auf der Straße sofort. Doch diese Unfähigkeit verschwand ebenso wie die Tollpatschigkeit ihrer Bewegungen, sobald Rebecca Theater spielte: »Diese Tätigkeit verschaffte ihr ein Zentrum. […] In jeder Rolle wurde sie ein ganzer Mensch und agierte flüssig, mit Ausdruckskraft und aus einem inneren

Gleichgewicht heraus.«[60] Sacks' Patienten – und nicht nur sie – finden in der Beschäftigung mit Kunst und Ästhetik ein Gefühl für sich selbst, ihr verlorenes Wesen, ihre vergessene Geschichte.

Kreativität kann wie ein Narrativ funktionieren, das ein Gefühl von Kontinuität und Ganzheit schafft. Als meine Töchter etwa vier und sechs Jahre alt waren, führten sie mit Vorliebe während der Mahlzeiten Gespräche, die man nicht unbedingt von Kindergartenkindern, sondern eher von den Bewohnern eines Seniorenheims erwarten würde. »Mama, weißt du noch, wie mir die Möhre in den Tee gefallen ist?«

»Mama, weißt du noch, wie wir im Kindergarten meine Hausschuhe gesucht haben?«

»Mama, weißt du noch …«

So ging es voller Begeisterung endlos hin und her. Oft kombinierten die Kinder ihre wiederentdeckten Erinnerungen mit erfundenen oder vielleicht auch geträumten Erlebnissen zu etwas Neuem. Auch wenn ich mich meistens an gar nichts erinnern konnte und eigentlich die Einzige am Tisch war, die sich mit ihrem geschwindelten »Hm, jaja« tatsächlich wie im Seniorenheim fühlen musste, amüsierte mich dieses frühkindliche Schwelgen in der guten alten Zeit. Bis ich las, dass sich unser Zeitgefühl, das grundlegend für ein funktionierendes Bewusstsein und für das Erzählen ist, mit der Sprache einstellt. Die Kinder hatten ihre eigene Lebensgeschichte entdeckt! Sie spielten, kaum dass die Sprache sie überhaupt dazu in die Lage versetzt hatte, mit ihrer Lebenszeit und komponierten kleine Ich-Erzählungen. Meine Rolle dabei war die eines Wahrheitsspiegels, der ihnen nur zu bestätigen hatte, was sie ohnehin schon wussten. »Hm, jaja« reichte völlig aus. Ich musste mich nicht erinnern, sondern nur einen Deckel auf ihre übersprudelnden Wundertüten legen. Hm, jaja.

Wer diese Ich-Erzählungen nicht mehr formulieren kann, weil er, wie Henry Molaison, keine neuen Erinnerungen zu bilden vermag, droht in seiner ewigen Gegenwart unterzugehen. Womöglich verschafften sich die Kinder mit ihrem Erinnerungsspiel auf lustige und lustvolle Weise auch ein Gefühl von Kontrolle (über sich selbst?), wie schon Freuds Enkel mit

seinem berühmten Fort-da-Spiel. Der Junge warf eine Garn-
spule aus seinem Bettchen, rief dazu »fort«; hatte er sie zurückgezogen, begrüßte er das Objekt mit einem freudigen »da«.
Während Freud dieses Spiel als einen Versuch interpretierte,
mit An- und Abwesenheit zurechtzukommen, betonte Jacques
Lacan auch den linguistischen und symbolischen Aspekt des
Spiels, »da Wörter benutzt werden, um Fehlendes zu beherrschen. Wir benutzen Symbole, und diese Symbole verleihen uns
Macht über das, was nicht mehr da ist oder was noch kommt.
Wir organisieren die Vergangenheit als explizit autobiographische Erinnerung, was Antonio Damasio ›das autobiographische
Selbst‹ nennt; Fragmente werden zu einer Erzählung verknüpft,
die wiederum unsere Erwartung an die Zukunft formt. Es kann
kein autobiographisches Selbst ohne Sprache geben.«[61]

Dabei ist es zweitrangig, ob sich eine Geschichte wirklich so
abgespielt hat oder ob sie nur gut erfunden ist. Im Rückblick
spielt das ohnehin keine Rolle, da jede Form von Erinnerung
immer auch ein Akt der Konstruktion ist. Der Schauspieler und
Schriftsteller Joachim Meyerhoff beginnt seinen Roman *Wann
wird es endlich wieder so, wie es nie war* mit einem in dieser
Hinsicht vielsagenden Kindheitserlebnis. Eines Morgens entdeckt der Erzähler auf dem Weg zur Schule in einem Schreber-
garten einen Toten. Auf dieses für einen Siebenjährigen ziemlich spektakuläre Ereignis folgen endlose Befragungen durch die
Lehrerin, die Polizei und die ebenso neugierigen wie neidischen
Mitschüler. Jeder will neue Details wissen, an die sich der Erzähler aber gar nicht mehr erinnert. Um seine Zuhörer nicht zu
enttäuschen, schmückt er seine kargen Eindrücke aus, bis er am
Schluss die reinste Gruselgeschichte kreiert hat: »Natürlich war
mir vollkommen klar, dass ich log, aber es kam mir so vor, als
würde die Geschichte ein Eigenleben führen und ich die Verantwortung dafür tragen, ihr zu genügen, mich ihrer würdig zu
erweisen. Wer findet schon einen Toten? Ich wollte unbedingt,
dass sich dieses außergewöhnliche Ereignis bei mir wohlfühlte,
wollte, dass es bei mir blieb, und beschenkte es verschwende-
risch mit Girlanden und Arabesken.« Schließlich nimmt das
Spiel mit den erfundenen Erinnerungen eine überraschende

Bücher, die mich
verschlungen haben:

Roberto Bolaño:
2666

Antal Szerb:
Reise im Mondlicht

Wolfgang Herrndorf:
Arbeit und Struktur

[Unterschrift]

»Bücher, die
mich verschlun-
gen haben«
Joachim
Meyerhoff

Wendung. Als der Erzähler seine Geschichte wieder einmal, mit allerlei Ausschmückungen versehen, zum Besten gibt, bleibt er an einem Detail hängen: dem Ehering an der Hand des Toten. Ein heißer Schauer überläuft ihn, und ihm fällt blitzartig ein, dass der Verstorbene tatsächlich einen Ring trug: »Nie werde ich diesen Augenblick vergessen. Ich hatte etwas erfunden, das wahr war. Der ausgedachte Ring, der aus der Luft gegriffene Ring hatte den tatsächlichen Ring, den wahrhaftigen Ring, wieder zum Leben erweckt. Wie ein archäologisches Instrument hatte die Lüge ein eingeschlossenes Detail herausgekratzt und den Tiefen des Gedächtnisses wieder entrissen. Für mich war das eine unfassbar befreiende Erkenntnis: Erfinden heißt Erinnern.«

Was wir Identität nennen, ist zutiefst mit unserer Lebensgeschichte verbunden. Jedes Erzählen, und sei es noch so irr und wirr, schafft eine Form von Kontinuität. Erzählen schlägt Brücken und bildet Zusammenhänge, die nicht nur intellektuell, sondern auch intuitiv und emotional nachvollziehbar sind. Deshalb lieben kleine Kinder Geschichten so sehr und wollen sie immer wieder hören: »Sie können komplexe Zusammenhänge begreifen, sobald man sie ihnen in Form von Geschichten präsentiert, auch wenn ihre Fähigkeit, allgemeine Konzepte und Paradigmata zu verstehen, fast überhaupt nicht entwickelt ist. Dort, wo ein abstrakter Gedanke nichts ausrichten kann, erzeugt diese narrative und symbolische Kraft ein Gefühl für die Welt – eine konkrete Realität in der Phantasieform eines Symbols oder einer Geschichte. Ein Kind versteht die Bibel, bevor es Euklid versteht. Nicht weil die Bibel einfacher ist (eher das Gegenteil ist der Fall), sondern weil sie eine symbolische und narrative Struktur hat.«[62]

Ist es dieses Narrativ, das sich zuweilen wie ein heilsamer Balsam auf verwundete Leserseelen legt und einem in Zeiten, wo kein Stein auf dem anderen steht, man sich zerfasert und zerrissen fühlt, wieder ein Gefühl von Ganzheit geben kann?

Der Kinderpsychologe und -psychiater Bruno Bettelheim zeigt in seinem Buch *Kinder brauchen Märchen*, dass gerade in Märchen »die schweren inneren Spannungen des Kindes so zum Ausdruck [kommen], dass es diese unbewusst versteht.«[63] Bereits in der traditionellen Hindu-Medizin wurde »dem psychisch Kranken ein Märchen, das sein besonderes Problem verkörperte, zur Meditation empfohlen. Man erwartete, dass der Patient, wenn er über die Geschichte nachsann, sowohl die Beschaffenheit des bedrückenden Engpasses in seinem Leben als auch die Möglichkeit eines Auswegs erkennen werde. Aus dem, was die Geschichte von menschlicher Verzweiflung, Hoffnung und Überwindung der Notlagen erzählte, konnte er nicht nur

die Lösung seines Problems, sondern auch den Weg zur Selbst-
findung entdecken – gleich wie der Held der Geschichte.«[64]

Märchen bewegen etwas, gerade weil sie sich eine gewisse
Unerklärlichkeit bewahren. Durch ihre Vieldeutigkeit und
Rätselhaftigkeit, die kein noch so spitzfindiger Geist völlig auf-
zuklären vermag, sprechen sie bei jedem andere Ebenen an:
»Wie bei jedem großen Kunstwerk ist auch der tiefste Sinn des
Märchens für jeden Menschen und für den gleichen Menschen
zu verschiedenen Zeiten seines Lebens anders.«[65]

Wer versucht, einem Kind ein Märchen zu erklären, sein flir-
rendes Geheimnis in rationale Bahnen zu übersetzen, zerstört
die zauberhafte, heilsame Wirkung. Wobei die meisten Kinder
solche Vereinfachungen (und Vereinnahmungen) gar nicht zu-
lassen, sondern auf der Märchenlogik beharren, da sie ganz offenbar ihrer kindlichen Phantasie, ihrem inneren Erfahrungs-
raum und ihren intellektuellen Kapazitäten in idealer Weise
entspricht.

Die abgehackten Füße der kleinen Karen haben mir wochenlang einen unruhigen Schlaf beschert. Sobald meine Mutter mir
Gute Nacht gesagt und das Kinderzimmer verlassen hatte,
starrte ich ängstlich auf meine orangefarbenen Fellhausschuhe
und wartete darauf, dass sie anfangen würden, durch mein Kinderzimmer zu tanzen. So wie die schrecklich schönen Stiefel-
chen, in denen die kleine Karen auf ewig tanzen sollte.

Hans Christian Andersen erzählt in *Die roten Schuhe* von
einem armen Waisenkind, das Zuflucht bei einer wohlhabenden
alten Dame findet. Anstatt ihr nun dankbar zu sein, betrügt die
kleine Karen ihre Gönnerin und sucht sich, unbemerkt von der
blinden Frau, beim Schuster verboten schöne Tanzstiefelchen
aus, die viel zu rot und verführerisch sind, um sie beim Kirch-
gang zu tragen. Schon am folgenden Sonntag stolziert Karen
darin zum Gottesdienst, die Gemeinde sieht entsetzt »nach Karens roten Schuhen, und alle Bilder sahen danach. Und als Karen
vor dem Altar kniete und den goldenen Kelch an ihren Mund
setzte, dachte sie nur an die roten Schuhe, und es war ihr, als ob
sie im Kelch herumschwämmen. Und sie vergaß, ihren Psalm
zu singen, sie vergaß, ihr Vaterunser zu beten.« Zur Strafe ver-

wachsen die Schuhe mit Karens Füßen, und ein strenger Engel befielt ihnen, immerfort zu tanzen, bis Karen erschöpft und verzweifelt beim Scharfrichter vortanzt und sie abschlagen lässt. Am Ende bereut das arme Kind und wird vom lieben Gott erlöst. Trotzdem habe ich mir noch nie rote Schuhe gekauft.

Nicht nur in der therapeutischen Arbeit mit Kindern kommen Märchen häufig zum Einsatz, auch in der Bibliotherapie mit Erwachsenen haben sie sich bewährt. Da sie vielen Menschen aus der eigenen Kindheit vertraut sind, finden auch literaturferne Patienten leicht Zugang zu ihrer Sprach- und Bildwelt, und es besteht weniger Angst vor intellektueller Überforderung als gegenüber den Werken der Weltliteratur. Viele Märchenfiguren zeichnen sich durch einen besonderen Charakterzug aus, was zwar etwas schablonenhaft wirken kann, aber genügend Raum lässt für die eigene Phantasie. Die Handlung läuft oft geradewegs darauf hinaus, dass der Held oder die Heldin etwas Entscheidendes dazulernt beziehungsweise durch eigene List oder die (magische) Hilfe anderer eine Lösung für sein Problem findet. Am Ende ist er oder sie ein anderer geworden, und das Leben hat sich zum Besseren gewendet, was in Krisensituationen eine hilfreiche Perspektive sein kann.

Bei Kindern kann auch etwas in Bewegung geraten, wenn Therapeuten ihre kleinen Patienten dazu ermuntern, über ihr Lieblingsmärchen zu sprechen oder über eines, vor dem sie sich besonders fürchten. Findet man heraus, was an der Geschichte so angsteinflößend ist, erscheinen die damit verbundenen Gefühle in einem anderen Zusammenhang und lösen sich im besten Fall auf.

Manche Therapeuten lassen ihre Patienten auch eigene Märchen und Geschichten erfinden oder in Szene setzen. Auch im Rahmen der Poesie- und Bibliotherapie-Ausbildung am Fritz-Perls-Institut gehört die Inszenierung eines Märchens zu den praktischen Übungen. Obwohl zunächst keiner begeistert war, sich den ganzen Tag solch einer vermeintlichen Kinderbelustigung zu widmen, empfanden viele Teilnehmer die Aufgabe im Nachhinein als besonders erhellend.

Die Schweizer Kunsttherapeutin Heidi Sprenger-Lipp beschreibt in einem Aufsatz ihre Arbeit auf der Station für Essstörungen an der Psychiatrischen Poliklinik des Universitätsspitals Zürich.[66] Dabei liest sie ihren Patientinnen häufig Märchen vor und lädt sie ein, zu den Bildern und Figuren zu assoziieren oder ihre Ideen in einfache Rollenspiele zu übersetzen. Über die Identifikation mit den Märchenfiguren, so die Autorin, werde den Patientinnen meist etwas von ihren versteckten Wünschen und Ängsten bewusst. Auch bei Einzelgesprächen macht sie die Erfahrung, das es hilfreich sein kann, die jungen Frauen zu fragen, ob es ein Märchen gibt, das eine besondere Bedeutung für sie hat. Eine extrem abgemagerte, dem Tode nahe Patientin zeichnete sich als Schneewittchen, im Glassarg liegend mit einem dreigeteilten Oberkörper, der die Ambivalenz ihres Zustands, zwischen Agonie und Hilfsbedürftigkeit, ausdrückte. Eine derart starke Symbolik bietet viele Anknüpfungspunkte für therapeutische Gespräche und lässt den Patienten zugleich die Möglichkeit, sich auf die Kunstform zurückzuziehen und darin ein wenig Abstand zu den eigenen Gefühlen zu finden.

Der Mediziner Magnus Heier hat unter dem Titel *Nocebo: Wer's glaubt wird krank* ein Buch über die Macht negativer Vorstellungen veröffentlicht. Anhand zahlreicher Beispiele aus seiner medizinischen Praxis belegt er eindrucksvoll, wie stark Ärzte im Umgang mit den Patienten allein durch ihre Wortwahl den Verlauf einer Krankheit beeinflussen können. Heier geht auch der Frage nach, ob es besser ist, todkranke Kinder über ihren Zustand aufzuklären oder sie in dem falschen Glauben zu lassen, alles werde gut. Als vorbildlich schildert der Autor die Tübinger Kinderonkologie, in der es üblich ist, das Gespräch über den Tod mit Astrid Lindgrens Buch *Die Brüder Löwenherz* einzuleiten. Darin geht es um die Brüder Karl und Jonathan, die nacheinander, durch Unfall und Krankheit, sterben und sich schließlich in dem abenteuerlichen Land Nangilaja wiedertreffen. Dort wird der Ältere beim Kampf mit einem Drachen erneut verletzt, und die Brüder springen gemeinsam in die Tiefe, wissend, das dort ein neues Nangilaja wartet. »So beginnt in der Kinderklinik das Gespräch über den Tod. Kindgerecht, aber ohne falsche Zurückhaltung.«[67] Als Lindgrens Buch in den siebziger Jahren erschien, wurde es kontrovers diskutiert und war sogar Gegenstand einer Debatte im schwedischen Parlament, da es angeblich den Selbstmord verherrliche. Manche der erwachsenen Leser meinten, man könne Kindern keine Geschichte zumuten, in der zwei Jungen den Tod wählen, um in einem nebulösen Anderswo ein neues Leben zu beginnen. Astrid Lindgren, die Mitglied in einem Verein war, der sich für würdiges Sterben einsetzt, hatte ihre Meinung dazu bereits viele Jahre zuvor bei einer Diskussion über Märchen kundgetan: »Früher durften Kinder Geschichten lauschen, die etwas über das Leben und den Tod zu sagen hatten, über den Unterschied zwischen Gut und Böse und wie schwer es sein kann, ein Mensch zu sein. Erst in unseren Tagen ist man auf die Idee gekommen, dass sie nicht mehr ertragen können, als von kleinen Eichhörnchen zu hören. […] Arme Kinder, in ihren Geschichten sind vielleicht etwas zu viele Eichhörnchen herumgelaufen, Eichhörnchen, die zu allem Überfluss noch sprechen und nie etwas sagen, was einen lachen, weinen oder schaudern lässt. Aber Kinder sollten das Recht haben, dies von allem zu fordern, was sie lesen: nicht nur lachen, sondern auch weinen und schaudern zu dürfen.«

Dass Märchen zu grausam für zarte Kinderseelen sind, musste sich auch Bruno Bettelheim anhören, als sein Buch *Kinder brauchen Märchen* in den siebziger Jahren erschien. Märchen seien reaktionär, hieß es, da sie vor Gewalt und überholten Rollenklischees strotzten.

Doch Bettelheim interpretiert Märchen nicht als Erzählungen, die sich an Kategorien der äußeren Realität messen lassen. Vielmehr versteht er sie als Resonanzraum, in dem sich die (kindliche) Seele spiegeln und weiterentwickeln kann. Wenn wir Märchen auf uns wirken lassen, schreibt Bettelheim, können sie uns dazu inspirieren, persönliche Probleme selbständig zu erfassen und zu lösen. Darüber finden wir Sinn in unserem Leben und ein sicheres Gefühl für uns selbst. Denn auch wenn Kinder noch so sehr geliebt werden und gut behütet aufwachsen, erkennen sie in den armen, verlassenen Wesen, die mit dem letzten Streichholz in ihren kalten Händchen erfrieren müssen oder von den eigenen Eltern im Wald ausgesetzt werden, etwas wieder von ihren eigenen unbewussten Ängsten. Sie sind Teil unseres Lebens, von Anfang an. Literatur kann helfen, diese Gefühle wahrzunehmen und zu verwandeln. So wie die Schriftstellerin Siri Hustvedt es als Vierzehnjährige mit den großen Märchen der Weltliteratur erlebte: »Niemand konnte weniger von einer Waisen haben als ich mit meinen liebevollen und aufmerksamen Eltern, und doch rührten die Leiden von David Copperfield und Jane Eyre an meine alte Wunde. Ich überließ die ganze Kraft meiner Empathie dem Helden und der Heldin dieser Romane. Dennoch, als ich von ihrem Leid und ihren Demütigungen las, war mein Kummer um sie eine Art Übersetzung – eine Neuerfindung meines eigenen Gefühlslebens. Durch sie war ich imstande, in mir selbst eine Veränderung herbeizuführen.«

Kinder verlieren ihre Eltern, werden im Wald ausgesetzt, von den bösen Zweitfrauen ihrer Väter gequält oder von Hexen in einen Turm gesperrt. Sie werden in Eichhörnchen, Frösche und Raben verwandelt oder sollen den eigenen Vater heiraten. Menschen kommt ihr Körper abhanden, sie erkennen keine Gesichter mehr oder sprechen ohne Unterlass vor sich hin. Leise und laute Katastrophen begegnen uns in Märchen, Patientengeschichten, in uns selbst und – in der Literatur. In ihr können wir unserer Angst begegnen und erkennen, dass es weitergeht, auch oder gerade, wenn nichts mehr ist wie zuvor.

3. KRIMINELLE, KLOSTER-SCHWESTERN, KÜNSTLER – LESEN BEFREIT!

Die dunklen Klinkerbauten mit ihren Türmen und Zinnen
wirken selbst an einem warmen Sommertag einschüch-
ternd und wie aus der Zeit gefallen. Auf den Mauern glitzern
riesige Rollen aus Stacheldraht silbrig in der Sonne. Wären da
nicht diverse elektronische Sicherheitsschleusen, man könnte
sich in einen Dickens-Roman versetzt fühlen. Zeitlich würde
das sogar passen, denn die denkmalgeschützte Justizvollzugs-
anstalt Münster wurde 1853 erbaut, Charles Dickens' *David
Copperfield* erschien drei Jahre zuvor. Allerdings dürften die
Haftbedingungen in der damals hochmodernen Isolir-Strafanstalt mit ihren 456 Einzel- und 80 Schlafzellen doch erheblich anders gewesen sein als im Roman. Wenn David Copperfield seinen zweifelhaften Freund Mr. Micawber im Londoner
Schuldgefängnis King's Bench besucht, findet er dort recht ge-
mütliche Lebensumstände vor. Nachdem Micawber sich ein eigenes Zimmer ertrotzt hat, zieht auch noch seine Frau zu ihm
und bringt zur Verbesserung des Komforts gleich den gesamten
verbliebenen Hausstand der Familie mit. Zum Abendessen lassen sich die Micawbers eine Schöpsenkeule aus einem ominö-
sen Bratladen bringen, und anschließend treffen sich die Herren in einer parodistischen Version des klassischen englischen
Clubs. Hier wird diskutiert und gefeiert, und selbst Mr. Micawber kommt endlich einmal in den Genuss, »als Gentleman
in hohem Ansehen« zu stehen.

Von derart heiteren und geselligen Zuständen war der Alltag in Strafanstalten wie der in Münster weit entfernt. Wer hier
eingeliefert wurde, den sollte schon allein der düstere, beklemmende Ort permanent an seine Schuld und Erbärmlichkeit er-

innern. »Schweigend sollte er seinen Gang im Hof verbringen und schweigend in der Zelle zur Umkehr kommen«, forderte der einflussreiche amerikanische Quäker William Penn, dessen religiöse Schriften im 18. Jahrhundert hohe Auflagen erlebten und auch ins Deutsche übersetzt wurden. In die dunklen, unheimlichen Behausungen der Häftlinge sollte nur so viel Licht dringen, dass die Seiten des Neuen Testaments zu erkennen waren.

Als einzige Abwechslung des Tages war ein halbstündiger Hofgang vorgesehen, den die Häftlinge still und schnell zu absolvieren hatten. Wer aus dem Tritt fiel oder einen Laut von sich gab, wurde mit bis zu dreißig Hieben bestraft. Dass die Gefangenen in Kontakt miteinander traten, war nur da erlaubt, wo es sich nicht vermeiden ließ: im Schullokal, in der Kirche und während der Arbeitszeit. »Hier innerhalb war eine eigene, besondere Welt, die mit nichts anderem Ähnlichkeit hatte; hier waren eigene, besondere Gesetze, eigene Tracht, eigene Sitten und Gebräuche, ein Totenhaus für Lebendigbegrabene, ein Leben wie sonst nirgends auf der Welt«, schrieb der russische Schriftsteller Fjodor Dostojewski in seinen um 1860 erschienenen *Aufzeichnungen aus einem Totenhause*, in denen er seine eigenen Erfahrungen in einem sibirischen Straflager verarbeitete.

Ins Innere der JVA Münster, deren Bücherei im Jahr 2007 – noch vor der Münchener Stadtbibliothek – zur Bibliothek des Jahres gekürt wurde, gelangt man durch eine bewachte Pforte, an die sich ein kleiner Hof anschließt. Von hier aus gilt es, einen schleusenartigen Flur zu durchqueren, in dem sich die Büros von Anstaltsleitung und -verwaltung aneinanderreihen wie die Zellen in dem dahinter liegenden Gebäude. Hat man schließlich eine weitere Pforte passiert, befindet man sich im Zentrum des vierflügeligen Baus, der nach dem Vorbild der englischen Musteranstalt Pentonville in der damals üblichen Sternbauweise errichtet wurde.

Plötzlich habe ich den Eindruck, auf einer Bühne zu stehen und Teil einer dramatischen Inszenierung zu sein. Die Architektur

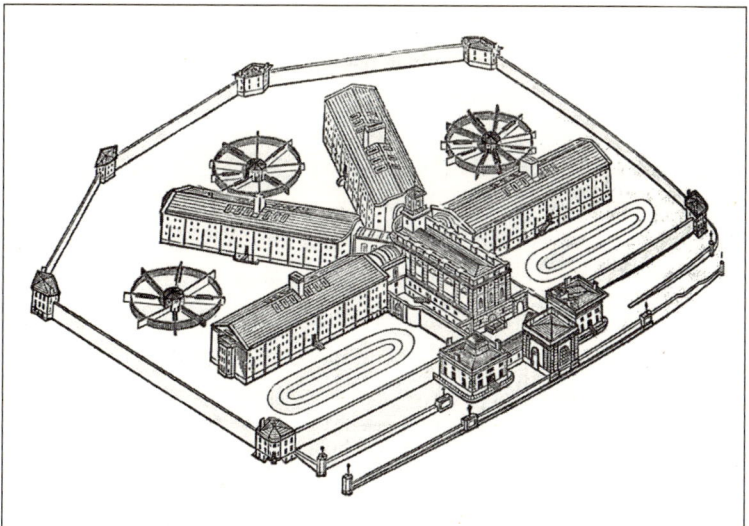

wirkt wie eine Kulisse, ein seltsames Bühnenbild, an dem irgendetwas nicht stimmt. In vier Richtungen geben hohe Glastüren den Blick frei auf lange, mehrgeschossige Trakte, in denen sich Zelle an Zelle reiht. Zur Mitte hin sind diese scheinbar endlosen Gänge durch weiß gestrichene Metallgeländer begrenzt, die an eine Schiffsreling erinnern. Dazwischen, in einem Meer aus Luft, schweben Netze, für den Fall, dass einer der Gefangenen auf die Idee kommen sollte zu springen. Reisende auf einem riesigen, unwirklichen Schiff, das seinen Hafen nie verlassen wird.

Männer schieben Metallwagen über die Gänge und verteilen Essen. Sie tragen Anzüge, die wie Blaumänner aussehen. Vielleicht, denke ich, fangen sie gleich an zu tanzen und singen *Jailhouse Rock*. Aber sie machen weiter in ihrem Trott, und ich schäme mich für die Einfälle, die dieser Ort bei mir auslöst. Ob ich mir die Zumutung damit vom Leib halte? Oder sind das tatsächlich die einzigen Berührungspunkte, die man als sogenannter unbescholtener Bürger mit dieser verschlossenen Welt hat? Filmbilder von einem bärtigen Steve McQueen als Papillon. Jean Marais als eleganter Graf von Monte Christo. Die Songs, die Johnny Cash für die Häftlinge von San Quentin spielte.

Am Eingang zu einem der Trakte wartet ein kräftiger junger Mann in einem der blaumannartigen Anzüge darauf, eingelassen zu werden. Als der Leiter der Gefangenenbibliothek, die ich besuchen möchte, ihn grüßt, fällt mir erst auf, dass ich daran nicht mal gedacht hatte. Die Ausgrenzungsmechanismen funktionieren offenbar sofort.

Der Theologe Gerhard Peschers arbeitet seit mehr als zwanzig Jahren als Bibliothekar im Justizvollzug und ist für die rund dreißig Büchereien der Haftanstalten in Westfalen-Lippe zuständig. Gerhard Peschers ist aber weniger Verwalter als Idealist. Er träumt von einem Bücherbaum, der die Mauer zwischen drinnen und draußen überwindet. Dieses eigenwillige Gewächs, an dem keine Blätter und Früchte, sondern viereckige bunte Bücher gedeihen, ist eines Nachts in den Schlaf des engagierten Bibliothekars hineingewuchert und hat ihn seither so beschäftigt, dass er seinen Traum aufgeschrieben hat, um ihn mit anderen teilen zu können. Inzwischen ist der kurze Text in fünfundzwanzig Sprachen übersetzt worden, und sein Verfasser war bis nach Lateinamerika eingeladen, um von seiner Vision und natürlich von seinen realen Erfahrungen mit der Bibliotheksarbeit im Strafvollzug zu erzählen. Gerhard Peschers hat international besetzte Tagungen zum Thema Gefangenenbüchereien in Deutschland mitinitiiert und unter dem Titel *Bücher öffnen Welten* einen Sammelband zur Bibliotheksarbeit in Justizvollzugsanstalten herausgegeben. Seine Wanderausstellung mit rund hundert Bücherbäumen, die Gefangene, Schulkinder und Künstler aus Argentinien, China oder Israel gemalt und gezeichnet haben, zieht um die Welt.

Gerhard Peschers zeigt eines dieser Bilder. Ein Insasse, der zwanzig Jahre in Haft war, hat es am Tag vor seiner Entlassung gemalt und dazu geschrieben: »Bücher waren für mich in der Zeit der Inhaftierung wie ein guter Freund, immer für mich da. Ich konnte mich in sie reinfallen lassen. Ohne die Bücher hätte ich sicher diese lange Zeit hinter Gittern nicht überstanden. Sie waren und sind ein Tor zu einer anderen Welt, besser oder schlechter sei dahingestellt. Bücher haben mir immer Freiheit bedeutet, beim Lesen war ich nicht eingesperrt und weggeschlossen. Ich habe anders gelebt, in den Büchern, mit den Büchern.«

Noch prägnanter formuliert es der italienische Schriftsteller Erri de Luca in seinem Roman *Fische schließen nie die Augen*: »Bücher sind der größte Widerspruch zu Gitterstäben. Dem auf seiner Pritsche liegenden Gefangenen reißen sie die Zellendecke auf.«

In den Mindestgrundsätzen für die Behandlung von Gefangenen, die seit 1955 Richtlinie der Vereinten Nationen sind, widmet sich Unterpunkt 40 dem Thema Bücherei: »Jede Anstalt hat eine Bücherei einzurichten, die allen Gefangenen zur Verfügung steht und über eine genügende Auswahl an Unterhaltungsliteratur und Sachbüchern verfügt; die Gefangenen sind zu ermutigen, davon ausgiebig Gebrauch zu machen.«

In Münster hat das Architekturbüro Bolles & Wilson die preisgekrönte Bibliothek der JVA gestaltet und eine rein zweckmäßige Einrichtung in einen bunten, einladenden Ort verwandelt. In dreißig Sprachen ist hier Lesestoff vorhanden, vom Krimi über klassische Literatur bis zum rechtswissenschaftlichen Sachbuch. Auch neuere Medien wie DVDs oder CDs befinden sich im Sortiment, das regelmäßig erneuert wird. Wie es hier vor der Renovierung aussah, kann man an einem kleinen Raum neben der vorbildlichen Bücherei erkennen. Hier herrscht noch die alte Tristesse: weiß-graue Wände, ein paar Stühle und Matten, sonst nichts. An der Wand hängt eine alte Hausordnung aus dem Jahr 1906. Unter § 16 ist zu lesen, dass den Gefangenen in ihren Mußestunden einmal pro Woche ein Buch »verabreicht« werden soll. Das klingt etwas lieblos, doch die Seelsorger seien sehr bewusst mit Literatur umgegangen, erzählt Gerhard Peschers. Er weist auch auf die alte Aktenbezeichnung für die Bücherei hin, sie lautete »geistige und seelische Hebung«.

Als die Isolir-Strafanstalt Mitte des 19. Jahrhunderts errichtet wurde, »verabreichten« zunächst Seelsorger, später auch Lehrer

»Autoren
und Bücher,
die Mauern
durchlässig
machen«
Gerhard Peschers

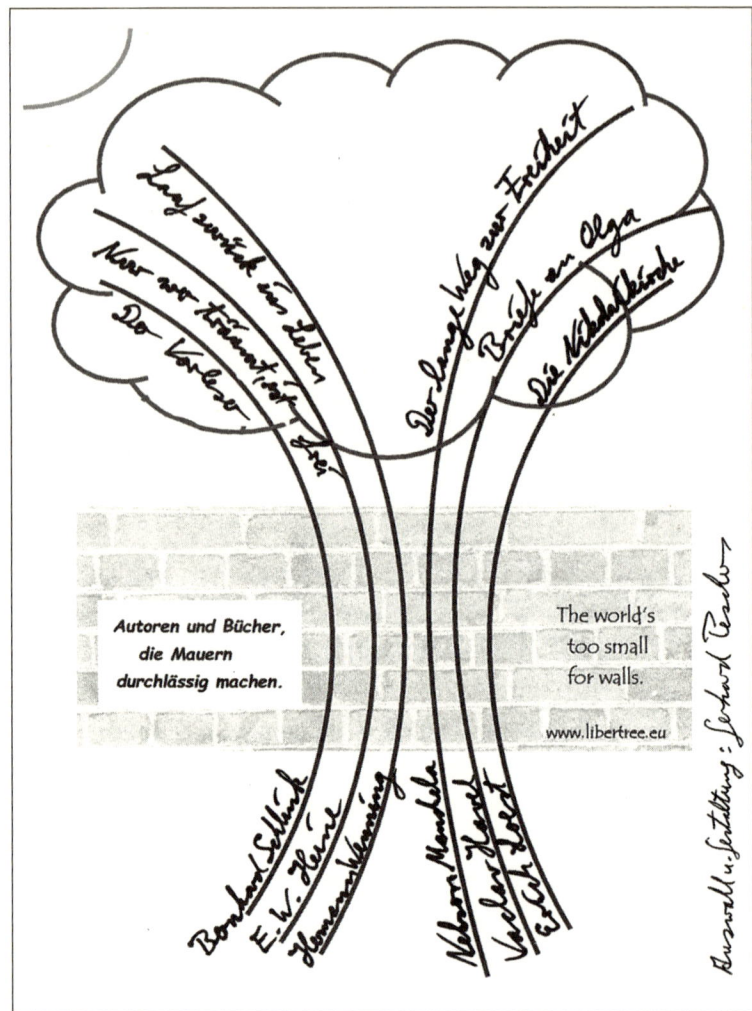

Autoren und Bücher,
die Mauern
durchlässig machen.

The world's
too small
for walls.

www.libertree.eu

streng nach Konfessionen getrennt geistliche, aber auch andere erbauliche Werke. Die Gefangenen sollten ihre Lektüreeindrücke während der Woche auf Täfelchen notieren und beim nächsten Zellenbesuch mit dem Pfarrer darüber sprechen. Für alle, die »entweder nicht oder nur mühsam lesen können oder die zu stumpf und gleichgültig sind, um am eigenen Lesen Geschmack zu finden«,[1] wurde sonntags eine Vorlesestunde abgehalten.

Am 24. Oktober 1828 gründete der gelernte Buchhändler Karl Benjamin Preusker im sächsischen Großenhain die erste Bürgerbibliothek Deutschlands. Um an diese Ikone des deutschen Bibliothekswesens zu erinnern, wurde der 24. Oktober im Jahr 1995 zum Tag der Bibliotheken ernannt. Karl Preusker entwarf ein öffentliches Bibliothekswesen, das von der Dorfbibliothek bis zur Nationalbibliothek alle Bedürfnisse bedienen sollte und in dem auch verschiedene Arten von Spezialbibliotheken vorgesehen waren. Dazu gehörten auch Büchersammlungen, die zur moralischen Besserung der Gefangenen beitragen sollten.

Wie so ein literarisches Läuterungsmittel am besten anzuwenden wäre, darüber kursierten in dieser Zeit die unterschiedlichsten Vorstellungen. »Der verständige Seelsorger sollte die Lektüre gerade so benützen, wie der verständige Arzt die Arznei bei seinen Kranken«,[2] erklärte beispielsweise Julius August Füeßlin, der 1851 zum Direktor des ersten deutschen Zellengefängnisses in Bruchsal ernannt wurde. Der reformfreudige Mediziner war davon überzeugt, für jeden Lesertypus eine wirksame Droge aus seinem pharmazeutischen Bücherschrank zaubern zu können. Wer unmotiviert und träge erschien, dem empfahl er unterhaltende, eher liebliche Volksschriften. Fleißigen Lesern verordnete Dr. Füeßlin dagegen eine Art Lektürediät, bei der nur ein Buch verabreicht wurde, über das der Leser dafür umso gründlicher nachdenken sollte. Auch »Grüblern und Geheimniskrämern« glaubte Dr. Füeßlin durch die Wahl des richtigen Buches beikommen zu können. Vor allem in der damals noch neuen Einzelhaft, wie in Bruchsal, wo die Lektüre besser zu dosieren und zu kontrollieren sei als in der Gemeinschaftsunterbringung, könne »das individuelle Bedürfnis eines jeden Gefangenen hier auf das vollkommenste berücksichtigt werden.«

Das 1889 erschienene *Lehrbuch der Gefängniskunde* von Karl Krohne sah vor, dass eine Gefängnisbibliothek religiöse Schriften jeder Konfession, Schul- und Lehrbücher, aber auch geschichts- und naturkundliche Werke sowie Romane und Erzählungen zu enthalten habe. Nicht zum Kanon gehörten Kriminalromane, phantastische und sentimentale Literatur sowie »Bücher zum Lachen oder zur Tagespolitik« und erstaunlicherweise »die Werke oder auch nur die Gedichtsammlungen unserer Klassiker Schiller, Goethe«. Diese beiden Dichter sind erst seit 1906 im Gefängnis zugelassen.

Ob auch Alexandre Dumas' *Der Graf von Monte Christo* im Gefängnis gelesen wurde? Vermutlich eher nicht, weckt doch dieses Buch sogar beim wohligen Weglesen auf dem Sofa aufwieglerische Gedanken und Mut, sich gegen Ungerechtigkeit zu wehren. Nicht umsonst war dieser Roman eines der Lieblingsbücher der Arbeiter in den kubanischen und amerikanischen Zigarrenfabriken des ausgehenden 19. Jahrhunderts, in denen es üblich war, Vorleser zu beschäftigen. Diese saßen vor den Arbeitern, die ihren Beschäftigungen nachgingen, an einem Pult und lasen ihnen vor. Alexandre Dumas und seinen Roman *Der Graf von Monte Christo* verehrten die Männer so sehr, »dass eine Gruppe von Arbeitern 1870 dem Autor (kurz vor dessen Tod) schrieb und ihn darum bat, einer Zigarrensorte den Namen ihres Lieblingshelden verleihen zu dürfen. Dumas willigte ein.«[3]

Heutzutage sind die Gefangenen in der Wahl ihres Lesestoffes weitgehend frei. In Zeiten der Digitalisierung ist eher der unbeschränkte Zugang zum Internet ein Thema, über das diskutiert und für dessen Freigabe gekämpft wird. In der JVA Münster dürfen die Gefangenen die Bibliothek an allen Werktagen abends für eine Viertelstunde aufsuchen, um entliehene Bücher, CDs oder DVDs zurückzubringen und in den Regalen nach neuem Lesestoff zu stöbern. In anderen Strafanstalten können die Gefangenen oft nur in ihren Zellen Bücher aus Katalogen auswählen, was die Leselust sicher weniger weckt, als wenn man ein Buch auch mal in die Hand nehmen und darin blättern kann.

Organisiert wird die Ausleihe in Münster von drei Gefangenen, die hier ihren Arbeitsplatz haben. Das Angebot der Bibliothek kommt gut an: Bei einer wissenschaftlichen Befragung durch die Uni Münster gaben drei Viertel der Insassen an, ihre Freizeit am liebsten mit Lesen zu verbringen, noch vor dem Fernsehen. Vierhundert von fünfhundert Gefangenen, also achtzig Prozent, nutzen das Büchereiangebot regelmäßig.

Die Leiterin der Anstalt, Maria Look, ist der Ansicht, dass Lesen den Gefangenen mehr bieten kann als eine sinnvolle Beschäftigung während der Haft. Wer auf den Geschmack kommt und Lust am Lesen findet, für den können Bücher zu Begleitern nach draußen werden – in jene lang ersehnte Zeit, in der nicht gerade wenige der Entlassenen mit Arbeitslosigkeit und viel freier oder eben auch leerer Zeit fertig werden müssen.

Damit der Bücherbaum, von dem Gerhard Peschers träumt, tatsächlich über die Mauer wachsen kann, organisiert der Bibliothekar auch immer wieder Autorenlesungen in den Haftanstalten. Bernhard Schlink, der mit seinem Bestseller *Der Vorleser* in der JVA Münster zu Gast war, hat eine tiefgehende Diskussion unter den Zuhörern ausgelöst, in der es um komplexe Themen wie Schuld und den Umgang mit der eigenen Vergangenheit ging. Auch Erich Loest hat in Münster gelesen und bei dieser Gelegenheit erstmals, über vierzig Jahre nach seiner Inhaftierung im Zuchthaus Bautzen II, wieder ein Gefängnis betreten. 1957 war Loest in der DDR zu siebeneinhalb Jahren Haft verurteilt worden, wegen angeblich »konterrevolutionärer Gruppenbildung« im Zusammenhang mit Diskussionen über die Entstalinisierung. Im Laufe des Abends, erzählt Peschers, habe sich der damals bereits über Achtzigjährige zunehmend gequält gefühlt von den permanent präsenten Schließgeräuschen, die ihn, mehr als alles andere an diesem Ort, in eine Zeit versetzt hätten, die längst vergangen schien. Für die Gefangenen liegt das metallisch scharfe Klirren von Schlüsseln und zuschlagenden Schlössern wie eine Endlosschleife unter der einförmigen Geschichte ihres Haftalltags.

Wie existenziell die Beschäftigung mit Literatur an einem Ort wie dem Gefängnis sein kann, beschreibt der 1996 verstorbene österreichische Neurologe und Psychiater Viktor Frankl am Beispiel einer Lesegruppe im Staatsgefängnis Florida. Dort hatten sich neun Häftlinge zu einer Studiengruppe zusammengefunden, die sich zweimal pro Woche traf. »Und ich muss sagen«, schreibt einer der Inhaftierten an Frankl, »was da geschieht,

grenzt an ein Wunder. Menschen, die hilflos und hoffnungs-
los gewesen waren, finden einen neuen Sinn im Leben. Hier,
im Gefängnis mit den härtesten Sicherheitsvorkehrungen von
ganz Florida, nur ein paar hundert Meter entfernt vom elek-
trischen Stuhl, stellen Sie sich vor, ausgerechnet hier werden
unsere Träume wahr.«[4]

In den sechziger Jahren war Frankl, der viele Jahre an amerikanischen Universitäten gelehrt hat, in das berüchtigte Zuchthaus San Quentin bei San Francisco eingeladen.

Wenige Jahre zuvor, im November 1957, hatte es in diesem
Gefängnis eine legendäre Aufführung von Samuel Becketts
Stück *Warten auf Godot* gegeben, die deshalb in die Theater-
geschichte einging, weil die Häftlinge die existenzielle Leere,
um die der Text kreist, unmittelbarer verstanden als das irritierte
Premierenpublikum in den Metropolen der Welt. Der Theater-
wissenschaftler Martin Esslin zitiert in seinem Standardwerk
über das Absurde Theater einen Reporter des *San Francisco
Chronicle*, der bei der Aufführung dabei war. Anschließend
habe ihm ein Gefangener erklärt, Godot stelle für ihn die Gesellschaft dar, für einen anderen repräsentierte der große Ab-
wesende einfach die Außenwelt. Ein in San Quentin angestellter
Lehrer meinte, kaum jemand wisse so gut wie diese Gefangenen,
was Warten bedeute. Deshalb sei ihnen auch klar, dass Godot –
würde er denn tatsächlich auftauchen – nur eine Enttäuschung
sein könne. Nach diesem Theatererlebnis sollen Godot, aber
auch andere Begriffe aus dem Stück zu festen Bestandteilen des
Gefängnisjargons und der Anstaltsmythologie von San Quentin
geworden sein.

Als Viktor Frankl das Gefängnis besuchte, bat ihn einer der
Häftlinge, auch zu den Männern, die an seinem Vortrag nicht
teilnehmen durften, zu sprechen, den Todeskandidaten in der
sogenannten Death Row. Einer von ihnen, ein Mr. Mitchell,
sollte in wenigen Tagen in der Gaskammer hingerichtet werden. Viktor Frankl, der drei Konzentrationslager überlebt hatte
und dessen gesamte Familie von den Nazis ermordet worden
war, erklärte dem Mann, dass er das Gefühl kenne, den Tod so

nah vor sich zu sehen. Dennoch habe das Leben Sinn, unter allen Bedingungen, auch wenn es noch so kurz dauere. Dann erzählte er Mr. Mitchell von Tolstois *Der Tod des Iwan Iljitsch*: »Die Geschichte eines Mannes, der auf einmal mit der Tatsache konfrontiert ist, dass er nicht mehr lange zu leben hat, und dem plötzlich zu Bewusstsein kommt, wie sehr er das Leben verpfuscht hat. Aber gerade an dieser Einsicht wächst er innerlich so sehr über sich hinaus, dass er noch imstande ist, das scheinbar so sinnlos gewesene Leben rückwirkend mit Sinn zu überfluten. Mr. Mitchell war der letzte Mann, der in der Gaskammer von San Quentin starb. Kurz vor seinem Tod jedoch gab er dem *San Francisco Chronicle* ein Interview, und aus ihm geht eindeutig hervor, dass er die Geschichte vom Tod des Iwan Iljitsch in jeder Hinsicht mitbekommen hat.«[5]

Diese tröstliche Erzählung einer späten Einsicht in das eigene Scheitern dürfte auch dem Theologen Gerhard Peschers gefallen. Sein Büchertraum ist inzwischen in fünfundzwanzig Sprachen übersetzt worden, Insassen einer argentinischen Haftanstalt haben ihn sogar in Blindenschrift übertragen. »Die trennende Mauer ist stabil und nicht etwa rissig«, heißt es in dem kurzen Text. Gerhard Peschers geht es nicht darum, die Mauern einzureißen. Er ist kein Vollzugskritiker, sondern jemand, der den Gefangenen eine theologisch fundierte Idee innerer Freiheit vermitteln möchte. Damit steht er ganz in der Tradition der klassischen Gefängnisseelsorge. Für ihn sind Gefangenenbüchereien Seelenapotheken, so wie es auch über der berühmten Klosterbibliothek von St. Gallen in goldenen Lettern steht.

Kloster und Gefängnis – nicht nur zwischen diesen beiden geschlossenen Systemen bestehen Analogien. Auch in anderen »totalen Institutionen«[6] wie psychiatrischen Anstalten, Erziehungsheimen, Kasernen, Internaten oder da, wo ganze Staaten zum Gefängnis werden, erzeugt das Eingesperrtsein einen so starken inneren Druck, dass die Phantasie exorbitant wächst und die engen Grenzen der Realität zu überwuchern beginnt.

In Alexandre Dumas' berühmtem, mehrfach prominent verfilmtem Gefangenenroman *Der Graf von Monte Christo* fragt der junge Edmond Dantés seinen Leidensgenossen, den Gelehrten Abbé Faria, was er wohl mit seinem enormen Wissen in Freiheit alles hätte bewerkstelligen können. Und der Alte antwortet: »Nichts. Vielleicht hätte sich diese Überfülle meines Gehirns an Nichtigkeiten verschwendet. Das Unglück ist nötig, um gewisse geheimnisvolle, in der menschlichen Intelligenz verborgene Goldadern zu ergraben. Man bedarf des Drucks, um das Pulver zu entzünden. Die Gefangenschaft hat alle meine unbestimmten Fähigkeiten auf einen einzigen Punkt vereinigt. Sie drängen sich in einem engen Raum, und, Sie wissen es, aus dem Zusammenstoß der Wolken entsteht die Elektrizität, aus der Elektrizität der Blitz, aus dem Blitz das Licht.«

Da in geschlossenen Systemen die »alltäglichen Funktionen menschlichen Lebensraumes außer Kraft gesetzt« sind, entsteht eine spezielle Form von Zeitlosigkeit. Der französische Philosoph Michel Foucault, der 1975 unter dem Titel *Überwachen und Strafen* eine viel diskutierte *Geschichte des Gefängnisses* veröffentlichte, hat diese Orte der Verwahrung einmal als »Heterotopien« bezeichnet: Gegenwelten innerhalb des realen gesellschaftlichen Raumes.

Gefangen fühlen kann man sich aber auch innerhalb der sogenannten gesellschaftlichen Normalität. In einer unglücklichen Beziehung (Gustave Flaubert: *Madame Bovary*, Richard Yates: *Zeiten des Aufruhrs*, Theodor Fontane: *Effi Briest*). Bei enervierenden Familienzusammenkünften (Thomas Mann: *Buddenbrooks*, Jonathan Franzen: *Die Korrekturen*, Ralf Rothmann: *Milch und Kohle*). Bei Einsamkeit, die sich auch wie ein Gefängnis anfühlen kann (Jon Fosse: *Morgen und Abend*, Marlen Haushofer: *Die Wand*, Janet Frame: *Dem neuen Sommer entgegen*). In derartigen Situationen wirkt allein der Gedanke an ein Buch, als würde eine Befreiungsarmee durchs Gehirn marschieren.

Gerade Klöster und Gefängnisse, also zwei Einrichtungen, die auf den ersten Blick sehr unterschiedlich wirken, verbindet vieles. Im Zuge der Säkularisation wurden immer wieder Klöster zu Zuchthäusern umfunktioniert. Oft behielten die Räume sogar ihre ursprüngliche Funktion und erinnerten dadurch noch an ihr Vorleben. Häufig gab es in den Haftanstalten auch eine Tischordnung nach dem Vorbild eines Refektoriums, samt Stehpult und Kanzel, an denen während der Mahlzeiten biblische und katechetische Schriften vorgetragen wurden. Aber auch andere Grundstrukturen sind vergleichbar: die Arbeit in der Gemeinschaft, das strenge Zeitregiment, genaue Speisepläne, der Abschluss nach außen, Disziplinierungsmaßnahmen und Strafen, aber auch die Sorge um das Seelenheil der Insassen, das nicht zuletzt durch ausgewählte Lektüre gepflegt werden sollte.

Manche Klostergemeinschaften lebten und leben nach Regeln, die strenger sind als die Vorschriften vieler Gefängnisse. Nicht umsonst bezeichnet Foucault religiöse Orden als »Meister der Disziplin«. Vom ersten Morgengebet bis zur Nachtruhe ist der zeitliche Ablauf für die Gemeinschaft genau strukturiert. Gespräche oder gar Besuche sind mancherorts bis heute nur im Beisein Dritter erlaubt. Um Freundschaften oder Intimitäten zu verhindern, war es lange Zeit verboten, die Türen der Zellen von innen zu verschließen, und ihre Bewohner durften einander nicht besuchen. In einigen Orden, zum Beispiel bei den Kartäusern, dürfen die Mönche nur zu bestimmten Zeiten, wie an Sonn- und Feiertagen, miteinander sprechen. Unbedingter Gehorsam, bis hin zur völligen Aufgabe des eigenen Willens, kann Teil des Gelübdes sein. In Klöstern, die mit Klausur belegt sind, mussten die Schwestern bis in die zweite Hälfte des 20. Jahrhunderts vor Besuchern einen Gesichtsschleier tragen oder durften nur durch ein sogenanntes »Redgitter« mit der Außenwelt kommunizieren. In manchen Orden, wie bei den Klarissen in Assisi, gelten diese Bräuche bis heute. Selbst in modern eingestellten Ordensgemeinschaften wird erwartet, dass private Besuche bei der Äbtissin angemeldet werden.

Der entscheidende Unterschied zwischen den verschiedenen geschlossenen Systemen liegt freilich darin, ob sich jemand aus freien Stücken an einen solchen Ort begibt oder nicht. Doch auch Glaubensangelegenheiten sind bekanntlich wandelbar. Zwar gilt bis heute ein ewiges Gelübde als unwiderruflich, doch dürfte es kaum noch vorkommen, dass ein Ordensmitglied gegen seinen Willen im Kloster festgehalten wird. Das zeigt auch die Geschichte von Veronika Peters, die in ihrem Buch *Was in zwei Koffer passt* von ihrer Zeit als Nonne in einem Benediktinerinnenkloster erzählt. Fast zwölf Jahre lebte sie in der Gemeinschaft, studierte Theologie und leitete schließlich die Buchhandlung des Klosters. Hier lernt sie eines Tages Vince kennen, der einige Tage zu Gast im Kloster ist. Ein intensives Gespräch beginnt, das sich auch nach seiner Abreise in langen Briefen fortsetzt. Bald sind es nicht mehr nur Gedanken, sondern immer stärker werdende Gefühle, die da hin und her geschickt werden, und als Vince fast zwei Jahre später erneut das Kloster besucht, spürt die Erzählerin, dass ihr Leben im Kloster zu Ende geht. Während ihre Mitschwestern zur Vesper, dem Abendgebet, versammelt sind, legt sie ihr Ornat ab, holt die Jeans aus einem der zwei titelgebenden Koffer und steigt mit Vince in ein Taxi, das die beiden in ein neues Leben fährt. *Was in zwei Koffer passt* ist ein ermutigendes Buch, besonders für Menschen, die schon bei den banalsten Alltagsdingen in schwere Entscheidungsnöte geraten. Hier sieht man, dass nichts für die Ewigkeit ist und sich alles von Grund auf ändern lässt. Man muss nur wollen.

Lange Zeit wäre es nicht so einfach gewesen, eine Klostergemeinschaft zu verlassen. Wer einmal sein Gelübde, die heilige Profess, abgelegt hatte, konnte sogar mit allen Mitteln daran gehindert werden. Hielt sich ein Ordensmitglied nicht an die geltenden Regeln, endete sein Widerstand zuweilen auch im Kerker. Der Franziskanerpater Wendelin Heun wurde 1764 wegen angeblicher Beleidigung seines Provinzials und seiner Mitbrüder in Ketten gelegt und starb später in der Haft. Jahrelang war der Mönch in einem ofen- und fensterlosen Kerker mit eisernen

Bücher,
ohne die mein Leben anders verlaufen wäre:
– „Gestürzter Engel" von Per Olov Enquist
– „Jahrestage" von Uwe Johnson
– „Mrs Dalloway" von Virginia Woolf

Veronika Peters

Fußfesseln angekettet, seine einzige Verbindung zur Außenwelt bestand in einer kleinen Öffnung, durch die er Wasser, Brot und dreimal pro Woche eine warme Mahlzeit erhielt. Als nach dem Tod des Paters herauskam, wie barbarisch man ihn behandelt hatte, verordnete die kurpfälzische Regierung den Klosteroberen neue Regularien. Dass drastische Strafmaßnahmen wie diese offenbar keine Ausnahmen waren, belegen gefängnisartige Einrichtungen, die sich in manchen Klöstern finden: Einzelzellen mit vergitterten Fenstern und eisernen Türriegeln.

Von einem solchen Verlies erzählt der französische Aufklärer Denis Diderot in seinem Roman *Die Nonne*. Als das Buch 1793 erschien, löste es in kirchlichen Kreisen einen Sturm der Entrüstung aus. Wäre der Verfasser nicht bereits tot gewesen, hätte man ihn wohl am liebsten auf den Scheiterhaufen geworfen. Diderot prangert in seinem Roman eine gesellschaftliche Praxis an, die zu seiner Zeit weit verbreitet war. Nicht wenige junge Mädchen und Frauen verschwanden in Klöstern, weil die Eltern von religiösem Übereifer beseelt waren oder es für sie in erbstrategischer Hinsicht günstiger war, eine ihrer Töchter aus dem Weg zu räumen. Wie Diderots Schwester Suzanne werden die meisten dieser unfreiwillig zum Glauben bekehrten Nonnen das Kloster als ein Gefängnis empfunden haben, das für sie »ein tausendmal schlimmeres ist als diejenigen, in welche man die Missethäter sperrt.«[7]

Diderot greift in seinem Roman einen historisch verbürgten Fall aus dem Jahr 1757 auf, der für gehörigen Aufruhr gesorgt hatte, obwohl der Klerus alles unternahm, um die Angelegenheit zu vertuschen. Eine Nonne des Klosters Longchamp hatte ihre Eltern verklagt, weil diese sie gezwungen hatten, den Schleier zu nehmen. Es kam zu einem öffentlichen Prozess, der die verzweifelte Nonne jedoch auch nicht von ihrem Schicksal erlöste: Die Gelübde wurden nicht aufgehoben, und sie musste ins Kloster zurückkehren.

Was die Abtrünnige dort zu ertragen hatte, führt Diderot dem Leser eindringlich vor Augen. Detailfreudig schildert er, auf welch grausame Weise Schwester St. Suzanne büßen muss, sich partout nicht zum geistlichen Stand berufen zu fühlen. Nachdem es ihr nicht gelingt, ihre Gelübde ungültig erklären zu lassen und auf legalem Weg dem Kloster zu entkommen, beginnt sie innerhalb der Gemeinschaft zu rebellieren. Zur Strafe lässt man sie hungern und darben, einmal wird ihr sogar das Kleid vom Leib gerissen, man steckt sie in einen Sack und führt sie mit nackten Füßen an den verschlossenen Zellen der anderen Schwestern vorbei: »Ich schrie und rief um Hilfe, doch man hatte die Glocke geläutet, um anzuzeigen, dass niemand erscheinen dürfe. Ich flehte den Himmel an, warf mich zur Erde, doch man schleppte mich weiter. Als ich am Fuß der Treppen anlangte, hatte ich blutige Füße und wunde Beine; ich befand mich in einem Zustand, der Herzen von Stein hätte rühren können. Indessen öffnete man mit großen Schlüsseln die Thür eines kleineren, dunkeln, unterirdischen Raumes, in welchem man mich auf eine von der Feuchtigkeit halb verfaulte Strohmatte warf. Dort fand ich ein Stück Schwarzbrot und einen Krug Wasser nebst einigen plumpen, notwendigen Gefäßen.« In herzzerreißenden Szenen schildert Diderot, wie Suzanne beinahe zu Tode gequält, wie sie gemieden, bespuckt, monatelang fast ohne Nahrung von der Gemeinschaft isoliert wird. Als ihr schließlich doch noch die Flucht gelingt, erweist sich schnell, dass sie auch in Freiheit für immer eine Gefangene ihrer Geschichte bleiben wird.

In Diderots literarischer Phantasie dürfte viel Wahres stecken, galten doch gerade Frauenklöster als besonders streng. Wer ein Kloster verlassen wollte, konnte von der Gemeinschaft isoliert oder mit Hilfe eines Exorzismus zur Einsicht gezwungen werden. Führte auch das keinen Sinneswandel herbei, »wurden die widerspenstigen Frauen entweder auf Dauer inhaftiert oder in ein anderes Kloster überstellt, wo sie unter noch strengerer Aufsicht gehalten werden konnten.«[8]

Einige Nonnenklöster beherbergten im Mittelalter auch sogenannte Inklusinnen. Diese Frauen ließen sich in einer Zelle einmauern, die sie den Rest ihres Lebens nicht mehr verließen. Meistens wurden diese Klausen direkt an die Klosterkirche gebaut und mit zwei kleinen Fenstern versehen. Durch eines nahm die Inklusin an der Messe teil, und durch das zweite Fenster konnte sie mit dem Lebensnotwendigen versorgt werden.

Muss man, um ein so extremes Leben dauerhaft aushalten zu können, mit besonderem inneren Reichtum gesegnet sein? Gedeihen gerade in einer extrem reduzierten Umgebung Visionen wie Rettungsanker, weil all die Emotionen und Dämonen, mit denen auch wir zu kämpfen haben, wie unter Hochdruck eingekesselt sind und schließlich implodieren?

Zahlreiche Geschichten erzählen von Gefangenen, denen es unter unvorstellbaren Bedingungen gelang, sich ein Gefühl von Freiheit zu bewahren – mit nichts als Worten. Friedrich Freiherr von der Trenck zum Beispiel, der 1755 beim Preußenkönig Friedrich II. in Missgunst gefallen war und daraufhin für zehn Jahre in einen Kerker verbannt wurde. Da er anfangs sogar an Armen, Beinen und am Hals angekettet war und weder Licht noch Papier oder Federn erhielt, entwickelte er »die Fähigkeit, im Gedächtnis ohne Papier zu schreiben«. In diesem Punkt erweisen sich Gefangene überhaupt als ausgesprochen erfinderisch. Sie schreiben, wo immer es möglich ist: auf den Wän-

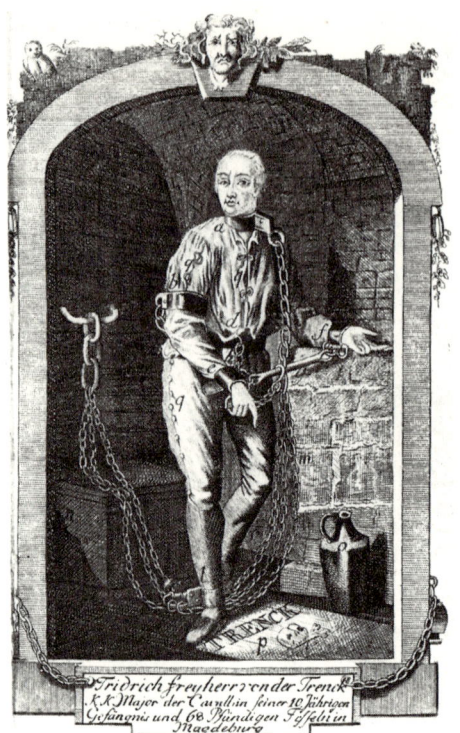

Friedrich
Freiherr von der
Trenck (1727–
1794)

Friedrich Freyherr von der Trenck
K.K. Major der Cavallin seiner 10 Jährigen
Gefängnis und 6tö Pfündigen Fesseln in
Magdeburg

den ihrer Zellen, »dem Thon der Gefäße, dem Holze der Bettstellen, den Büchern, welche die Moral der Gefangenen heben sollen, dem Papier, in das die Heilmittel eingewickelt sind, ja auf dem Sande der Wandelhallen«.[9]

Friedrich von der Trenck bringt es in seiner luftig schwebenden Schreibkunst, seiner speziellen *ars memoria*, zu wahrer Meisterschaft: Er komponiert in sämtlichen Genres, schreibt Reden, Gedichte und Fabeln vor seinem inneren Auge und prägt sich seine Dichtungen ein, indem er sie immer wieder laut vor sich hin sagt. Als man ihm später endlich zumindest Schreibzeug gibt, transkribiert er seine Werke aus dem Gedächtnis: »So gewöhnt an Kopfarbeit ohne Feder noch Papier, verflossen mir die Trauertage wie Augenblicke.«[10]

Als man seine Haftbedingungen etwas erleichtert, beginnt von der Trenck, seine Verse sowie kleine Zeichnungen mit einem Nagel auf Zinnbecher einzugravieren, die sich schnell zu begehrten Kuriositäten entwickeln: Nach dem Kommandanten wollen sämtliche Majore einen solchen Becher haben, bald entsteht ein kleiner Handel, von dem sich von der Trenck Unterstützung für seine Freilassung erhofft. Die erfolgt jedoch erst, als sich auch der österreichische Hof einschaltet.

Endlich in Freiheit, setzt der ehemalige Offizier seine schriftstellerische Arbeit fort. Er gibt die Wochenzeitung *Der*

Menschenfreund heraus, übersetzt einiges und geht schließlich als überzeugter Freiheitskämpfer nach Paris. Dort verdächtigt man ihn jedoch bald, ein Geheimagent des preußischen Königs zu sein und eine Gefangenenverschwörung angezettelt zu haben. Der Freiherr bestreitet die gegen ihn angebrachten Vorwürfe und führt seine gesamte Lebensgeschichte als Gegenbeweis an. Zugleich pocht er auf »das Recht des Eingekerkerten, sich zu befreien – das Prinzip der Revolution sei kein anderes«.[11] Dafür frisst die Revolution dieses eigensinnige Kind: Friedrich Freiherr von der Trenck wird unter der Guillotine hingerichtet.

Oder der Publizist Arnold Ruge, der 1826 wegen seiner politischen Betätigung im Vormärz zu fünf Jahren Festungshaft verurteilt wurde. Während der Gefangenschaft setzt er unbeirrt fort, was auch zuvor im Zentrum seines Lebens stand; er liest, schreibt und schützt auf diese Weise seine Identität: »Ich werde jeden freien Augenblick bei jedem Wetter draußen zubringen […] und alle übrige Zeit den Büchern zuwenden. […] Nur so können wir gesund bleiben und, was noch mehr ist, im Gefängnis frei sein!«[12]

Boethius, de Sade, Dostojewski, Schubart, Ruge, Wilde, Fallada, Kempowski, Loest, Kunert – wollte man eine nur annähernd vollständige Liste von Schriftstellern und Intellektuellen, die schon einmal im Gefängnis waren, erstellen, sie würde zweifellos sehr lang werden. Allein das Halbjahresbulletin der PEN-Sektion Writers in Prison für die zweite Hälfte des Jahres 2012 umfasst mehr als 86 Seiten. Bücher können Staatsmächte und überhaupt all jene, die sich im Besitz von Macht und Wahrheit glauben, das Fürchten lehren, denn sie befreien aus Unmündigkeit und eröffnen Perspektiven zum Handeln. Davon erzählt der seit 1984 im Pariser Exil lebende chinesische Schriftsteller Dai Sijie in seinem Bestseller *Balzac und die kleine chinesische Schneiderin*. Der Ich-Erzähler wird, wie der Verfasser dieses Romans, in den siebziger Jahren gemeinsam mit seinem Freund Luo zur Umerziehung aufs Land geschickt. In einem abgelegenen Dorf im Phoenix-des-Himmels-Gebirge nahe Tibet müssen die jungen Männer Jauchefässer schleppen, nackt Kohle hauen, sich von Büffelschwänzen den Schlamm der Reisfelder ins Gesicht peitschen lassen und werden noch dazu vom Laoban, dem Ortsvorsteher, schikaniert. Etwas Freiraum verschafft den beiden Gefangenen ihr außergewöhnliches Erzähltalent. Da den Leuten keine Lektüre, außer Schulbüchern und Maos *Rotem Buch*, erlaubt ist, sind sie ausgehungert nach Geschichten. Deshalb schickt der Dorfvorsteher, als er zufällig von Luos erzählerischer Begabung erfährt, die beiden Freunde regelmäßig in die Kreisstadt, damit sie dort ins Kino gehen und anschließend den Dorfbewohnern den Film en détail beschreiben.

Eines Tages entdecken die beiden Freunde bei »Brillenschang«, einem Leidensgenossen, einen Lederkoffer, in dem die gesamte westliche Weltliteratur verborgen ist. Die Werke von Honoré de Balzac, Romain Rolland und Alexandre Dumas erscheinen dem Erzähler wie poetische Aufklärungsbücher: »Ich war neunzehn und in Liebesdingen unerfahren, und ich kannte vom Leben nichts anderes als das kommunistische Propaganda-Blabla – und plötzlich erzählte mir dieses kleine Buch wie ein aufwieglerischer Kobold von erwachendem Verlangen, von Sexualität, von der Liebe, von all den Dingen, die die Welt mir vorenthalten hatte.« Ganze Passagen aus seinen Lieblingsromanen schreibt er, in Ermangelung von Papier, auf die Innenseite seiner Lammfelljacke. Die kleine Schneiderin aus dem Nachbardorf, mit der sich die jungen Männer angefreundet haben, schlüpft hinein, und der Text umhüllt sie wie eine zweite Haut, die, nach einigen dramatischen Wendungen, einen ungeahnten Zauber entfaltet: Die ungebildete Schöne entdeckt durch die Literatur ihren Verstand und gewinnt genug Selbstbewusstsein, um von einem Tag auf den anderen ihre Sachen zu packen und für immer zu verschwinden.

Um diese Macht der Literatur zu bändigen, werden Bücher zensiert und verbrannt, Autoren eingesperrt, zum Schweigen gebracht oder getötet. Der chinesische Friedensnobelpreisträger Liao Yiwu verbrachte mehrere Jahre in Haft, weil er ein Gedicht über das Massaker am Tiananmen-Platz am 4. Juni 1989 geschrieben hatte. Seine Zeit im Gefängnis hat Liao Yiwu in dem Buch *Testimonials* (dt.: *Für ein Lied und hundert Lieder. Ein Zeugenbericht aus chinesischen Gefängnissen*) verarbeitet. 2011 gelang es ihm, aus China zu fliehen, und er kam über Vietnam nach Deutschland. Seither lebt Liao Yiwu im Exil in Berlin. Für eine Ausstellung des Literaturmuseums Marbach über Literatur im Gefängnis steuerte er einen Kassiber bei, der mit dem Satz überschrieben ist: »Der passende Ort für einen Dichter ist das Gefängnis.«

Texte von Autoren, die nicht als Schriftsteller in Gefangenschaft kamen, sondern erst in der Haft zu schreiben begannen, erforscht und sammelt seit 1986 die Dokumentationsstelle Gefangenenliteratur an der Universität Münster. Sie vergibt auch den Ingeborg-Drewitz-Literaturpreis für Gefangene. Initiator und Leiter des Projekts ist der inzwischen emeritierte Literaturwissenschaftler Helmut Koch. Als er Anfang der achtziger Jahre die Initiative ins Leben rief, war es alles andere als selbstverständlich, sich an einer Universität mit dieser Art von Texten auseinanderzusetzen, und die Emotionen kochten hoch. Als Helmut Koch den damals bekannten Knastautor Peter-Paul Zahl, der gerade mit dem Bremer Literaturpreis ausgezeichnet worden war, zu einer Lesung einlud, untersagte die Universitätsleitung die Veranstaltung. Daraufhin gab es diverse Protestkundgebungen, bei denen sich auch ein prominenter Schriftsteller wie Erich Fried für die Meinungsfreiheit einsetzte und über die Tradition der Gefangenenliteratur sprach.

Gefangene, deren Lebenswelt bereits vor der Haft intellektuell geprägt war, finden häufig in der geistigen Weiterbeschäftigung eine Gegenwelt zum Gefängnisalltag. In ihr können sie ihre Autonomie, ihre intellektuelle Stärke, aber auch ihr Selbstbewusstsein behaupten. Besonders für politische Gefangene kann das von existenzieller Bedeutung sein. Das Wissen, in diesem geistigen Freiraum ein Recht vorzufinden, das nichts mit der herrschenden Justiz, ihren Machtstrukturen und Prinzipien zu tun hat, ist der Motor dieses Kraftfeldes. »Der Glaube, dass dieses

Recht sich durchsetzen werde, ist wiederum Quelle der Zuversicht auch eigener Freiheit und eigenen Glücks.«[13]

Der russische Dichter Fjodor Dostojewski, der aktives Mitglied in einem revolutionären Moskauer Zirkel war, wurde 1849 zum Tode verurteilt, dann aber begnadigt und zu vier Jahren Lagerhaft und anschließendem Militärdienst in Sibirien verbannt. Dabei bestand das Vergehen des jungen Schriftstellers lediglich darin, dass er an einer Diskussionsrunde teilgenommen hatte, in der über die Verfassung des Russischen Reiches und das System der Leibeigenschaft debattiert worden war.

In seinen 1860 erschienenen *Aufzeichnungen aus einem Totenhause* vergegenwärtigt Dostojewski die existenzielle Leere und Hoffnungslosigkeit der Gefangenschaft, die das Gemüt bis in seine feinsten Verästelungen durchdringt. Eindringlich beschreibt er die schmerzhafte Langeweile sinnlos vergehender Zeit, die »so einförmig wie Regengeriesel an einem trüben Herbsttage« verstreicht. Er berichtet, wie roh und primitiv viele Sträflinge sich gegenüber einem Adligen wie ihm verhalten, und ist dennoch überzeugt, auch diese Menschen seien von Grund auf gutherzig und die Gesellschaft schade nur sich selbst, weil sie ihr Potenzial nicht erkennt und sie stattdessen wegsperrt.

Ein ganzes Kapitel widmet der Dichter dem Theaterspiel an Weihnachten, auf das sich die Häftlinge das ganze Jahr über freuen. In dieser besonderen Zeit, schon während der Vorbereitungen, aber vor allem bei den festlichen Aufführungen, widerfährt den Männern genau das, was weder wohlmeinende Geistliche noch brutale Zuchtmeister bewirken: Sie »bessern« sich! Die Gefangenen sind vergnügt, satt, und – wie man es bei zufriedenen Kindern erleben kann – sie schlafen gut und streiten nicht. Und das alles nur, weil »man diesen armen Menschen erlaubt, auf ihre Art zu leben, sich zu vergnügen, wie es andere Leute auch tun, wenigstens eine Stunde nicht in gefängnismäßiger Weise zu verbringen, und auch schon ändern sie sich in sittlicher Hinsicht, wenn auch nur für eine kurze Zeitspanne.«

Die Idee, dass sich Menschen durch Einsicht und Vernunft fundamental ändern können, ist eine Grundannahme der Aufklärung, die im Strafvollzug seit Jahrhunderten eine zentrale Rolle spielt. Dabei kamen von Anfang an auch andere Methoden als Arbeitszwang und körperliche Züchtigung zum Einsatz, um Charakter und Seele der Delinquenten in die gewünschte Form zu bringen. Im Königsberg des 18. Jahrhunderts hielt man, zum großen Bedauern des Philosophen Immanuel Kant, die Gefangenen zu kräftigem Gesang an. Da er direkt neben der Strafanstalt wohnte, beklagte sich Kant bitterlich über die unerwünschten Konzerte: »Sehr individuell und anspruchsvoll war dieser Gesang wohl nicht.«[14]

Die Vorstellung, dass sich Menschen erziehen, verändern und in moralischer Hinsicht beeinflussen lassen, wurde immer dominanter, je bedeutender die Haft als Mittel des Strafsystems wurde, und je mehr der Staat das *Überwachen und Strafen* zu seinem Monopol erklärte.

Im frühen 19. Jahrhundert beschrieb der österreichische Jurist und Strafhausverwalter Joseph Hopfauer seinen prototypischen Klienten als Kind, »das von seinen Eltern und ersten Lehrern verwahrlost in eine Anstalt tritt, wo es unterrichtet und gebessert werden soll.«[15] Zuständig für diesen inneren Wandel waren vor allem Seelsorger, die ihre Schützlinge unterrichten und zur Arbeit anhalten sollten. Doch die Gefängnisgeistlichen wurden schlecht bezahlt, so dass diese anspruchsvolle Aufgabe für die ambitionierteren Arbeiter des Herrn nicht besonders reizvoll war. Dementsprechend klagte Hopfauer, die meisten seien unbrauchbar und würden ihre Schützlinge allzu einfallslos betreuen.

Auch sein Zeitgenosse Vinzenz Eduard Milde, Hofkaplan und Professor für Pädagogik an der Universität Wien, beschwerte sich im August 1810 beim Kaiser: »Wenn die Geistlichen nichts als Messen lesen und die Arrestanten mit Weihwasser besprengen werden, so werden Eure Majestät nicht viele Früchte der Anstellung derselben erleben.«[16] Der seinerzeit prominente Pädagoge wetterte, die Sträflinge würden sich in einem

Vollzug dieser Art auf keinen Fall bessern, eher im Gegenteil. Wer noch nicht kriminell ist, wird es spätestens im Gefängnis. Das predigen Vollzugsgegner bis heute.

Professor Milde setzte sich auch für eine Art vormodernes Rehabilitationsprogramm ein, denn er plädierte dafür, den Gefangenen nach ihrer Entlassung aktiv dabei zu helfen, in der Gesellschaft und im Arbeitsleben wieder Fuß zu fassen.

Schon ein halbes Jahrhundert zuvor stellten Kritiker Überlegungen an, wie der Strafvollzug reformiert werden könne. Gefängnisbeobachter wie John Howard und Heinrich Balthasar Wagnitz hatten in der zweiten Hälfte des 18. Jahrhunderts aufwendige Reisen durch Europa unternommen und ihre Eindrücke beschrieben. Howard veröffentlichte 1777 einen erschütternden Bericht über die Zustände in den englischen und walisischen Gefängnissen, in dem er feststellte, der Strafvollzug sei »Kloake, Verbrecherschule, Bordell, Spielhölle und Schnapskneipe, nur nicht eine Anstalt im Dienste des Strafrechts zur Bekämpfung des Verbrechens«.[17]

Ein deutscher Bewunderer John Howards war der aus Halle stammende Gefängnispfarrer Heinrich Balthasar Wagnitz. Er entwarf ein theoretisches Seelsorgemodell, in dessen Mittelpunkt er den einzelnen Gefangenen stellte, der durch intensive Einzelgespräche auf den rechten Weg zurückgeführt werden sollte. Der Anspruch, sich mit jedem Straftäter persönlich auseinanderzusetzen, war eine bedeutende Neuerung in der Gefangenenseelsorge am Übergang vom 18. zum 19. Jahrhundert und wurde auch in den 1780 erschienenen populären *Zuchthausgeschichten* thematisiert. Gespräche, Predigten, aber auch die passende Lektüre sollten zur moralischen Besserung der Gefangenen beitragen.

Was im Laufe des 19. Jahrhunderts auch in Europa zu grundlegenden Reformen führte, war aber nicht nur von den kritischen Einwänden eines John Howard oder Heinrich Balthasar Wagnitz inspiriert, sondern auch von den Experimenten, die man in amerikanischen Gefängnissen durchführte. In Bruchsal, Münster, aber auch in Berlin-Moabit, Ratibor oder Breslau wurden die ersten Zellengefängnisse errichtet, »entsetzliche Gebäude«, wie der Gefangene Otto von Corvin-Wiersbitsky aus Bruchsal berichtete, »deren Idee in dem puritanischen Gehirn eines herzlosen amerikanischen Frömmlers ausgebrütet war«.[18]

In den USA wurden in dieser Zeit zwei verschiedene Haftsysteme erprobt, gegen die es von Anfang an humanitäre Einwände gab. In dem zwischen 1822 und 1825 erbauten Eastern Penitentiary Philadelphia/Pennsylvania wurden die Gefangenen, im Geist der Quäkerbewegung, in strenger Einzelhaft gehalten, »um sich durch die Lektüre der Bibel und durch Selbstbesinnung mit Gott zu versöhnen«. In eine etwas andere Richtung experimentierte man in Auburn/New York, wo 1823 ein Gefängnis eröffnet wurde, in dem die Häftlinge zwar nachts isoliert wurden, tagsüber jedoch gemeinsam in den Werkhäusern der Anstalt arbeiteten, wobei Gespräche streng verboten waren.

Als wirkungsvolles Mittel der Umerziehung galt die richtige Lektüre, weshalb die Anstaltsbibliotheken in den Vereinigten Staaten schon damals vergleichsweise gut ausgestattet waren und »nicht bloß fromme Lektüre enthielten und sehr viel benützt«[19] wurden. Zu den Bestsellern auf den Leselisten der Häftlinge gehörte neben Charles Dickens' *Oliver Twist* auch Victor Hugos *Les Misérables*.

Als der britische Star-Schriftsteller Charles Dickens 1842 während einer Lesereise durch Amerika auch die dortigen Gefängnisse besuchte und dabei die neuen Strafmethoden aus eigener Anschauung kennenlernte, befand er »diesen langsamen, täglichen Eingriff in die Geheimnisse des Hirns für unvergleichlich schlimmer als jede Folter des Körpers«.[20] Dickens erkannte, dass dieses System direkt ins Herz der Finsternis zielte: Hier wurde nicht mehr äußerlich gezüchtigt und gemaßregelt, hier sollte verbessert und umerzogen werden. Es galt, Hirne zu waschen und Seelen zu reinigen.

Nachdem die monströs inszenierten öffentlichen Züchtigungen, die sogenannten peinlichen Strafen, die großen Martern, bei denen Menschen lebendig gerädert und geviertelt wurden, die Pranger, Scheiterhaufen und Guillotinen Mitte des 19. Jahrhunderts endgültig verschwunden waren, trat man ins »Zeitalter der Strafnüchternheit« ein, so Michel Foucault. Die Vergeltungs-maßnahmen wurden schamhafter vollstreckt, Hinrichtungen und Züchtigungen verschwanden sukzessive aus der öffent-lichen Wahrnehmung, und der gesamte Vollzug wanderte hinter die Mauern der Zuchthäuser. Die meisten Strafen zielten nicht mehr auf die körperliche Oberfläche der Delinquenten, von nun an hatte man es auf ihr Innerstes abgesehen. Menschen bes-sern zu wollen bedeutete dabei nicht zuletzt, dass man sie öko-nomisch wieder funktionstüchtig machen wollte. Als »Waffe wider Sünde und Verbrechen in der Strafanstalt«[21] übernahmen die Gefängnisbibliotheken wichtige Funktionen im Kampf für das Gute im Menschen. Das Lesen sollte »die Gedanken vom Bösen abziehen und zum Guten hinlenken, den Entlassenen die Gewöhnung an das Lesen als segensreiche Mitgift mitgeben und dem Geistlichen Anknüpfungspunkte für die spezielle Seelsorge bieten«.

Doch gerade die stillen, unsichtbaren Züchtigungen schrei-ben sich tief in Körper und Geist ein. Franz Kafka hat dafür be-klemmende Bilder gefunden: Josef K., der eines Tages verhaftet wird und nie erfährt, worin sein Vergehen eigentlich besteht. Oder die allmächtige Apparatur aus seiner Erzählung *In der Strafkolonie*, die dem Delinquenten einen Text in den Rücken ritzt, der nicht zu entziffern ist und ihn dennoch unauslösch-lich zeichnet. »Der Sühne, die dem Körper rasende Schmerzen zufügt, muß eine Strafe folgen, die in der Tiefe auf das Herz, das Denken, den Willen, die Anlagen wirkt«, schreibt Foucault in *Überwachen und Strafen*. »Die Strafe soll, wenn ich so sagen darf, eher die Seele treffen als den Körper.«[22] Und jeder, der sich in seelischen Angelegenheiten für zuständig hält (und das scheint auf immer mehr Berufsgruppen zuzutreffen), versucht, verbessernd auf dieses ungreifbar zarte Gebilde einzuwirken. Hin und wieder sogar mit Erfolg.

E rlösung durch Lesen« nennt sich eine Regierungsinitiati-
ve im brasilianischen Hochsicherheitsgefängnis Catandu-
ras. Die dort inhaftierten Schwerverbrecher können ihre Haft
verkürzen, indem sie lesen. Ein Buch bringt vier Tage. Für die
Lektüre werden vier Wochen Zeit veranschlagt, anschließend
müssen die Häftlinge in Gesprächen und in Form eines Auf-
satzes nachweisen, dass sie sich wirklich mit der Materie aus-
einandergesetzt und verstanden haben, worum es in dem Text
geht. »Was habt ihr aus dem Buch gelernt, auch für die Zeit nach
der Haft?«, fragt eine Gefängnispädagogin die Männer durch
die Gitterstäbe in einem Fernsehbericht über diese bemerkens-
werte Initiative.[23] Einer der Häftlinge spricht über Dostojewkis
Schuld und Sühne. Für Raskolnikow wurde sein eigenes Gewissen zum Gefängnis, sagt der Mann, und genau so empfinde er es
auch. Ein anderer bekennt, am liebsten Trilogien zu lesen, weil
er glaubt, dadurch Geduld zu lernen.

»Die meisten lesen, um dem tristen Haftalltag zu entkommen«, erklärt eine Sozialarbeiterin, »und um mit der Welt draußen in Kontakt zu bleiben«. Bei einigen der Männer hat das literarische Erlösungsprogramm etwas in Bewegung gesetzt. So
plant ein Häftling, selbst ein Buch über sein Leben zu schreiben,
weil er glaubt, mit seiner Geschichte viele davon abhalten zu
können, auch so einen Blödsinn zu machen wie er. Acht Bücher hat er bereits gelesen, das ergibt zweiunddreißig Tage, also
einen guten Monat weniger in Haft. Falls die brasilianische Prä-
sidentin allerdings an Weihnachten wieder ihre traditionellen
Begnadigungen ausspräche und er auch dabei wäre, käme die
Erlösung bedeutend schneller.

In Deutschland wird Lesen im Strafvollzug zwar nicht als Weg zur Erlösung propagiert, aber als pädagogische Strafmaßnahme angewandt. Seit Sommer 2012 sprechen Jugendgerichte in München und Fürstenfeldbruck Leseweisungen aus. Wer wegen Drogenmissbrauchs, Fahrens ohne Führerschein, Ladendiebstahls oder ähnlicher Delikte bisher zum Dienst im Tierheim oder einer Sozialeinrichtung verurteilt wurde, dem kann der Richter nun auch ein Buch verordnen: Lesen statt Fegen.

Damit die Jugendlichen auch wirklich ins Grübeln geraten und anfangen, über ihr Leben nachzudenken, soll der Text in möglichst direktem Bezug zur Tat stehen und sie bekommen eine Art literarischen Beistand. Studierende des Fachs Soziale Arbeit treffen sich mehrfach mit den jungen Leuten, um ihre Lektüreeindrücke zu besprechen. Dabei geht es vor allem darum, die Jugendlichen auf Aspekte aufmerksam zu machen, die ihnen sonst vielleicht entgehen würden, erklärt einer der Buchbetreuer. »Bis jetzt funktioniert das sehr gut. Es ist noch keiner rausgegangen, der gesagt hat, das ist der letzte Dreck, das macht keinen Spaß, es macht keinen Sinn und man lernt auch nix – das kam noch nie, solche Aussagen.«[24]

Die Idee, dass Lesen mehr bei jungen Straftätern bewirken kann als eine Arbeitsstrafe, kommt aus Dresden. Die dortige Jugendgerichtshilfe hat einen Bücherkanon entwickelt, der inzwischen mehr als hundert Titel beinhaltet. Jugendbuchklassiker wie *Ich knall euch ab* von Morton Rhue oder *Roter Zorn* von Brigitte Blobel sind darin ebenso zu finden wie Benjamin Leberts *Crazy* und *Als wir träumten* von Clemens Meyer, der selbst ausgiebig Erfahrungen mit dem Jugendarrest gesammelt hat.

Erfinder der Initiative, die sich an Kinder und Jugendliche im Alter zwischen zwölf und zwanzig Jahren richtet, ist der Leiter der Jugendgerichtshilfe Dresden, Rainer Mollik. »Bei uns zu Hause wird viel gelesen«, erzählt der gelernte Rechtsassessor bei meinem Besuch in der Villa der Behörde in der Dresdner Neustadt. »Meine Kinder waren damals noch schulpflichtig, und wir haben häufig über Bücher gesprochen. Irgendwann dachte ich, das könnte ich doch auch mal bei den anderen Kindern, für die ich zuständig bin, probieren.« Seine Kollegen waren sofort von der Idee überzeugt, und gemeinsam etablierten sie die Lesemaßnahme auch im Jugendarrest. Damals seien junge Straftäter oft über Wochen mehr oder weniger sich selbst überlassen gewesen, erzählt Rainer Mollik. Mit Hilfe gut ausgewählter Bücher hätten sie diese Zeit besser nutzen oder sich zumindest die quälende Langeweile vertreiben können.

Siebzig bis hundert Buchbesprechungen werden in Dresden pro Jahr verordnet zu Themen wie Gewalt, Drogen, Fremdenfeindlichkeit, Sucht, sexueller Missbrauch. Wird der Dresdner Bücherkanon als erzieherische Maßnahme bei Ersttätern oder Bagatellstraftaten eingesetzt, muss die Lektüre einen Bezug zur Tat haben und dem Alter und der Kompetenz des Lesers entsprechen. »Wenn hier so ein Fünfzehn-, Sechzehnjähriger sitzt«, sagt Rainer Mollik, »ist da oft alles in Bewegung, die sind es gar nicht mehr gewohnt, einfach mal einen Moment konzentriert am Tisch zu sitzen und zu lesen. Die sind im normalen Leben rund um die Uhr im Standby-Modus, das sind regelrechte Abhängigkeiten.« Für viele sei es schon ein Kampf, wenn gesagt wird, hier hast du jetzt den Text, lies mal! Sich durch hundert Seiten zu ackern ist für die meisten Teilnehmer dieser Maßnahme tatsächlich erst mal eine Strafe. »Auch wenn einige denken, sie hätten ein Schnäppchen gemacht«, erzählt Mollik, »– am Ende brauchen sie meistens für ein Buch doch länger als fürs Straßefegen.« Die Lesefähigkeit liegt eher im unteren Bereich der einschlägigen Studien. »Die tun sich erheblich leichter, wenn die Bücher in Großschrift gedruckt sind«, sagt Rainer Mollik. »Viele finden Lesen uncool beziehungsweise denken, das sei nur was für Mädchen. Wenn sie es tatsächlich durchhalten, ein ganzes Buch zu lesen, muss man das auch würdigen, denn auch das kennen die meisten nicht.« Ist aber diese erste Hürde geschafft, passiert tatsächlich bei vielen etwas. Das zeigen auch die Einträge in die obligaten Fragebögen, die selbst für die Mitarbeiter oft überraschende Perspektiven enthalten.

In den Vordrucken, die handschriftlich auszufüllen sind, sollen die Jugendlichen zum Beispiel erläutern, ob sie die Gefühle einer Figur kennen und wie sie das Verhalten einer anderen beurteilen. Da viele der jungen Leser kaum Übung darin haben, sich mit literarischen Texten auseinanderzusetzen, versuchen Mitarbeiter der Behörde und ehrenamtliche Betreuungslotsen, ihnen in Gesprächen den Zugang zu der fremden Materie zu erleichtern. Manche werden bei der Lektüre auch von Kunsttherapeuten begleitet, die ihnen helfen, ihre Eindrücke in Bildern oder Holzschnitten zu verarbeiten. Der Arzt ist genauso wichtig wie das Medikament, das er verordnet. Wie bei einer Bibliotherapie, deren Erfolg nicht zuletzt von den Fähigkeiten des Therapeuten abhängt.

»Ein Buch allein richtet sowieso nichts oder wenig aus, der Vermittler ist entscheidend. Viel mehr Schriftsteller sollten in den Knästen des Landes lesen, Kehlmann goes to Moabit«, fordert Clemens Meyer in einem Artikel über die Dresdner Maßnahme, um gleich danach festzustellen, dass »die meisten dummerweise Sachen geschrieben haben, die viele Häftlinge nicht interessieren«.[25]

Was hat wohl der Obdachlose am liebsten gelesen, der lange Zeit vor dem Supermarkt hockte und – egal wie verlottert und zugedröhnt er war – immer die Nase in ein dickes Buch steckte? Jedes Mal wenn ich ihn gesehen habe, dachte ich, heute fragst du ihn endlich, was er da liest und was es mit dem Lesen auf sich hat für ihn, woher er kommt und so weiter. Aber ich habe mich nie getraut, ihn anzusprechen. Und dann war er auf einmal nicht mehr da. Dafür Blumen und Briefe. Lag tot im Park, erklärte mir die Apothekerin schlecht gelaunt. An seinem Platz auf dem Gehweg lagen bunte Zettel, Abschiedsbriefe an Heinrich. So hieß er also. Heinrich, du warst ein guter Mensch. Dein Leben war echt schwer. Du warst nicht dumm. In den Briefen an den Toten stand nicht viel. Aber genug, um eine Geschichte daraus zu spinnen und sie sich zu erzählen. »Mama, wo ist der Mann jetzt?«, hat meine Tochter tagelang gefragt, wenn wir einkaufen gingen. »Warum ist der jetzt im Himmel?« Immer wieder die

> Drei Bücher, die mir
> unvergessen bleiben
>
> Jim Knopf und Lukas der
> Lokomotivführer - Michael Ende
>
> 1984 - George Orwell
>
> Loriot - Gesammelte Werke
>
> [Unterschrift] 2V3 2014
> Leiter der Jugend-
> gerichtshilfe Dresden

gleiche Geschichte. Jeden Tag anders erzählt. Vielleicht hätte es dem lesenden Heinrich gefallen, dass er nun selbst Teil einer Erzählung geworden ist.

Mit ihrer Maßnahme hat die Dresdner Jugendgerichtshilfe bereits Schule gemacht, und es existiert ein aktives Netzwerk der Stellen, die sie anwenden. Denn auch in anderen Städten wird

Lektüre verordnet, um bei straffällig gewordenen Jugendlichen Einfühlungsvermögen zu wecken und so etwas wie Selbstreflexion in Gang zu setzen. Es geht darum, die Sprachlosigkeit aufzubrechen und Wege zu finden, sich anders auszudrücken als durch Gewalt. »Die Bücher können Türöffner sein«, sagt Rainer Mollik, »nicht nur für die jungen Menschen, die durch Literatur im besten Fall Möglichkeiten entdecken, die sie gar nicht kennen«. Auch den Sozialarbeitern erleichtere ein Text oft den Zugang zu diesen verschlossenen und verzweifelten Jugendlichen. Wer hier ein Buch in die Hand gedrückt bekommt, hat gestohlen oder zugeschlagen, Mädchen belästigt, eine Straßenbahn demoliert oder einen Mülleimer angezündet. Oft stecken pubertäre Weltschmerzattacken dahinter und Wut über fehlende Zukunftsaussichten. Viele sind einsam, weil sich niemand für sie interessiert, nicht mal die eigenen Eltern.

Geschichten, die nicht nur ungeahnte Perspektiven eröffnen, sondern auch zeigen, wie man sich selbst helfen kann, lassen sich in den verschiedenen Epochen der Weltliteratur finden. Sie ist bevölkert von misshandelten, vernachlässigten, gedemütigten, einsamen Kindern und Jugendlichen, deren Rettungsanker zwischen zwei Buchdeckeln liegt. Nicht nur Anton Reiser und David Copperfield finden Schutz hinter einem Bücherstapel.

»Ein Buch ist ein fliegender Teppich, der einen davonträgt. Ein Buch ist eine Tür. Man öffnet sie. Man tritt hindurch. Aber kommt man je zurück?«, fragt Jeanette Winterson in ihrem autobiographisch geprägten Roman *Warum glücklich statt einfach nur normal?*. Darin setzt sich die britische Schriftstellerin mit ihrer Kindheit Anfang der sechziger Jahre in Manchester auseinander. Als Baby wird sie von der fanatisch religiösen Constance Winterson adoptiert. Die Frau ist schwer depressiv und in beinahe jeder Hinsicht extrem: Ganze Nächte hindurch backt sie Kuchen, nur um nicht mit ihrem Mann in einem Bett schlafen zu müssen. In ihrer Putzlappenschublade verwahrt sie einen Revolver, und jeden Tag betet sie zum Entsetzen von Mann und Kind: »Herr, laß mich sterben.« Hat die Tochter etwas angestellt, sperrt Mrs. Winterson sie zur Strafe aus, und das Mädchen muss die ganze Nacht auf der Treppe vor dem Haus verbringen oder stundenlang hungrig im Kohlenkeller hocken. Es ist eine einsame, lieblose Kindheit, die hier heraufbeschworen wird, in einer Familie voller Wut und Verzweiflung.

Jeden Abend liest Mrs. Winterson Mann und Tochter eine halbe Stunde lang aus der King-James-Bibel vor, die zur Zeit Shakespeares übersetzt wurde und ähnlich poetisch klingt wie die Werke des großen Dichters. Der abendliche Ausflug in diese bildreiche Sprache wird für Jeanette zum Einstieg in eine Droge, die ihr buchstäblich den Kopf rettet: »Prosa und Gedichte sind wie Medikamente. Sie heilen den Riss, den die Wirklichkeit in die Vorstellungskraft schneidet.«

Da Mrs. Winterson eine höchst widersprüchliche Person ist, verbietet sie ihrer Tochter zwar außer der Bibel so gut wie jede andere Lektüre, trotzdem wird Jeanette regelmäßig in die Stadtbibliothek geschickt, um für ihre Mutter Bücher abzuholen. Dass sie ausgerechnet blutrünstige Krimis liebt, rechtfertigt die fromme Frau mit der Ansicht, Krimis hätten den Vorteil, keine allzu großen Schocks auszulösen, schließlich wisse man schon vorher, dass eine Leiche vorkommen werde.

Jeanette verschaffen diese Botengänge zur Stadtbücherei ein Schlupfloch aus ihrem deprimierenden Alltag. Sie liest sich quer durch die alphabetisch sortierten Regale und findet in der Bibliothekarin eine Verbündete. Als sie manche Bücher unbedingt selbst besitzen will, übernimmt sie kleine Schülerjobs, schmuggelt ihre heimlich erworbenen Schätze ins Haus und versteckt sie unter der Matratze. Ganze Passagen lernt sie auswendig, denn sie ahnt: »Nur was man im Innern hat, ist sicher.« Als Mrs. Winterson die Bücher entdeckt, sie wutschnaubend aus dem Fenster wirft und vor dem Haus anzündet, legt sie damit ein Feuer, das in ihrer so stillen wie zornigen Adoptivtochter bis heute glüht: »Die Bücher waren nicht mehr da, aber das war ja nur ihre körperliche Gestalt; ihr Inhalt ließ sich nicht so leicht zerstören. Ihr Inhalt war schon in mir, und zusammen würden wir entkommen. Und als ich am nächsten kalten Morgen über dem noch immer warmen, schwelenden Haufen Papier und Schrift stand, da begriff ich, dass da noch etwas war, was ich tun konnte. ›Scheiß drauf‹, dachte ich. ›Ich schreib einfach selber eins.‹«

Auch Angelika Klüssendorfs Roman *Das Mädchen* erzählt von einer Seelenrettung durch Literatur. Die Geschichte spielt ebenfalls in den sechziger Jahren, allerdings nicht in England, sondern in der DDR. Hier wächst das dürre Mädchen mit den blauen Augen und den schwarzen Haaren, das die anderen Kinder »Gerippe« oder »Kleiderständer« nennen, mit seinem Bruder bei einer alleinerziehenden Mutter auf. Heimlich liest sie während des Unterrichts, und in ihrem Zeugnis steht immer wieder, »dass ihre guten geistigen Fähigkeiten ungenutzt bleiben«. So wie eigentlich alle positiven Eigenschaften dieses Kindes, das durch seine lieblose Umgebung flattert wie ein unbeschriebenes Blatt, ein namenloses Etwas. Zu Hause warten auf das Mädchen und seinen kleinen Bruder Alex meist nur Prügel und sadistische Quälereien. Die Mutter ist eitel und wehleidig, eine verkommene Trinkerin, die ihre Kinder tagelang in der Wohnung einsperrt und von ihren Dienstreisen als Mitropa-Kellnerin Liebhaber mitbringt, von denen keiner lange bleibt. Auch der Vater des Mädchens taucht eines Tages wieder auf, ohne dass sich dadurch etwas ändert. Das Mädchen muss nur noch öfter Unmengen von Bierflaschen nach Hause schleppen. Als sie einmal starke Zahnschmerzen hat, verordnet ihr die Mutter eine Flasche Schnaps und schickt das Kind damit in den Keller. Zwischen den feuchten Mauern findet sich ihr Pendant zu David Copperfields Bücherkiste: »Es sind alte Bände von Brehms Tierleben, mit bunten, wunderschönen Abbildungen von Insekten, Säugetieren, Fischen, Vögeln und Kriechtieren.« Sie nimmt den Band über die Vierfüßler, Insekten und Spinnenkerfe, hockt sich vor den Lichtstrahl und blättert vorsichtig die Seiten um. Sie bestaunt die Baukunst der Termiten, steile, hügelförmige Erdbauten, die drei Meter Höhe erreichen können; widerwillig und doch fasziniert betrachtet sie die schwarz glänzenden Aaskäfer bei der Arbeit, begleitet die Skorpionsfliege auf ihrem ersten Flug. Wenn sie die Augen zusammenkneift und lange genug ein Bild an- schaut, dann lösen sich die Tiere aus den Buchseiten.«

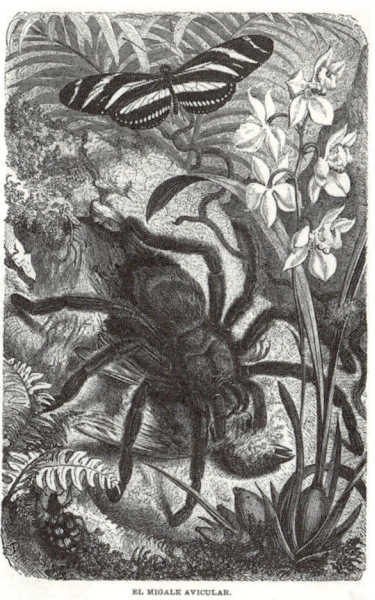

EL MIGALE AVICULAR.

In *Brehms Tierleben*, dem Klassiker der populären Zoologie, findet das Mäd- chen eine Sprache für das un- berechenbare Verhalten ihrer Mutter, die ihr als »ein Zit- terwels erscheint, der, wenn man ihn berührt, elektrische Schläge austeilt«. Indem sie Worte für etwas eigentlich Unbegreifliches findet – die Misshandlung durch die ei- gene Mutter –, kann das Mädchen den Schmerz eher von sich fernhalten. Die Tierbilder öffnen dem Kind einen Fluchtweg aus seinem trostlosen Alltag, denn »während die Mutter auf sie einschlägt, muss sie an den mächtigen Goliath- käfer denken, sie stellt sich vor, sie hätte seine Flügel und könnte weit fliegen. Doch ihr Ziel hat sie erst erreicht, als die Mutter endlich brüllt: Verschwinde aus meiner Wohnung und lass dich nie wieder blicken.«

Obwohl das Mädchen selbst anfängt zu stehlen, immer wie- der abhaut und schamlos lügt, spürt es instinktiv, was richtig und was falsch ist, und findet in der Literatur jene moralischen Kriterien, die ihre Umgebung schuldig bleibt. »Sie weiß zwar, dass sie lügt, und doch gibt es einen Raum für Wahrheit in ihren Lügen. Träume und Wünsche sind nicht unwahr, nur weil sie Träume und Wünsche sind, ohne ihre Träume würde sie niemals das Haus im Wald bewohnen, und sie wüsste wahrhaftig keinen Grund, warum das Leben sonst einen Sinn haben sollte.«

Wie Sprache eine lebendige und schützende Gegenwelt schaffen kann, zeigt auch der schottische Schriftsteller John Burnside in seinem autobiographischen Roman *Lügen über meinen Vater*.

Darin erzählt er, wie sein monströser, alkoholabhängiger und zu Gewaltausbrüchen neigender Vater ihn immer wieder mit derselben Geschichte quälte. Regelmäßig nimmt er den drei-, später fünf-, dann achtjährigen Jungen beiseite und erzählt ihm, dass seine Mutter und er vor seiner Geburt bereits ein Kind gehabt hätten. Das kleine Mädchen sei tot, doch er wünschte, sein Sohn wäre an ihrer Stelle gestorben. »Nach einer Weile sah ich es bereits kommen«, schreibt Burnside. »Er wartete jedes Mal, bis meine Mutter aus dem Zimmer war, um mich dann mit leiser und nur leicht lallender Stimme zu fragen: ›Weißt du was?‹« Schweigend lässt der Junge die Litanei des Vaters über sich ergehen, beginnt aber, ihr im Stillen eine andere Geschichte, wie einen Schutzschild, entgegenzuhalten: *Es war einmal vor langer Zeit ein kleiner Indianerjunge, der lebte allein in einer Höhle in den Bergen. Er hatte niemanden sonst auf der Welt, nur seinen Freund, den Timberwolf ...* « Je häufiger der Vater ihn mit seinen boshaften Einflüsterungen demütigt, umso leichter fällt es dem Jungen, ihn auszublenden: »Die beste Abwehr, die ich fand, war das Erzählen eigener Geschichten, seinen Halbwahrheiten die reine Wirklichkeit der Fiktion entgegenzusetzen. Es war Notwehr, nichts sonst.«

Angelika Klüssendorfs Mädchen und John Burnsides Junge sind traurige literarische Figuren, die einen aber nicht betroffen oder ratlos zurücklassen. Ihre Geschichten sind kunstvolle Kompositionen, die sehr genau austarieren, wie nah sie ihrem Gegenstand kommen. Abgesehen davon sind die Protagonisten dieser beiden Bücher auch viel zu schlau, um nur Mitleid zu erregen. Wie bewundernswert ist allein die Ausdauer des Mädchens, als es sich ausgerechnet Alexandre Dumas' monumentalen Roman *Der Graf von Monte Christo* immer wieder in der Bücherei ausleiht, um das ganze Buch, Satz für Satz, abzuschreiben, weil sie es unbedingt besitzen will.

Später landet das Mädchen in einem Erziehungsheim, wo sich die Literatur ein weiteres Mal als Retterin erweist. Gemeinsam mit einer anderen Heimbewohnerin entdeckt sie ein Buch, das ihr aus der Seele zu sprechen scheint: »Sie liegt auf dem Sofa

Bücher, die ich liebe
John Banville „Die See"
Grimms Märchen
Agota Kristóf „Das große Heft"

Angelika Klüssendorf
Schriftstellerin

im Gruppenraum und kann nicht aufhören, in diesem Buch zu lesen, ›Geliebte Söhne‹ von Howard Spring, noch nie hat eine Geschichte sie derart erschüttert. Es geht um Liebe, die Liebe eines Vaters zu seinem Sohn. Als sie den Roman beendet hat, ist sie so überwältigt und ergriffen, dass sie heult. Sie will Howard Spring danken, sie will ihm schreiben. Es gibt also jemanden auf der Welt, der sie versteht, obwohl er sie gar nicht kennt.«

Als sich das Mädchen schließlich zum ersten Mal verliebt, sind wiederum fiktive Helden daran schuld – Winnetou und Old Shatterhand. Diese beiden Ikonen von Freiheit und Brüderlichkeit stehen im Regal des auserwählten Jungen. »Sie kennt keine Jungs, die Bücher lesen – sie ist beeindruckt.« Leider zu Unrecht, wie sich bald herausstellt. Doch anders als diese erste Schwärmerei dürfte die Liebe zu den Büchern diesem außergewöhnlichen Mädchen für den Rest seines Lebens erhalten bleiben.

Womöglich findet auch der eine oder andere Jugendliche, dem das Gericht ein Buch verordnet hat, Gefallen am Lesen und beginnt zu ahnen, dass diese Strafe auch Genuss und Glück bedeuten kann. Das wäre dann tatsächlich gelungene Leseförderung.

Eine außerordentliche Erfolgsgeschichte in dieser Hinsicht erzählte eines Abends ein Kollege. Er hatte einen Dokumentarfilm über einen Boxer gesehen, der beinahe deutscher Meister geworden wäre, dann aber auf die schiefe Bahn kam und im

Gefängnis landete. Dort traf er auf einen ehemaligen Terroristen, der ihm genau die richtigen Romane zu lesen gab. Aus dem unreflektierten Schläger wurde ein einfühlsamer Leser. »Genau dein Thema«, meinte der Kollege.

Davon erzählt Charly Graf in seiner Autobiographie *Kämpfe für dein Leben*, die er gemeinsam mit dem Journalisten Armin Himmelrath verfasst hat. Es ist eine leise Erzählung mit einem überraschend zarten Grundton. Ganz so, wie dieser breitschultrige, mächtig wirkende Mann auch spricht: in einem weichen Tonfall und mit eigenwilligen Zäsuren.

»Unsere Beziehung bestand aus einem großen Schweigen«, beschreibt Charly Graf das Verhältnis zu seiner Mutter, über die er kaum etwas weiß. Wenn er sie als Erwachsener besuchte, saß er stundenlang einfach nur bei ihr, einer alten Frau in einem zerschlissenen Bademantel, vor der sich Flaschen und Medikamente türmten. Getrunken habe sie schon immer und oft Männer in die Ein-Zimmer-Baracke mitgebracht, in der Charly aufwuchs. Viel geredet wurde nicht, auch Zärtlichkeit gab es kaum zwischen Mutter und Kind. Und doch war zwischen ihnen mehr als nichts: »Sie war die einzige Person, zu der ich gehörte und die zu mir gehörte. Das war mir immer wichtig.«

Charly Grafs Leben begann in einer Mannheimer Barackensiedlung unter Obdachlosen, »Asozialen« und anderen Randfiguren der sauberen Nachkriegszeit. Sein Vater, der afroamerikanische Soldat Charles Blackwell, kehrte in die USA zurück, als sein Sohn fünfzehn Monate alt war. Charlys Mutter Elisabeth wollte er mitnehmen und sie heiraten, doch ihr fehlte der Mut zu diesem Schritt. Also blieb sie zurück, allein mit einem farbigen Kind, am untersten Rand der Gesellschaft. Dort, wo das Wirtschaftswunder nicht stattfand.

Charly wird von den anderen Kindern gehänselt und ist viel allein. Was ihn rettet, ist der Sport: Er ist ein guter Läufer, kann Gewichte heben und zeigt früh Talent als Boxer. Schon mit siebzehn erhält er eine Sonderlizenz für Profikämpfe, er siegt mehrmals in Folge, doch als er selbst einmal k. o. geschlagen wird, rutscht er ab. Wie man verliert, hat ihm keiner beigebracht.

Statt im Ring boxt er sich in der Halbwelt durch, er betreibt illegales Glücksspiel und schickt Frauen auf den Strich. »Ich hielt jeden für einen Idioten, der ganz normal arbeiten ging, und fand nur diejenigen cool, die mit möglichst wenig Arbeit möglichst viel Geld machten. Mein Jähzorn war legendär, und wenn ich ausgerastet bin, dann setzte ich meine Kräfte ein, ohne groß über mögliche Folgen nachzudenken.« Die stellen sich aber konsequent ein. Graf landet im Gefängnis, wo er erst die wirklichen Feinheiten des kriminellen Milieus kennenlernt.

Nach einem Gefängnisaufstand in Mannheim, für dessen Rädelsführer man ihn hält, wird er nach Stuttgart-Stammheim verlegt, in den berüchtigten Isolationstrakt, der eigens für die RAF-Häftlinge gebaut worden war. Einer der Insassen ist Peter-Jürgen Boock, Jahrgang 1951, genau wie Charly Graf. Auch er hat eine schwierige Jugend hinter sich, mit Drogenproblemen, einem Selbstmordversuch und diversen Aufenthalten in Erziehungsheimen. In einem davon lernte er Andreas Baader und Gudrun Ensslin kennen und folgte ihnen nach Frankfurt am Main. Mitte der siebziger Jahre ging Boock schließlich in den Untergrund.

Als er Anfang der achtziger Jahre in Hamburg verhaftet wurde, hatte Boock sich bereits von der RAF losgesagt. Seine Richter stellten fest, er sei an der Ermordung von Jürgen Ponto beteiligt gewesen sowie an einem gescheiterten Anschlag auf die Bundesanwaltschaft und an der Entführung von Hanns Martin Schleyer.

Als Charly Graf und Peter-Jürgen Boock sich in Stammheim begegnen, stehen dem ehemaligen Terroristen seine Prozesse noch bevor. Doch er hat bereits zahlreiche Eingaben und Beschwerden verfasst und sich auf diese Weise vor dem Bundesgerichtshof das Recht auf Gesellschaft beim täglichen Hofgang erwirkt. Die präsentiert man ihm nun in Gestalt von Charly Graf.

Als sich der 140 Kilo schwere Boxer und der kleine, dünne Intellektuelle zum ersten Mal auf dem rundum vergitterten Gefängnisdach, dem sogenannten Affenkäfig, gegenüberstehen, giften sie sich an. Aber die verbale Schlagfertigkeit, die Schärfe und Genauigkeit, mit der Boock seine Worte wählt, beeindrucken Graf. Er schlägt zumindest nicht sofort zu. »Aus unseren verbalen Scharmützeln entwickelte sich eine Beziehung, aus der wir beide unseren Nutzen zogen«, erzählt er in seinem Buch. Charly Graf und Peter-Jürgen Boock machen einen Deal und tauschen körperliches gegen geistiges Fitnesstraining. Der zweistündige Hofgang wird eingeteilt: Eine Stunde trainiert Graf den schmächtigen Terroristen, »in der zweiten Stunde wurde dann über Politik, Ideologie und Literatur diskutiert«. So bringt der ehemalige Terrorist dem lahmgelegten Boxer die Erkenntnis näher, dass Grips und Geist viel mehr bewegen können als Gewalt.

Graf, der bis dahin, wie er sagt, außer Jerry-Cotton-Heften nicht viel gelesen hatte, arbeitet sich durch Romane von Dostojewski, Hesse, Böll, Thomas Mann und Faulkner. Zum ersten Mal trainiert er nicht nur seinen Körper, sondern auch seinen Geist und lernt auf diese Weise völlig neue Welten kennen. »Was kein Sozialarbeiter vorher geschafft hatte, gelang dem Terroristen: Zum ersten Mal in meinem Leben stellte ich mich selbst in Frage.«

Wie wichtig das ist, versucht der inzwischen über Sechzigjährige Kindern und Jugendlichen aus sogenannten schwierigen Verhältnissen beizubringen, mit denen er in Schulen und Erziehungsheimen arbeitet. Er sagt ihnen nicht, was sie lesen sollen, sondern erzählt einfach von Büchern, die ihm gefallen. Dazu gehört Faulkners *Licht im August*, diese sprachmächtige Geschichte des unsympathischen Joe Christian, der einem zunehmend ans Herz wächst, je mehr man über seine trostlose Kindheit und die Wurzeln des Übels erfährt, das ihn gefangen hält. Charly Graf schwärmt von Hermann Hesses Roman *Der Steppenwolf*, in dessen exzentrischer Hauptfigur Harry Haller er sich sofort wiedererkennen konnte.

»Wir sind nicht zum Schweigen gebracht«, schreibt Jeanette Winterson. »Wenn wir zutiefst traumatisiert sind, stellen wir alle fest, dass wir stocken und stammeln; wir machen lange Sprechpausen. Das Ding steckt fest. Durch die Sprache anderer erlangen wir unsere Sprache zurück. Wir können uns dem Gedicht zuwenden. Wir können das Buch aufschlagen. Jemand ist schon an unserer Stelle dort gewesen und tief in die Wörter eingetaucht.«

Die Erfahrung, dass Literatur Worte und Gedanken bereithält, mit deren Hilfe sich die oft verkorkste eigene Geschichte begreifen und anders fortsetzen lässt, gibt Charly Graf an junge Menschen weiter. Sie vertrauen ihm, erzählt er in einem Dokumentarfilm, weil er sie da abholt, wo auch er einmal stand. Hört man Charly Graf zu und lässt die nachdenklichen Pausen, die er beim Sprechen macht, auf sich wirken, entdeckt man eine ganz eigenwillige, besondere Erzählerstimme. Kaum zu glauben, wie sie entstehen konnte in einem Menschen, den einmal nur Sprachlosigkeit umgab und für den Beziehung stummes Beieinanderhocken hieß.

Die Bekehrung des Charly Graf klingt wie ein modernes Märchen über die Macht des Lesens. Offenbar gelingt es literarischen Helden, den Lesern Einsicht und Einfühlung beizubringen, etwas, das oft weder Sozialarbeiter noch Seelsorger schaffen. Sind Faulkner und Dostojewski als Bewährungshelfer effektiver, weil sie ohne belehrenden Gestus und ohne Moralkeule auskommen? Wer lässt sich schon gerne von anderen sagen, was an ihm alles nicht stimmt. Ein Text ist ein Spiegel: Man kann hineinsehen und die so aufregende wie beängstigende Erfahrung machen, dass sich etwas oder auch alles ändern kann. Oder man blättert weiter und lässt die Gelegenheit vorüberziehen.

Charly Graf hat in der Enge des Gefängnislebens die Freiheit gewonnen zu entscheiden, ob er zuschlägt oder nicht. Während er vorher nur eine Handlungsoption hatte, sind das immerhin zwei. Und ist der Zwang erst einmal durchbrochen, wachsen die Möglichkeiten enorm.

VERRÜCKT NACH BÜCHERN

Von außen betrachtet, also mit sicherem Abstand, üben hermetische Orte eine große Faszination aus. Sie sind ein wenig unheimlich, erscheinen abschreckend und zugleich auf geheimnisvolle Weise anziehend. Und so wenig Raum diese abgeriegelten Systeme vielen konkreten Bedürfnissen und Sehnsüchten lassen, der Phantasie eröffnen sie unendliche Möglichkeiten. Auch als literarische Schauplätze eignen sie sich ideal, lässt sich doch an ihnen zuspitzen, was sich andernorts verlaufen würde. Häufig wird ein unzugänglicher Ort zur Gegenwelt oder zum dramatischen Schauplatz, an dem die Ausgeschlossenen einer Gesellschaft ihr den Spiegel vorhalten: Der auf einer einsamen Insel gestrandete *Robinson Crusoe* ist zum Sinnbild geworden für die Gabe des Menschen, sich (auch in moralischer Hinsicht) neu zu erfinden. Denis Diderot hat mit seinem Roman *Die Nonne* auch ein Plädoyer für die Freiheit des Einzelnen und gegen religiösen Fanatismus verfasst. Ken Keseys Roman *Einer flog über das Kuckucksnest*, den Miloš Formans oscardekorierte Verfilmung mit Jack Nicholson weltbekannt machte, zeigt anhand einer Gruppe sympathischer Irrer, wie krank die tradierten Vorstellungen von Normalität und Gesundheit sind.

Andere große Romane beschreiben gleich die ganze Welt als einen Ort, aus dem es kein Entrinnen gibt. George Orwells Zukunftsvision *1984* oder Ray Bradburys *Fahrenheit 451* (die Temperatur, bei der sich Papier von selbst entzündet) entwerfen klaustrophobische Zukunftsszenarien, in denen Gefühle der totalen Kontrolle unterliegen und es deshalb streng verboten ist, zu lesen oder zu schreiben. Denn wo es eng wird für das

Andersartige, alles vereinheitlicht wird und nur mehr despoti-
sche Regeln herrschen, erscheinen individuelle Gedanken und
Gefühle gefährlich und sind folglich unerwünscht.

Auch in Internatsromanen bringen erst die Institutionen mit
ihren beklemmenden Strukturen die Vorstellungskraft der Schüler so richtig in Schwung. Der streng geregelte Tagesablauf, die
permanente Kontrolle, die Hierarchien auch unter den Schülern
und die Gewalt, mit der sie aufrechterhalten wird, heizen erotische Phantasien und Todessehnsucht gleichermaßen an. Davon
erzählen Klassiker dieses Genres wie Robert Musils *Törleß*, Hermann Hesses *Unterm Rad*, aber auch zeitgenössische Internats-
romane wie Paul Ingendaays *Warum du mich verlassen hast* oder
Christoph Peters' autobiographisch grundierter Roman *Wir in
Kahlenbeck*. Was im Jungeninternat Kollegium Gregorianum
Kahlenbeck gelesen wird, erfährt man durch einen Mitschüler
des Erzählers, der auf grob karierten Wollpantoffeln ins Zimmer schleicht und vor das Bücherregal Carl Pachers tritt: »Er
schnuppert die Buchrücken ab, Bücher zur Vogelbestimmung,
zur Fischkunde, Aquarienpflege, Expeditionsberichte von Siel-
mann und Hagenbeck, Goethes Faust in Leinen, dazu Gedichte
von Trakl, Brecht, Rilke, Romane von Wilder, Böll, Jack London; *Das moderne Lexikon* in zwanzig Bänden.«
    »Ohne das Lesen hätte ich da nicht überlebt«, sagt der 1966
am Niederrhein geborene Christoph Peters über seine Schulzeit
im katholischen Internatsgymnasium Collegium Augustinia-
num Gaesdonck. Tage- und wochenlang habe er nichts anderes
getan, als sich aus dieser engen Umgebung hinauszulesen. Tau-
sendseitige Romane von Dostojewski und Tolstoi habe er verschlungen, das Lesen sei der absolute Fluchtraum gewesen. Da
ein Internat eine hermetische Gesellschaft bildet, die außerhalb
ihrer eigenen Strukturen nicht viel zu bieten habe, sei das Lesen
eine Art Reiseersatz: »Man begibt sich in andere Zeiten und
Kulturen und bleibt zugleich auf seiner Insel gefangen. Aber
der Geist«, sagt Christoph Peters, »ist in der Lage, auch jenseits
der Insel die Welten zu erkunden.«
    Das gelte auch für den Umgang mit dem anderen Geschlecht,

ergänzt der vielfach ausgezeichnete Autor so herrlicher Romane wie *Mitsukos Restaurant* oder *Herr Yamashiro bevorzugt Kartoffeln*. In Ermangelung weiblicher Studienobjekte seien sie als junge Männer darauf angewiesen gewesen, sich am Balzverhalten ihrer literarischen Vorbilder zu orientieren. Die stammten allerdings meist aus dem 19. Jahrhundert oder allenfalls aus der biederen Nachkriegszeit, so dass Irritationen unausweichlich waren: »Ich bin noch davon ausgegangen«, erzählt mir Christoph Peters lachend, »Mädels damit beeindrucken zu können, dass man tolle Bücher liest. Also habe ich dann gerne auf Zugfahrten, wenn da jemand saß, der mir gefiel, meinen anspruchsvollen Roman so gehalten, dass jeder den Titel lesen konnte, in der Hoffnung, irgendjemand spricht mich an und sagt: ›Dieses tolle Buch liest du! Das habe ich auch gelesen.‹ Ich hab wirklich gedacht, über Bücher kann man mit gleichaltrigen Mädchen ins Gespräch kommen. Das ist aber nie passiert.«

Die intensive Lektüre in diesem geschlossenen Kosmos habe auch sehr seine Vorstellung von sich selbst geprägt. Vor allem Hermann Hesse sei eine wichtige Gestalt für ihn gewesen: »Eigentlich bin ich mit fünfzehn davon ausgegangen, dass ich so was wie der Steppenwolf bin, also ein Mann in der Midlife-Crisis, aber mit ähnlichen Zerrissenheiten«, sagt Christoph Peters. »Auch bei Dostojewski gab es diese melodramatischen Figuren, und dann die Sinnsuche, die Identitätssuche bei Frisch. Das waren im Grunde die Autoren, bei denen ich versucht habe, so etwas wie eine geistige Landkarte zu destillieren, durch die ich mich bewegen konnte und wo dann irgendwie auch klar war: Ich möchte so jemand werden wie die. Ich komme aus einem kleinen Bauerndorf, und ich wollte nicht werden wie einer von denen, sondern ich wollte so werden wie die freigeistig dahinschwebenden Figuren in den Romanen.«

Während es aus den bedrückenden Welten eines George Orwell keinen Ausweg gibt, weil außerhalb des Systems gar kein Leben mehr stattfindet, erzeugen die realen Institutionen nichts als Ausbruchsphantasien. Allein die Filmgeschichte ist voll von packenden Fluchtszenarien, in denen (meist unschuldige) Häftlinge einen scheinbar perfekten Kontrollapparat überlisten und allen Widrigkeiten zum Trotz einen Weg in die Freiheit finden: Clint Eastwood, der das ausbruchssichere System von Alcatraz aushebelt. Steve McQueen, der zu guter Letzt doch noch als Papillon über den Wellen davonsegelt.

Als Zuschauer oder Leser fiebert man mit und freut sich, wenn wieder einer entkommen konnte: einem allmächtigen System, einer verständnislosen Umgebung, einem quälenden Missverständnis. Denn die totalen Institutionen symbolisieren eine Facette des Menschseins: Auch im eigenen Körper, in der eigenen Familie, in den eigenen vier Wänden kann man sich gefangen fühlen. Eine Idee, von der man nicht lassen kann, eine aussichtslose Leidenschaft, die einen fesselt, der Wahn, aus dem man nicht herausfindet, eine Zelle, die niemand aufsperrt.

Gerade in alltäglichen Situationen, die sich nach Gefangenschaft anfühlen, eröffnen Bücher ideale Fluchtwege: Sie sind einfach und unauffällig in der Handhabung und verursachen in ohnehin schon verfahrenen Situationen nicht noch mehr emotionalen Aufruhr (wie Eifersucht), weil man sich ja nur mit einem Buch und nicht mit einem neuen Mann zurückzieht. Sie verschaffen einem augenblicklich Ruhe und ersetzen giftiges Keifen oder verquältes Diskutieren durch die Melodie, den sanften Sog des Textes. Und sie öffnen die Tür in ein »Anderswo«. Für geübte Leser sofort. Häufig genügt ein einziger Satz, und schon ist man weit weg aus dem mit Streit erfüllten Wohnzimmer. Sagen wir … man schlendert mit Johannes über den Strand von San Benedetto, lässt den Blick auf den sanften Wellen der italienischen Adria ruhen und kehrt ein, nur auf ein, zwei Gläser kühlen Weißweins, in das kleine Lokal am Hafen, wo bald eine große Liebe ihren Anfang nimmt. Noch ist nicht viel passiert, doch die aufkommende Erregung ist bereits spürbar, während man still mit Johannes und Franca an dem kleinen Tisch sitzt. Vor sich haben sie nur das Meer und eine Fischsuppe, so köstlich, wie sie nur hier, nur in dieser Stunde, nur in dieser Konstellation duften und schmecken kann. Man schwebt mit diesem Paar durch glückliche Tage, legt hin und wieder das Buch zur Seite, weil man einfach nicht glauben kann, wie unkompliziert die große Liebe sein soll. Sie ist einfach da: ein vollkommen ausgewogenes Tableau vivant, in dem sich nur winzige Motive verschieben, dessen Stimmung sich kaum verändert und das als Gesamtkomposition stets harmonisch und kunstvoll bleibt. Hanns-Josef Ortheils Roman *Die große Liebe* entwirft ein rundum tröstliches Gegenbild des Zusammenseins von Mann und Frau. Anders als das wirkliche Liebesleben, mit seinen erdbebenartigen Verwüstungen, wirkt diese literarische Liebe wie eine elegante und nachhaltige Kur, ein Erholungsbad für Geist und Gefühl, dem nur ein hoffnungsvolles Aufatmen folgen kann: Ja, so sollte, nein – so *muss* die Liebe sein!

Von solch geradezu wunderbaren, traumhaften Auswegen, die das Lesen in scheinbar ausweglosen Situationen eröffnen kann, erzählt die Literatur in immer neuen Variationen.

Die schleichende Tragödie einer jungen Frau, die schon zu viele Romane gelesen hat, um das unspektakuläre Leben an der Seite eines braven Landarztes auf Dauer ertragen zu können. Als Emma Bovary schon fast an dem gleichförmigen Alltag mit ihrem leidenschaftslosen Ehemann zu ersticken droht, findet sie doch noch einen Ausweg: Sie inszeniert sich als tragische Hauptfigur in ihrem eigenen Liebesroman, blüht kurz auf und welkt umso länger dahin. Schließlich stirbt Emma nicht an Liebeskummer, sondern weil sie Leben und Literatur nicht auseinanderhalten kann. Davon erzählt Flauberts *Madame Bovary*, deren Schicksal schon Generationen frustrierter Ehefrauen getröstet hat.

Der Bericht eines wissbegierigen Kindes, dessen dumpfer, gewalttätiger Vater es auf dem eigenen Hof knechtet wie einen Leibeigenen und das doch herausfindet aus seiner Not, eine Schule besucht und an den Wörtern etwas findet, woran es sich festhalten kann. Die autobiographischen Erzählungen *Schöne Tage* und *Die großen Wörter*, die der Österreicher Franz Innerhofer in den siebziger Jahren veröffentlicht hat, sind bis heute aufrüttelnde Mutmacher, wenn man glaubt, die Umstände seien gegen einen. Hier sieht man, was wirklich widrige Umstände sind und dass man sie hinter sich lassen kann.

Oder die köstliche Geschichte eines alten Mädchens, das nichts anderes kennt als ein von Pflichterfüllung und Disziplin bestimmtes Leben. Bis es – von einem jener glücklichen Zufälle gelenkt, der den ruhigen Kurs eines langen Lebens auf höchst belebende Weise herumreißen kann – in einen einfachen Bücherbus steigt und die Reise seines Lebens beginnt.

Es ist die Queen höchstpersönlich, die der englische Dramatiker und Schriftsteller Alan Bennett in seiner Erzählung *Die souveräne Leserin* ausgerechnet am Kücheneingang des Buckingham Palace eine schicksalhafte Begegnung erleben lässt. So heiter, leicht und pointiert, wie hier davon erzählt wird, dass die wahre Erkenntnis von tief unten, aus den Keller- bzw. in diesem Fall den Küchenräumen des Oberstübchens kommen muss, hätte sicher auch Freud seinen Spaß daran gehabt. Denn nachdem *Her Majesty* erst einmal entdeckt hat, dass die Literatur ein wirkungsvoller »Sprengsatz, um die Phantasie freizusetzen« ist, ändert sich ihr Leben langsam, aber gründlich. Einmal von Henry James und anderen tiefenpsychologischen Begleitern durch die Schule der Empathie geschleust, kann sie sich plötzlich in andere Menschen hineinversetzen. Ihre Wahrnehmung läuft auf Hochtouren, und sie freundet sich, zum Unwillen ihrer Berater, mit einem ebenfalls lesesüchtigen Küchenjungen an. Norman wird zu ihrem Amanuensis, ihrem literarischen Assistenten, ernannt und in ständiger Rufbereitschaft auf einem Stuhl im königlichen Flur postiert. Auch bei offiziellen Anlässen ist die Queen nicht mehr ganz bei der Sache: Während sie eine Parade in ihrer Kutsche absolviert, liegt garantiert ein aufgeschlagenes Buch auf ihrem Schoß, und sie winkt dem Volk nur mehr geistesabwesend zu. Überhaupt beginnt sie, ihre Pflichten »mit sichtbarem Unwillen« zu verrichten, »denn immer wartete ein Buch auf sie«.

Die Bücher befreien die Queen aus ihrer Einsamkeit und verbinden sie mit Lesern aus anderen sozialen Schichten und Nationen. Der Suchtstoff, mit dem sie sich im Westminster-Bücherbus infiziert hat, macht für sie als »echte Demokratin, vielleicht die einzige im ganzen Land«, all jene Gleichheits- und Freiheitsversprechen wahr, die in der politischen Realität Utopie geblieben sind: »Alle Leser waren gleich, und das erinnerte sie an ihre frühen Lebensjahre. Einer der aufregendsten Momente ihrer Jugend war die Siegesnacht am Ende des Zweiten Weltkrieges gewesen, als sie und ihre Schwester sich aus dem Palast geschlichen und unerkannt unter die feiernde Menge gemischt hatten. Etwas Ähnliches geschah beim Lesen, spürte sie. Es war anonym, gemeinsam und allgemein. Und da sie ein Leben hinter Schranken verschiedenster Art geführt hatte, verlangte es sie nun genau danach. Auf diesen Seiten, zwischen diesen Buchdeckeln konnte sie unerkannt umherschweifen.« Gekrönt

wird die königliche Le-
sesucht schließlich von
dem Wunsch, selbst zu
schreiben, der so stark
wird, dass er sogar das
jahrzehntelang trainierte
Pflichtgefühl des Staats-
oberhauptes aushebelt:
Die Queen dankt ab und
erfindet sich neu.

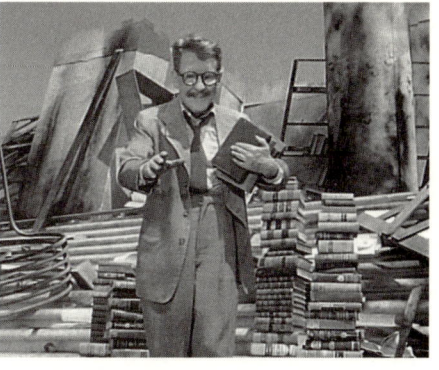

Bücher können gefährliche Verführer sein, die selbst die sitt-
samsten, diszipliniertesten Menschen – wie Alan Bennetts erfundene Königin – dazu bringen, ihr wohlgeordnetes Leben von
einem Tag auf den anderen über den Haufen zu werfen. Weil geschriebene Wörter dieses Potenzial besitzen, lehren sie all jene
das fürchten, die sich im Besitz von Macht und Wahrheit wäh-
nen, ob das Staatsherren sind oder Ehegatten.

In der ersten Folge der amerikanischen Fernsehserie *Twi-
light Zone* wird das Schicksal des Bankbeamten Henri Bemis
geschildert, dessen ganze Misere darin besteht, dass ihm seine
Frau das Lesen verbietet! Kaum hat Bemis es sich mit einer
Zeitung im Wohnzimmer gemütlich gemacht, stürzt sie herein
und reißt ihm das Blatt aus der Hand. Einen unter dem Sitz-
kissen des Sessels verborgenen Gedichtband bekritzelt sie mit
kindlicher Wut Seite für Seite bis zur Unleserlichkeit. Verzweifelt nimmt Bemis seine geliebten Bücher mit zur Arbeit, bis
sein Vorgesetzter dahinterkommt, dass er heimlich am Schalter
liest. Mit dem absurden Vorwurf »Sie sind kein Bankangestell-
ter, sondern ein Leser!« untersagt auch er dem armen Mann,
seiner Lieblingsbeschäftigung nachzugehen. Um endlich seine
Ruhe zu haben, versteckt sich der extrem kurzsichtige Bemis
schließlich im Tresorraum der Bank. Dort sitzt er auch, als eine
Atombombe die Welt über ihm zerstört. Die Stadt ist vollständig verwüstet und er offenbar der einzige Überlebende. Er irrt
umher und denkt schon darüber nach, sich mit einem gefunde-
nen Revolver zu erschießen, als er auf einmal das Schild *Public*

Library entdeckt und damit, inmitten des allgemeinen Chaos, sein persönliches Paradies: Alle Bücher, die er schon immer lesen wollte, liegen zwischen den Trümmern für ihn bereit. Shakespeare, Keats, Shaw, ruft Bemis glücklich und beginnt, die Bücher auf Stapel zu schichten, die er Monat für Monat, Jahr für Jahr lesen will. Doch als er sich erneut nach einem Buch bückt, rutscht ihm die Brille von der Nase, die Gläser zerbrechen und mit ihnen der Traum von einem Leben allein unter Büchern. »Time enough at last« (dt.: »Endlich genug Zeit«), so der Titel dieser Folge, wandelt sich von einer Verheißung in einen blinden Fluch.

Dass eine Frau wie Henry Bemis' Hausdrachen ihrem Mann das Lesen untersagt, ist jedoch eine Ausnahme. In der Regel sind es Männer, die den Lesestoff der Damen kontrollieren. Von allen literarischen Formen hat wohl keine die Tugendwächter so erbost wie der Roman mit seinen weitverzweigten, lockenden Phantasieräumen.

Im Laufe des 18. Jahrhunderts löste der Roman eine regelrechte »Leserevolution« aus, die nicht nur die Ehemänner der nach neuem Unterhaltungsstoff süchtigen Leserinnen beunruhigte, sondern das Leseverhalten von Grund auf veränderte. Wurden bis dahin vor allem einige wenige Bücher immer wieder intensiv studiert, begannen die Leser nun – auch dank der neu gegründeten Lesegesellschaften und Leihbibliotheken –, ständig neue Romane zu verschlingen. Reaktionäre Tugendwächter meinten, eine gefährliche Leseepidemie breche über die Menschheit herein, sie verdächtigten private Lesezirkel subversiver Aktivitäten und verteufelten Leihbibliotheken als »moralische Giftbuden und Bordelle«.[26] Der Zürcher Theologe Gotthard Heidegger wetterte Ende des 17. Jahrhunderts: »Denn die Romans setzen das Gemüth mit ihren gemachten Revolutionen, freyen Vorstellungen, feurigen Ausdruckungen, und anderen bunden Händeln in Sehnen, Unruh, Lüsternheit und Brunst, nehmen den Kopff gantz in Arrest, setzen den Mensch in ein Schwitzbad der Passionen, verderben folgens auch die Gesundheit, machen Melancholicos und Duckmäuser, der Appetit vergeth, der Schlaf wird verhinderet und waltzt man sich im Beth herum, als wie die Tür im Angel.«[27]

Die vermeintliche Sucht- und Seuchengefahr des Romanlesens entfachte eine wilde Debatte, die unter dem Stichwort »Lesesucht« in die Literaturgeschichte einging. Offenbar sorgten sich die Männer der vom Fiktionsvirus infizierten Leserinnen nicht zuletzt um die Aufrechterhaltung von Zucht und Ordnung am heimischen Herd. Womöglich konnten sie aber auch nur die wohlig-wehmütigen Seufzer ihrer Frauen nicht ertragen, die alles um sich vergaßen und völlig darin aufgingen, was ihre fiktiven Heldinnen – im Gegensatz zu ihnen – erlebten. Bestseller wie Samuel Richardsons *Pamela* und *Clarissa*, die 1740 und 1748 erschienen und das Publikum begeisterten, führten jedenfalls zu erregten Auseinandersetzungen über Wohl und Wehe der Romanlektüre. Wenige Jahre später erschienen zwei der größten Bestseller des Jahrhunderts: 1761 Jean-Jacques Rousseaus *Nouvelle Héloïse* und 1774 Goethes *Die Leiden des jungen Werthers*, der die vielleicht heftigsten Gefühlsstürme der Literaturgeschichte entfachte. Die Hüter häuslicher Moral schimpften, dieser in Romanform verpackte »Wust hirnverrückter Erdichtungen« habe geistige Schlaffheit, Realitätsverlust, Pflicht- und Selbstvergessenheit zur Folge und treibe Frauen und Jugendlichen Demut und Gehorsam aus. In medizinischen Kreisen wurde sogar diskutiert, ob das viele Lesen in gekrümmter Haltung nicht die Gebärmutter der Frauen schädigen könne. Auffallend ist jedenfalls, dass die männlichen Tugendwächter sich ausschließlich um das Wohl von Frauen und Jugendlichen sorgten, während ihre eigene Spezies gegen die Lesesucht immun zu sein schien.

Bis heute behaupten viele Männer, keine Romane, sondern nur »vernünftige« Texte zu lesen, womit sie vor allem Sachbücher oder Zeitungen meinen. Die Schriftstellerin Siri Hustvedt berichtet, dass sie auf ihren Lesereisen häufig von Männern gebeten wird, ein Buch für deren Ehefrau zu signieren, stets mit der Begründung, sie selbst läsen gar keine Romane. Die etwas schlichte Botschaft dieses Gebarens sei, »dass Männlichkeit auf der Linie ernst zu nehmender Sachbücher liegt, während

Weiblichkeit mit albernen Romanen, erfundenen Geschichten assoziiert wird. Echte Männer mögen objektive Texte, nicht die subjektiven Irrungen irgendwelcher Literaten, insbesondere weiblicher, deren Prosa, wie immer sie aussehen mag, ohne dass man auch nur ein Wort davon gelesen hätte, den Stempel des Geschlechts trägt.«[28]

Goethes Zeitgenossen wird wohl vor allem gestört haben, dass ihre Frauen stundenlang in dicken Schmökern versanken, anstatt ihre Lebenszeit, wie gewohnt, mit stumpfsinniger Hand- oder Hausarbeit totzuschlagen. Und dass ihre fiktiven Rivalen sehr viel aufregender gewesen sein dürften als sie selbst. »Das Lesen als Unterhaltung und Zeitvertreib ist eines der verführerischsten Vergnügen, welches den, der es einmal gekostet hat, so sehr fesselt und anzieht, dass er sich nicht wieder losmachen kann«, bemerkt der Erfurter Oberschulrat Johann Rudolf Gottlieb Beyer 1795 in seiner kritischen Schrift *Über das Bücherlesen, in so fern es zum Luxus unserer Zeit gehört.* Ein Jahr zuvor sinnierte der Theologe und Historiker Johann Gottfried Hoche in einer Schrift über den Einfluss der »jetzigen abentheuerlichen Lesesucht/auf die Verminderung des häuslichen und öffentlichen Glücks«. Die Frauen sollten sich nicht in fantastischen Welten tummeln, sonst wären sie noch auf die Idee gekommen, gegen ihren freudlosen Alltag zu rebellieren.

Bücher können aber nicht nur Ehen stiften oder zerstören. Gerade weil sie so heftige Emotionen auslösen und unbändige Lust bereiten können, sind sie hochgradig suchtgefährdend. Schon Erasmus von Rotterdam war davon überzeugt: »Der Umgang mit Büchern führt zum Wahnsinn.« Das erfahre ich in einer Ausstellung, die 2012 im Zürcher Literaturmuseum Strauhof dem Phänomen der Bibliomanie nachging. Im dazugehörigen Almanach *Lieber barfuss als ohne Buch* lassen sich die ungewöhnlichsten Krankheitsbilder rund um die Büchersucht finden. Die leichteste Form, dem gedruckten Wort zu verfallen, weist der Bibliophile auf. Meistens hortet er seinen Lieblingsgegenstand auf einigermaßen gesittete Weise und kann deshalb als eine Art platonischer Buchliebhaber betrachtet werden. Anders ist das beim Biblioklasten, dessen ganze Leidenschaft darin besteht, Bücher zu zerstören. Oder bei einem Bibliophagen, der Druckwerke buchstäblich zum Fressen gern hat. Dem Bibliophibianen wiederum bereitet es große Lust, in Bücherberge abzutauchen, was für den Bibliophoben der absolute Albtraum sein dürfte. Maßlos berauscht von ihrem Liebesobjekt sind der Büchertrunkene (Bibliobibist) und der Büchersüchtige (Biblioholiker).

So absurd und abwegig diese sonderbaren Verhaltensweisen erscheinen – buchbedingte Psychopathologien sind offenbar verbreiteter, als man denkt. Neulich bekannte ein Kollege, unter ausgeprägtem Bibliotheksschwindel zu leiden. Kaum sitze er zwischen all den Büchern, beginne sich alles um ihn herum zu drehen und er könne nicht einmal mehr die Buchstaben des unmittelbar vor ihm liegenden Textes entziffern, geschweige denn konzentriert arbeiten. Einen Namen gebe es seines Wissens für dieses Phänomen aber (noch) nicht.

Den gängigen Begriff Bibliomanie soll der Pariser Arzt Guy Patin, selbst ein Liebhaber der Buchkunst, im Jahr 1654 erfunden haben. Als Verursacher des Bücherwahns wurde sehr viel später ein Erreger ausgemacht, der sogenannte Bacillus librorum. Wobei sich bald herausstellte, erläutern die Zürcher Bibliomanieforscher, dass es sich dabei um ein Phantasieprodukt des britischen Schriftstellers Eugen Field handeln dürfte, der von der Buchbazille in seinem 1895 erschienenen Roman *The Love Affairs of a Bibliomaniac* erzählt und das Ganze sogar mit angeblich wissenschaftlichen Belegen eines fiktiven Dr. O'Rell garniert hat.

Was für Buchstabenkrankheiten werden sich wohl entwickeln, wenn es eines Tages nur noch E-Books geben sollte? Woran werden sich die Leseleidenschaften entzünden, wenn gar kein materialisiertes Objekt mehr existiert? Und was werden die Bibliomanen sammeln, wenn nichts mehr greifbar, aber immer alles verfügbar ist? Obsessionen werden sich entwickeln, die für unsere analog geprägten Gehirne kaum vorstellbar sind. Sektenartige Poesie-Communitys, die den Lesevorgang in Echtzeit manipulieren? Schon heute gibt es die Möglichkeit, genau zu verfolgen, wo Online-Leser in ihren E-Books hängen bleiben, sich offenbar langweilen und aus der Geschichte aussteigen. Liegt in der Auswertung dieser Informationen die Leseemotionsforschung der Zukunft? Die Mega-Buchstaben-Droge, der weltweite Superbestseller, von dem keiner mehr loskommt?

Aber was könnte besser sein als jene Bücher, die einen auch schon in analoger Form in vorübergehende Wahnzustände versetzen? Durchgelesene Nächte (»auch Frühdienst geht vorbei«), verpasste Verabredungen (»Buch war interessanter«), abgekaute Nagelhaut und ungewaschene Haare (»sehen die im Buch ja nicht«). Sogar das Zweitschönste, was es im Leben gibt, gutes Essen, kann ich im Leserausch vergessen. Unter anderem beim Verschlingen von Wilkie Collins' *Die Frau in Weiß*, Charlotte Brontës *Jane Eyre*, Jules Barbey d'Aurevillys *Die Mätresse*, Henry James' *Die Aspern-Schriften*, Patricia Highsmiths *Ediths Tagebuch*, L. P. Hartleys *The Go-Between*, Jeffrey Eugenides' *Middlesex*, John Krakauers *In eisigen Höhen*, Helmut Kraussers *Thanatos*, Ian McEwans *Abbitte*, Uwe Timms *Morenga*, Robert Menasses *Selige Zeiten, brüchige Welt*, Wilhelm Genazinos *Ein Regenschirm für diesen Tag*, Thomas Glavinics *Das größere Wunder*, John Banvilles *Im Lichte der Vergangenheit*, Karl Ove Knausgårds *Sterben* und so weiter und so fort.

Wo genau die Grenze zwischen Liebe und Wahnsinn verläuft, ist – natürlich nicht nur, wenn es um Bücher geht – schwer auszumachen. Der bibliophile Jurist Gustav Adolf Erich Bogeng veröffentlichte 1922 unter dem Titel *Die großen Bibliophilen* eine dreibändige Geschichte der Büchersammler und ihrer ausufernden Schätze. Auf einigen Seiten befasst sich Bogeng auch mit dem Wesen der Bibliomanie und stellt fest, dass sich diese Obsession kaum definieren lasse, denn »wer will entscheiden, wo der gute Buchfreund aufhört, sich in den schlechten verwandelnd. Das ist eine Frage der Moral.« Bibliophil sei, wer seine Bücher nach innerem Wert auswähle, Bibliomane hingegen schätzten »mehr die glänzende äußere Hülle [...]. Das mag, vielleicht, ein Werturteil sein; die Grenzlinie zwischen Manie und Passion lässt es nicht auffinden.«[29]

Wo geraubt und gemordet wird, um der Buchlust zu frönen, ist die Grenze eindeutig überschritten. Ebenso bei all den zwar harmlosen, aber haltlosen Sammlern, deren Leidenschaft derart maßlose Züge annimmt, dass sie selbst schon wie literarische Erfindungen erscheinen. So wie der Pariser Notar Antoine-Marie-Henri Boulard (1754–1825), ein wegen seiner Gelehrsamkeit und seines Gemeinsinns geschätzter Mann, der zahlreiche Ehrenämter bekleidete und ein hervorragender Kenner verschiedenster Sprachen war. Nachdem er sein Amt 1808 an seinen Sohn abgetreten hatte, verwandelte sich dieser angesehene Bürger in einen zügellosen Bibliomanen, dessen ausschließliche Beschäftigung darin bestand, Bücher zu kaufen, und zwar nach Metern. Am Ende seines Lebens füllten seine zum Teil noch verpackten Schätze fünf verschiedene Häuser in Paris: »Die 600 000 bis 800 000 Bände, die er hinterließ, sind teilweise als altes Papier, teilweise durch die Boulevardaktionen der Jahre 1828 bis 1833 wieder zerstreut worden, die eine empfindliche Störung des Pariser Altbüchermarktes hervorriefen und deshalb in der Geschichte der Bücherliebhaberei unvergessen bleiben.«[30]

Ein anderer berühmter Bibliomane ist der sächsische Pfarrer Johann Georg Tinius, der im Jahr 1764 als Sohn eines armen Schäfers zur Welt kam. Da der Junge außergewöhnlich begabt war, schickte man ihn zum Studium an die Universität nach Wittenberg. Schließlich wurde er Pfarrer und ein maßloser Bücherfreund. Dabei war es gar nicht mal so sehr die Begeisterung für das Lesen, die Pfarrer Tinius antrieb, sondern die pure Sammelleidenschaft. Fast 60 000 Bände hortete er in seiner Bibliothek, für deren Aufbau er sich heillos verschuldet hatte. Seine Mitmenschen wunderten sich offenbar schon länger, woher der Herr Pfarrer eigentlich das ganze Geld für seine Schätze habe. Denn als 1812 der Kaufmann Schmidt und ein Jahr später die wohlhabende Witwe Kunhardt in Leipzig ermordet wurden, stand Tinius schon bald unter Verdacht, diese Raubmorde verübt zu haben. Als der Angeklagte sich bei den Verhören auch noch widersprüchlich verhielt und eine Magd ihn mit ihrer Aussage belastete, schien der Fall geklärt zu sein. Obwohl der Pfarrer die Morde beharrlich leugnete, verurteilte man ihn in einem Indizienprozess zu zwölf Jahren Zuchthaus, und seine Bibliothek wurde versteigert.

Ein etwas anders geartetes »Schreckbild der Bücherwut«[31] gibt der ehemalige Mönch und Klosterbibliothekar Don Vincente ab, den der erst fünfzehnjährige Schüler Gustave Flaubert 1837 in der Erzählung *Bücherwahn* verewigt hat.

Als die Bibliothek seines Klosters geplündert wurde, soll Don Vincente kostbare Bände auf die Seite geschafft und mit diesem Grundkapital eine eigene Buchhandlung in Barcelona eröffnet haben. Dieser Laden muss allerdings ein recht eigenwilliges Geschäft gewesen sein, denn Don Vincente, der bei Flaubert Giacomo der Buchhändler heißt, verkaufte eigentlich gar keine Bücher. So gut wie nie trennte er sich von einem Band – und wenn doch, versuchte er meist umgehend, ihn zurückzubekommen. »Er war zugeknöpft und verträumt, finster und traurig; er hatte nur einen Gedanken, nur eine Liebe, nur eine Leidenschaft: Bücher. Und diese Liebe und diese Leidenschaft zerfraßen ihn innerlich, raubten ihm seine Tage, verzehrten sein Leben.« Nicht nur sein Leben! Zehn Menschen müssen sterben, nur wegen eines Buches, das der Bibliomane für so einmalig hält, dass er es unbedingt besitzen will. Als er später vor Gericht steht, versucht Giacomo gar nicht, sein Handeln zu rechtfertigen, sondern erklärt stattdessen: »Die Menschen müssen alle früher oder später sterben […], das sei gleich, aber die guten Bücher müsse man erhalten, denn sie seien der Ruhm Gottes.« Als sich im Laufe des Prozesses herausstellt, dass von dem vermeintlich einzigartigen Buch doch noch ein weiteres Exemplar in Umlauf ist, klagt der Verurteilte bis zu seiner Hinrichtung immer wieder nur: »Mein Exemplar ist kein Unicum, mein Exemplar ist kein Unicum.«

Wo Bibliotheken jedes Maß überwuchern – ob bei den echten Sammlern oder in gigantomanischen Bibliotheksphantasien wie Jorge Luis Borges' *Bibliothek zu Babel* –, sind sie immer auch Ausdruck einer hemmungs- und grenzenlosen Leselust. Für den Schweizer Schriftsteller Hermann Burger ist es geradezu zwangsläufig, dass die inspirierende Energie, die zur lustvollen Abhängigkeit von Büchern führt, schließlich ins Manische und (Selbst-) Zerstörerische kippen muss. In Burgers Erzählung *Der Büchernarr* heißt es: »Büchernarren sind nicht diejenigen, die den Narren an Büchern gefressen haben, sondern das sind Narren, die sich von den Büchern fressen lassen. Er grabschte mit fünf kralligen Fingern vor meinem Gesicht herum und machte einen Löwen nach. ›Ja, mein Herr, die unschuldige Literatur kann sich in ein menschenfressendes Raubtier verwandeln. Sie sind auch einer von denen, die freiwillig Tag für Tag ihrem Leben davonlaufen in die Bibliothek und nicht merken, dass sie in die Falle gehen. Meiden Sie Buchhandlungen und Bibliotheken, solang Sie noch jung sind. Verschenken Sie Ihre Bücher, bevor Ihnen Ihre Sammlung über den Kopf wächst.‹«

Bibliophile Sammelwut ist übrigens kein historisches Relikt. Erst 2012 wurde ein Mitarbeiter des hessischen Kunstministeriums überführt, der Tausende historischer Bücher gestohlen hatte. Über 13 000 wissenschaftliche Werke, die der Fünfundvierzigjährige aus Bibliotheken in ganz Deutschland entwendet hatte, fand die Polizei in seinem Haus in Darmstadt. Was der Mann sich vom Besitz dieses gehäuften Spezialwissens versprach oder welche Phantasien ihn beflügelten, ist leider nicht bekannt.

Überhaupt ist in der wirklichen Welt wenig darüber zu erfahren, was manische Sammler antreibt, was sie fühlen und phantasieren. Wer Einblick in den Kopf eines Bibliomanen sucht, muss lesen! Zum Beispiel die Geschichte des *Don Quichote*, des wohl berühmtesten Bibliomanen der Weltliteratur. Auch in Bestsellern wie Umberto Ecos *Der Name der Rose*, Michael Endes *Die unendliche Geschichte*, Dai Sijies *Balzac und die kleine chinesische Schneiderin* oder auch in Markus Zusaks *Die Bücher-*

diebin ist das außergewöhnliche Verhältnis eines Menschen zu Büchern ein zentrales Motiv der Handlung.

In Stephen Kings Thriller *Misery* (dt.: *Sie*) wiederum wird mit den Mitteln des Horrorgenres durchgespielt, was passieren kann, wenn die Verehrung für einen Autor und sein Werk allzu heftig wird: Annie Wilkes, für deren Darstellung Kathy Bates in der Verfilmung von Rob Reiners mit einem Oscar ausgezeichnet wurde, rettet den erfolgreichen Romanautor Paul Sheldon nach einem Autounfall auf einer verschneiten Straße. Sie nimmt ihn mit in ihr entlegenes Haus, das sie mit einem Schwein bewohnt, das nach Sheldons erfolgreicher Romanserie *Misery* benannt ist. Die gelernte Krankenschwester gibt sich als großer Fan des Autors zu erkennen und pflegt den schwer Verletzten voller Hingabe. Als er ihr zum Dank einen Blick in sein neues Manuskript erlaubt, ist Annie entsetzt von diesem Ausflug in die anspruchsvolle Literatur und zwingt ihren wehrlosen Patienten, das Original, von dem es keine Kopie gibt, zu verbrennen. Als sie auch noch herausfindet, dass Sheldon plant, die Hauptfigur seiner *Misery*-Saga sterben zu lassen, es also keine Fortsetzung ihrer Lieblingsserie geben wird, beginnt ein blutiges Gemetzel zwischen der fanatischen Leserin und ihrem Lieblingsautor.

Eine echte Antimuse ist auch die Haushälterin Therese Krummholz aus Elias Canettis erstmals 1936 erschienener Parabel *Die Blendung*. Die einfältige Person drängt sich impertinent, aber erfolgreich in das streng geordnete, ruhige Höhlendasein des »größten lebenden Sinologen« und Büchersammlers Kien. Dieser extreme Bibliomane haust zurückgezogen in einer großzügigen Vierzimmerwohnung zwischen 25 000 Büchern. Zu einer Ehe mit Therese lässt er sich nur deshalb überreden, weil ihm scheint, dass sie besonders sorgsam mit seinen Büchern umgeht. Doch das erweist sich schon in der missglückten Hochzeitsnacht als Trugschluss.

Kiens Eheleben mit der habgierigen, geistlosen Haushälterin konfrontiert den weltfremden Sonderling mit der Gemeinheit und Gewöhnlichkeit des alltäglichen Lebens, und der stille Bü-

cherwurm verwandelt sich im Laufe dieser surreal-albtraumhaf-
ten Geschichte in einen entfesselten Irren. Am Ende, als Kien
schon völlig dem Wahnsinn verfallen ist, verbrennt er sich inmitten seiner geliebten Bibliothek.

Durch die österreichische Literatur geistern überhaupt so einige bibliomanische Figuren. Womöglich hat dieses Reflektieren über das Lesen und seine Wirkung auch damit zu tun, dass
viele österreichische Autoren ein besonderes, geradezu brüchi-
ges Verhältnis zu ihrem Material, der Sprache, haben. Seit Hugo
von Hofmannsthal in seinem berühmten *Brief des Lord Chan-
dos* erklärte, ihm zerfielen die Wörter wie Pilze im Mund, und
damit die Sprachkrise der Moderne einläutete, scheinen seine
dichtenden Landsleute von diesem produktiven Virus infiziert
zu sein.

Einblick in die Gedanken- und Gefühlswelt eines Bibliomanen
gibt auch der österreichische Schriftsteller Gerhard Roth in seinem Roman *Der Plan*. Die Hauptfigur ist Dr. Konrad Feldt, Bibliothekar an der Österreichischen Nationalbibliothek in Wien.
Ein Lesesüchtiger, dessen ganzes Leben sich um nichts anderes
als um Bücher dreht, die er inhaliert wie das Asthmaspray, das
er seit seiner Kindheit nehmen muss: »Der Leser war für ihn ein
Künstler ohne Werk. Er war davon überzeugt, dass ein Lese-
Künstler keine andere Kunst ausüben durfte als das Lesen, um
die Reinheit der Lese-Kunst zu wahren.«
Als ihm ein Kollege gesteht, eine Handschrift von Mozart
aus der Bibliothek gestohlen zu haben, lässt Feldt sich die abge-
rissene Papierecke aushändigen. Doch anstatt das Autograph an
die Bibliothek zurückzugeben, will Feldt es an einen Sammler
verkaufen, um mit dem Geld ein neues Leben zu beginnen. Als
er ein Angebot aus Japan erhält, beginnt ein Wettlauf um Leben
und Tod, bei dem sich Feldt immer tiefer in finstere Machen-
schaften verstrickt. »Auf eine komplizierte Weise hing Feldts
Verbrechen mit seiner Leidenschaft für das Lesen zusammen,
das ihm zur Sucht geworden war. Mochte ein Buch noch so düs-
ter, ausweglos oder abseitig sein, sobald es seine Vorstellungs-

kraft anregte, stellte sich ein Gefühl entrückter Klarheit in ihm ein, etwas wie Inspiration, das seinem Leben einen Sinn gab. Häufig waren Bücher, die gedruckten Buchstaben und Wörter, wie Drogen für ihn.«

Einmal, als Feldt schon tief in den undurchdringlichen Mordfall verwickelt ist, steckt er seinen Montblanc-Kugelschreiber und einen Band Dante in seine Jacketttasche und fühlt sich dadurch sogar vor Pistolenkugeln geschützt. Ein schönes Beispiel für das magische Denken eines Buchsüchtigen.

Abgesehen davon, dass Roth die Geschichte des verirrten Bibliothekars spannend wie einen Krimi erzählt, ist *Der Plan* auch deshalb ein so aufregender Text, weil er vorführt, wie die Wahrnehmung eines Bibliomanen immer mehr von seiner Droge bestimmt und manipuliert wird. Liegt Feldt allein im Hotelzimmer, stellt er sich all die Bücher vor, die er schon immer lesen wollte oder schon gelesen hat. Sucht ihn ein grauenhafter, von Todesangst begleiteter asthmatischer Anfall heim, genießt er die ersten Zeilen wie andere die berühmte Zigarette ›danach‹: Die Lektüre nach einem Anfall ist die intensivste überhaupt, fast so, »als hätte er durch die damit verbundene Gefahr erst Verstand und Phantasie befreit«. Erinnert Feldt sich an vergangene Leseerlebnisse, wie an seine Lektüre von *Robinson Crusoe*, dann taucht »ein grünes und blaues Leuchten in seinem Kopf auf […], der Schrei eines Papageis, der Todesgeruch eines am Strand faulenden Schiffswracks, ein trockener Gewehrschuss und die Fußspuren der Kannibalen am Strand. […] Von Don Quichotte blieb in seinen Gedanken eine quecksilberfarbene Hitze und etwas wie das Erwachen nach einem schweren Rausch zurück. Dieses Katergefühl stellte sich auch beim Wiederlesen ein und – wie immer, eine Benommenheit, wenn er die Lektüre unterbrach.«

Leser berichten häufig, so manches Abenteuer in der Literatur intensiver erlebt zu haben als in der Realität. Auch Alberto Manguel erzählt in seiner *Geschichte des Lesens* davon, dass er als junger Mann ständig an dem Versuch gescheitert sei, etwas nachzuerleben, was er sich zuvor in aller Pracht angelesen hatte.

Dr. Feldt spinnt diesen Effekt noch weiter, indem er manche Bücher gar nicht erst aufschlägt, weil er glaubt, auf diese Weise ihren Zauber besser bewahren zu können: »Es gab Werke, die er nie gelesen hatte und trotzdem verehrte. [...] Er war davon überzeugt, dass die Vorstellung, die er sich von ihnen machte, inspirierender war, als es die tatsächliche Lektüre sein würde. So blieben noch alle Möglichkeiten, ungeahnte Perspektiven des Lesens für ihn offen, vielleicht sogar die absolute Erfüllung, lesend auf das wirkliche Leben verzichten zu können.«

Lesen statt Leben? Leben durchs Lesen? Am Anfang war das Wort!

WO GOTTES WORT ARZNEI IST

Die Abtei Kloster Engelthal liegt mitten in der hessischen Wetterau auf einem Hügel am Waldrand. In dieser sanften Landschaft spielen Romane wie *Wäldchestag*, *Das Haus* oder *Das Zimmer*, deren Verfasser, Andreas Maier, in der Region aufgewachsen ist. Auf eigenwillige Weise betreibt der Schriftsteller in seiner auf elf Bände angelegten Familiensaga *Ortsumgehung* eine kritische Heimaterkundung, die er selbst einmal als Krankengeschichte bezeichnet hat.

Neben dem Kloster hat sich ein Reiterhof angesiedelt. Auf den Wiesen, die an die Mauern des 1268 gegründeten Zisterzienserinnenklosters grenzen, grasen Pferde. Wie viele Klöster hat auch die Abtei Engelthal eine bewegte Geschichte hinter sich. Während der Reformation wurde die Region überwiegend evangelisch und die meisten Klöster aufgelöst. Aus dieser Zeit ist eine ganze Reihe gerichtlicher Auseinandersetzungen um die Rechte des Klosters dokumentiert sowie Plünderungen, Überfälle, Not und Krankheiten. Im Dreißigjährigen Krieg wurde die Abtei völlig verwüstet, und erst 1666 zog eine neue Äbtissin mit ihrer Gefolgschaft in die Ruine ein. Ein Jahrhundert lang arbeiteten mehrere Bauherrinnen daran, die Gebäude instand zu setzen, doch kaum war das Kloster wiederhergestellt, wurde es im Zuge der Säkularisation erneut aufgelöst und einem weltlichen Herrn zugesprochen. Die verbliebenen vierundzwanzig Nonnen versah man mit einer kleinen Pension und entließ sie in eine ungewisse Zukunft. Erst mehr als 150 Jahre später, nachdem die Anlage mehrmals den Besitzer gewechselt hatte, kaufte das Bistum Mainz 1961 den gesamten ehemaligen Klausurbezirk zurück und stellte ihn der Benediktinerinnenabtei vom

Heiligen Kreuz in Herstelle/
Weser für eine Neugründung
zur Verfügung. Zwanzig Benediktinerinnen zogen am
1. Mai 1962 feierlich in das
ehemalige Zisterzienserin-
nenkloster ein und began-
nen hier ein Leben nach der
Regel des heiligen Benedikt.
Heute leben hier neunzehn
Schwestern, eine von ihnen
ist Gabriel Cosack, die 1989
zur Äbtissin des Klosters
gewählt wurde. Dieses Amt
übte sie aus, bis sie mit siebzig Jahren die Altersgrenze

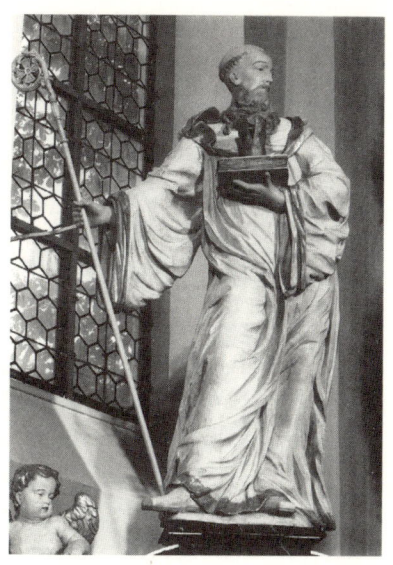

Hl. Benedikt, aus
dem Retabel des
Hochaltars in der
Klosterkirche der
Benediktinerin-
nenabtei Kloster
Engelthal, um
1730

erreicht hatte und Elisabeth Kralemann zu ihrer Nachfolgerin
gewählt wurde. Seither befindet sich Schwester Gabriel in einem
arbeitsreichen Ruhestand.

In einer Ordensgemeinschaft sieht dieser Lebensabschnitt etwas
anders aus als in der Welt der Erwerbstätigen. Bis ins hohe Alter
versehen alle Mitglieder ihren Kräften entsprechende Aufgaben.
Sogar die mit 89 Jahren älteste Schwester der Klostergemeinschaft schaut jeden Tag im Gewächshaus nach dem Rechten,
andere helfen im Garten oder in der Restaurationswerkstatt.
Das Gefühl, nutzlos zu sein und für nichts mehr gebraucht zu
werden, mit dem viele Pensionisten nicht fertig werden, kommt
so gar nicht erst auf. Womöglich sehen die Nonnen auch deshalb so fröhlich aus.

Schwester Gabriel Cosack ist für die Verwaltung des Kloster-
archivs, aber auch für das geistige Wohl der Besucher zuständig.
Gastfreundschaft gehört zu den Ordensregeln der Benediktiner.
Bei den Mahlzeiten im Gästehaus des Klosters, dem früheren
Äbtissinnenhaus, sitzen die unterschiedlichsten Leute miteinan-
der am Tisch: Schülerinnen, die in der Restaurationswerkstatt

für Gemälde und Skulpturen ein Praktikum absolvieren, Wanderer, die hier Station machen, gestresste Großstadtmenschen, die Ruhe suchen, aber auch erholungsbedürftige Pfarrer oder Schwestern aus anderen Klöstern, die in Engelthal ihren Urlaub verbringen, und natürlich Gläubige, die an Seminaren oder Exerzitien teilnehmen. Ein Wellnessprogramm oder andere Ablenkungen gibt es nicht. Fünfmal am Tag findet ein Gottesdienst statt, den man besuchen kann, eine kleine Buch- und Kunsthandlung neben der Klosterpforte lädt zum Stöbern ein, und diverse Wanderwege führen hinaus in die Natur. Auch die schlichten Zimmer des Gästehauses bieten wenig Zerstreuung: Außer einem Bett sowie Tisch und Stuhl findet man darin nur die schöne Aussicht – und sich selbst.

»Zu uns kommen Menschen, die auf der Suche nach Stille sind«, sagt Gabriel Cosack, »Menschen, die wieder zu sich kommen wollen. Aber manchen fällt auch die Decke auf den Kopf«, erzählt die Alt-Äbtissin, »die kriegen Panik und reisen schnell wieder ab.«

Besucher bekommen von der Klosteranlage vor allem die historischen Gebäude zu sehen. Doch im Inneren ist die Abtei in vielerlei Hinsicht sehr modern. Nicht nur, weil zwischen 2008 und 2010 ein Neubau mit Kreuzgang errichtet und die ganze Anlage auf ökologische Energieversorgung umgestellt wurde, sondern weil die Bewohnerinnen dieses schönen Ortes eine offene und aufgeschlossene Atmosphäre verbreiten, obwohl sie in Klausur leben. Allein das Seminarprogramm ist vielfältig: Es gibt Oasentage für Frauen, Exerzitien, Meditationen oder die Möglichkeit, an einer Ora-et-Labora-Woche teilzunehmen. Dabei arbeiten die Gäste gemeinsam mit den Nonnen im Garten oder in der Restaurationswerkstatt. Oft entstehen dabei auf beiläufige Weise Gespräche, erzählt mir eine pensionierte Bibliothekarin aus Regensburg, die eine Woche ehrenamtlich Schwester Liobgid hilft, die Klosterbibliothek neu zu katalogisieren.

Schwester Caterina Görgen bietet regelmäßig ein Bibel- und Märchen-Seminar an, das in jede bibliotherapeutische Praxis passen würde und fast immer ausgebucht ist. Motive aus der

Bibel werden dabei mit den Bildwelten der Volksmärchen verglichen, die viele Menschen zuletzt in ihrer Kindheit gelesen
haben. Das erinnert ein wenig an eine andere Form christlich
fundierter Textarbeit, den sogenannten Bibliolog. Ende der
1980er Jahre entwickelte der amerikanische Psychodrama-
Therapeut Peter Pitzele gemeinsam mit seiner Frau Susan diese
Methode, bei der die Teilnehmer gemeinsam über eine Bibel-
stelle reflektieren, ihre Ansichten und Gefühle dazu äußern und
aufeinander reagieren. Der Therapeut oder Bibliologe gibt eine
Einführung in eine bestimmte Episode der Heiligen Schrift und
fordert seine Zuhörer auf, sich in eine der Figuren hineinzuversetzen und aus ihrer Perspektive den Text zu betrachten. Diese
spielerische Interpretation steht in der Tradition des Midrasch,
der mündlichen und schriftlichen Auslegung der Bibel im rabbi-
nischen Judentum. Dabei geht es darum, zwischen den Zeilen
zu lesen und das »weiße Feuer« hinter dem »schwarzen Feuer«
der Worte zu entdecken. Jede neue Generation soll sich in diese
Leerstellen des Textes vertiefen, die das noch nicht Gedachte
und Verborgene repräsentieren, und sie neu deuten.

Wer Gast in Kloster Engelthal ist und Fragen zur Bibelausle-
gung hat oder überhaupt das Bedürfnis nach einem (geistlichen)
Gespräch verspürt, kann eine der Schwestern ansprechen. Das
erfahre ich aus der Hausordnung, die in jedem Zimmer liegt.
Gleich nach dem Frühstück wende ich mich an Schwester
Ruth, die auch Hüterin der klostereigenen Bienenstöcke ist,
und bekomme schon beim Mittagessen einen Termin mitgeteilt.
Pünktlich zur verabredeten Zeit erscheint Alt-Äbtissin Gabriel
Cosack und bittet in eines der hellen Besprechungszimmer zwi-
schen Gästehaus und Klausurbereich.

»Normalerweise stellen wir uns erst einmal gegenseitig vor«,
erklärt die schöne alte Dame. »Wenn es Ihnen schwerfällt, mich
Mutter zu nennen, sagen Sie einfach Schwester Gabriel«, erklärt
sie und sieht mich mit ihren hellen, wachen Augen an. Mir fällt
auf, dass ich noch nie zu jemandem Mutter gesagt habe. Das
Wort berührt etwas anderes als das vertraute Mama oder das

ironische Mutti. Ein Kloß wandert meinen Hals hinauf. Was hat das zu bedeuten? Wird man hier wieder zum Kind?

Schon nach wenigen Sätzen sind wir in einem intensiven Gespräch über Bücher, die Lust des Lesens und rettende Worte. Die Mutter mit dem Namen des unerschrockenen Erzengels ist ein Glücksfall! Sie weiß nicht nur über klösterliche Lesetraditionen und -praktiken, wie die *lectio divina*, das meditierende und betende Lesen der Bibel, bestens Bescheid. Sie ist auch eine begeisterte Leserin weltlicher Literatur und führt in schlichten Schulheften akribisch Buch über ihre umfangreiche Lektüre. Meistens vermerkt sie darin Autor, Titel und Verlag eines Buchs sowie den Zeitraum ihrer Lektüre. Hin und wieder findet sich in ihrer Leseliste aber auch ein Zitat, das ihr besonders gut gefallen hat: »Wir können unsere Biographie nicht im Nachhinein korrigieren, sondern müssen mit ihr leben. Aber uns selbst können wir korrigieren«, hat sie sich aus Reiner Kunzes *Tagebuch eines Jahres* notiert. Neben geistlichen Schriften und theologischer Fachliteratur, etwa zur *Hermeneutik des Neuen Testaments*, dokumentiert Schwester Gabriels Lektüreheft ein beeindruckendes Spektrum zeitgenössischer Literatur: Wolfgang Herrndorfs Bestseller *Tschick* hat die Äbtissin im Ruhestand ebenso gelesen wie die Romane von Andreas Maier oder Joachim Meyerhoffs *Wann wird es endlich wieder so, wie es nie war*, die so bewegende wie urkomische Geschichte einer Kindheit und Jugend als Sohn eines Psychiatriedirektors. In Schwester Gabriels Lesebuch finden sich aber auch die Erinnerungen von Bundespräsident Joachim Gauck, Marcel Reich-Ranickis Autobiographie *Mein Leben* sowie zahlreiche Klassiker wie Goethes *Die Leiden des jungen Werthers*.

»Die Literatur«, sagt Mutter Gabriel, »hilft mir, die Sprache der Menschen draußen zu verstehen und damit auch ein bisschen die Welt, in der sie leben. Das Lesen prägt mein Zeitverständnis.«

Bevor Gabriel Cosack in den Benediktinerinnenorden eintrat, war sie lange Zeit als Lehrerin tätig. Mitte der fünfziger Jahre, also mit Anfang zwanzig, wurde sie Mitglied des Schulordens Arme Dienstmägde Jesu Christi und studierte in Frankfurt am Main Biologie, Chemie und Erdkunde. Anschließend unterrichtete sie an der Limburger Marienschule, einem Gymnasium, dem sie schließlich viele Jahre als Schulleiterin vorstand.

»Oft zitiere ich Nelly Sachs«, sagt Mutter Gabriel, »›Schlagrutenhaft mein Herz zuckt‹ – und sage den Menschen: Halten Sie Ihr Herz wie eine Wünschelrute und gucken Sie mal, wo es ausschlägt. Und wenn Sie nur das Gefühl haben, das Wort ist ja großartig, das trifft genau meine Situation. Achten Sie im Gottesdienst, bei der Lesung oder beim Chorgesang auf Worte oder Sätze, die Ihnen nahegehen. Schreiben Sie die Wörter auf, und überprüfen Sie zu einem späteren Zeitpunkt noch einmal, was sie Ihnen sagen. Lesen Sie einmal am Tag in der Bibel, und streichen Sie sich Stellen an, die Ihnen auffallen.« Das alles erklärt Mutter Gabriel ohne große Emotionen oder weihevollen Unterton. Sie spricht sachlich, freundlich und dezidiert wie ein Arzt, der einem Patienten etwas ganz und gar Selbstverständliches verordnet: Achtsamer zu sein für das, was einen umgibt und was man in sich selbst vorfindet. Erkenntnisse, für die man andernorts tagelang Seminare absolvieren muss, die viel Geld kosten. Schwester Gabriel verweist auf den Trierer Liturgiker Balthasar Fischer, der es so formuliert hat: Sie müssen schauen, wo Gott Ihnen ein Stück Arznei zukommen lässt für Ihre Lebenswunden. Wenden sich Protestanten an die ehemalige Äbtissin, dann fragt sie nach deren Konfirmationsspruch und versucht herauszufinden, welche Resonanz die Bibelverse heute noch auslösen. Techniken, die jeder Bibliotherapeut anwendet, nur mit anderem Arbeitsmaterial.

Mit der Heiligen Schrift zu leben, aufmerksam für den Sinn ihrer Worte zu sein, ist ein konstituierendes Element im Leben der Benediktinerinnen. Fünfmal am Tag kommen die Schwestern in der Klosterkirche zum Chorgebet, einem gregorianischen Wechselgesang biblischer Psalmen, zusammen. »Die Psalmen«, heißt es beim Kirchenvater Athanasius von Alexandria, »scheinen mir so etwas wie ein Spiegel für den Sänger zu sein. In ihnen soll er sich selbst und die Bewegungen seiner eigenen Seele beobachten und so die Psalmen singen.«

> Bücher, die mein Leben verändert haben.
>
> Josef Pieper: Das Viergespann, München 1969
>
> Maurice Blondel: Tagebuch vor Gott, Einsiedeln 1964
>
> Die Regel des hl. Benedikt
>
> Gabriel Cosack OSB
> Äbtissin em.
> Abtei Kloster Engelthal

Die Tradition der *lectio divina* lässt sich bis zu den christlichen Wüsteneremiten zurückverfolgen. Eine erste schriftliche Einführung in diese Gebetsart verfasste der Kartäusermönch Guigo II. im 12. Jahrhundert. In seiner *Scala claustralium* beschreibt er die geistliche Lesung als eine Praktik, die auf vier ineinander übergehenden Stufen beruht: die Lesung (*lectio*), gefolgt von der Meditation (*meditatio*), dann das Gebet (*oratio*) und zuletzt die Kontemplation (*contemplatio*). Die frühchristlichen Mönche lasen die verschiedenen Bücher der Bibel nacheinander (*lectio continua*) und fingen, wenn sie am Ende angekommen waren, wieder von vorne an. Ganz so, wie es die Mitglieder der *Finnegans Wake*-Lesegruppe seit Jahrzehnten in der Zürcher Joyce Foundation betreiben.

Als ideale Haltung gilt in der christlichen Gebets- und Lesepraxis die innere Freiheit des Gläubigen: *vacare* lautet der lateinische Begriff dafür. Damit ist jedoch nicht nur die Unabhängigkeit von anderen Pflichten, also freie Zeit gemeint, sondern eine wache und konzentrierte Aufmerksamkeit. Fühlt sich der lesende Beter in dieser Haltung von einem Vers besonders angesprochen, soll er ihn wie eine appetitanregende Traube genießen, erklärt der Kartäusermönch Guigo im 12. Jahrhundert: »Das Wort Gottes ist eine Speise, die guttut, stärkt und Genuss verschafft. Der Beter nimmt den Vers gleichsam wie eine Speise in den Mund und beginnt sie zu kauen, um den Inhalt tiefer zu erfassen.« Um dieses geistige Wiederkäuen, das *ruminatio* genannt wird, geht es auch beim sogenannten Herzensgebet, bei dem die Worte »Herr Jesus Christus, erbarme Dich meiner« unablässig wiederholt werden, wie ein Mantra oder ein Koan im Zen-Buddhismus. Diese japanischen Rätselgeschichten bestehen meist aus einer absurden Frage, die der Erkenntnisgewinnung dienen soll. Ein Meister gibt sie seinem Schüler auf, damit dieser sie so lange in seinem Herzen hin und her bewegt, bis er hinter die Logik der Frage gelangt. Der Schriftsteller Christoph Peters, der sich seit vielen Jahren intensiv mit dem japanischen Zen-Buddhismus beschäftigt, erzählt mir bei einem Besuch sein Lieblingskoan: »Ein Schüler fragt seinen Meister: Meister, was ist der wesentliche Kern des Buddhismus? Der Meister sagt: Die Katze klettert den Pfosten rauf. Der Schüler geht weg, kommt nach ein paar Wochen wieder und sagt: Meister, ich habe nicht verstanden, was es auf sich hat mit der Katze, die den Pfosten raufklettert. Da sagt der Meister: Frag die Katze.«

Auch im Sufismus geben die Lehrer ihren Eleven ein bestimmtes Wort, das diese mit Hilfe einer speziellen Atemtechnik in sich bewegen sollen, um sich auf eine neue Erkenntnisstufe vorzubereiten. Ähnlich verfuhren die Wüstenväter oder Anachoreten, die zwischen dem 4. und 7. Jahrhundert nach Christus für unzählige Menschen aus dem untergehenden Römischen Reich eine therapeutische Funktion erfüllt haben dürften. Davon ist zumindest der Psychiater Daniel Hell überzeugt. In seinem Aufsatz »Die Wüstenväter als Therapeuten«[32] berichtet er, dass die Worte und Geschichten der Einsiedler zunächst nur mündlich überliefert, später dann aufgeschrieben und immer wieder kopiert wurden. Die berühmte Sammlung der sogenannten Vätersprüche (*Apophthegmata Patrum*) enthält Tausende Sentenzen, die in der Radikalität, »mit der sie die Selbsterfahrung in den Mittelpunkt stellen«, bis heute

»Bücher, die
Nahrung für
meine Seele sind«
Daniel Hell

Bücher, die Nahrung für meine Seele sind:

Antoine de Saint-Exupéry: Der kleine Prinz
Klaus Merz: Jakob schläft
Heinrich Böll: Ansichten eines Clowns
Urs Widmer: Herr Adamson
Jurek Becker: Jakob der Lügner

Daniel Hell

nicht nur Manager oder Männer in der Midlife-Crisis inspirieren können.

In der Anfangszeit des christlichen Mönchtums legte mancher Gläubige einen Leseeifer an den Tag, der einer ausgewachsenen Bibliomanie in nichts nachsteht. Nicht nur die heilige Paula soll die gesamte Bibel auswendig gekannt haben, wie der Kirchenvater Hieronymus berichtet. Auch der alexandrinische Meister Origines habe bei den Mahlzeiten stets eine Lesung abgehalten und sei auch nie zu Bett gegangen, »ohne dass einer der Brüder aus den heiligen Schriften vorgelesen habe. Diese Übung habe er Tag und Nacht beibehalten, so dass die Lesung in das Gebet und das Gebet in die Lesung überging.«[33]
    Der Benediktinermönch, Theologe und Religionswissenschaftler Cosmas Hoffmann vergleicht die *contemplatio* mit jener freischwebenden Aufmerksamkeit, die Freud als ideale Grundhaltung der Psychoanalyse vorschwebte. »Eine Haltung der Aufmerksamkeit, die weder verkrampft auf das Gegenüber ausgerichtet ist noch frei umherschweift, sondern sich immer wieder neu auf das Gegenüber ausrichtet, das Hier und Jetzt

wahrnimmt.«[34] Lesen im Sinne der *lectio divina* ist als existenzieller Vorgang zu verstehen, bei dem die Worte und Bilder der Bibel an die Stelle der Gefühle und Gedanken der Lesenden treten und diese von Grund auf verwandeln. Die uralten geistlichen Übungen unterscheiden sich erstaunlich wenig von den heute praktizierten Techniken der Selbsterfahrung.

In den frühen Klöstern waren für die *lectio divina* die ersten drei Stunden des Tages vorgesehen, denn sie galten als die kostbarsten. Noch immer beginnt für die Schwestern nach der Laudes, dem Morgenlob, eine Zeit, in der sie meditieren und sich der geistlichen Lesung widmen sollen. Wenn die amtierende Äbtissin von Kloster Engelthal, Mutter Elisabeth Kralemann, Novizinnen in die Praxis der *lectio divina* einführt, lädt sie die angehenden Schwestern in diesen frühen Morgenstunden ein, gemeinsam über einen Bibelvers zu meditieren und anschließend über die Gefühle und Gedanken zu sprechen, die diese Worte bei jeder einzelnen wecken.

Wie phantasieanregend religiöse Lesungen sein können, beschreibt Gustav Flaubert am Beispiel der Klosterschülerin Emma Bovary. Erst in der Gemeinschaft der Schwestern, zu denen ihr Vater sie in bester Absicht bringt, lernt Emma all die unterschiedlichen Textwelten kennen, die ihr immer wieder Anlass zu romantischen Schwärmereien bieten und ihr das spätere Eheleben so unerträglich werden lassen. Die Predigten mit ihren Gleichnissen »vom himmlischen Bräutigam, Gemahl, Geliebten erweckten am Grund ihrer Seele unerwartet süße Empfindungen« und animieren sie ebenso wie die Beichte zu sündigen Erfindungen. In der religiösen Lesung vor dem Nachtgebet sucht sie »Emotionen und nicht Landschaften«. Doch am meisten beeinflusst sie eine alte Jungfer, die in der Wäschekammer arbeitet und den jungen Mädchen mit Liebesromanen, die sie heimlich aus ihrer Schürzentasche zieht, den Kopf verdreht. Diese Bücher bescheren Emma heftige Obsessionen: Nach romantischen Liebesabenteuern träumt sie von Burgfrauen und Rittern, schließlich verehrt sie berühmte unglückliche Frauen – zu deren

Ikone sie ja selbst geworden ist. Emma liebt »die Literatur, weil sie ihr leidenschaftliche Erschütterungen verschaffte«, und die Verzweiflung darüber, dass ihr die Realität nicht annähernd solche Gefühle beschert, lässt sie später des wirklichen Lebens überdrüssig werden.

Auch ich habe mal wieder einen fiktiven Schwarm, mit dem vom ersten Moment an alles anders ist als in meiner Langzeitbeziehung zu Hanns-Josef Ortheil oder den fast schon eruptiven Leidenschaften, die sich bei manchen Autorinnen und Autoren blitzartig einstellen. Bei Peter Kurzeck habe ich schon während unserer ersten zaghaften Spaziergänge durch das Frankfurter Bahnhofsviertel oder das Westend das Gefühl, einen neuen Freund gefunden zu haben, der zwar entsetzlich anstrengend, aber zugleich schon nach kürzester Zeit völlig unverzichtbar für mich ist. Seine Texte sind wie fiebrige Zustände, denen man sich nicht allzu lange hingeben darf, sonst löst man sich auf in ihrem Sog. Ich lese sie anfallsartig, verschwinde darin, werfe sie erschöpft von mir und weiß doch, sobald ich wieder eintrete in diesen Rauschraum, geht es unmittelbar, schon mit dem ersten Satz, weiter mit Peter Kurzeck und mir.

Mit ihm zu gehen und zu sehen, das ist, als hätte man schon vor dem Aufwachen seltsame Märchendrogen eingenommen, so sehr blitzt und blinkt auf einmal das öde Alltagsleben. Oder liegt das an den Unmengen von Espresso, die bei einem einzigen Gang durch die Leipziger Straße inhaliert werden? Überhaupt: das Espressodrama. In seinem Roman *Übers Eis*, dem ersten Buch seiner großen Chronik *Das alte Jahrhundert*, beschreibt Peter Kurzeck, wie er siebenmal (!) hintereinander die Espressokanne auf dem Herd vergisst (einmal explodiert die glühende Minibombe fast), sich bei seinen geradezu artistischen Rettungsaktionen jedes Mal die Finger verbrennt und – obwohl er eigentlich dringend zu einem Vorstellungstermin am Schauspielhaus eilen müsste – dann schnell noch unbedingt jemanden anrufen muss, um von seinem Missgeschick zu erzählen (»die Geschichte, die *muss* man doch loswerden!«). Seitdem ich das gelesen habe, bleibe ich am Herd stehen und bewache die Espressokanne, und mir ist dabei, als könnte ich durch diesen Moment des Innehaltens auch meinen Freund Peter Kurzeck und seine Espressokanne beschützen.

Bei den Benediktinerinnen ist der gesamte Tagesablauf von Gebet und Lesung strukturiert. Auch ihre Mahlzeiten nehmen die Schwestern schweigend ein, während eine von ihnen dabei etwas vorliest. »Wenn sie bei Tisch sitzen«, schreibt Caesarius von Arles, »sollen sie schweigen und ihre Aufmerksamkeit ganz auf die Lesung richten. Wenn die Lesung beendet ist, soll das Herz nicht aufhören, die Worte der Heiligen Schrift ständig zu wiederholen.«[35]

Früher begann die Tischlesung mit einem Vortrag aus der Heiligen Schrift, dann folgten erbauliche lateinische Texte und schließlich ein »volkssprachliches Werk«, das nach dem kirchlichen Kalender variierte.

Was die Engelthaler Schwestern im Refektorium des Klosters hören, sucht Alt-Äbtissin Gabriel Cosack aus. Beim gemeinsamen Mittagessen liest eine Schwester über einen längeren Zeitraum ein ganzes Buch vor: »Manchmal sind das Biographien oder auch mal etwas Unterhaltsames«, sagt Schwester Gabriel. »In der Weihnachtszeit auch mal etwas fürs Gemüt. Und jeden Tag wird zum Abschluss aus der *Regula Benedicti* vorgelesen, damit wir uns immer wieder an den Weisungen unserer Regel orientieren.«

Für das Abendessen sucht Schwester Gabriel meist aktuelle Artikel aus Tageszeitungen oder der Vatikanzeitung *L'Osservatore Romano* aus, in denen politische Entwicklungen und Hintergründe erörtert werden. Ganz wie bei ihrer privaten Lektüre, über die sie genau Buch führt, dokumentiert die ehemalige Schulleiterin auch ihre Textauswahl für die Mitschwestern sorgfältig in einfachen Heften.

Verschiedene Zeitungen und Zeitschriften sowie Lexika und theologische Fachbücher befinden sich im ehemaligen Skriptorium des Klosters, das heute als Präsenzbücherei genutzt wird. »Die Bibliothek«, sagt Mutter Gabriel, »ist die Rüstkammer des Geistes. Da soll angeboten werden, was der Erbauung dient.

Aber es gibt auch eine Ecke, wo mal ein paar Kriminalromane stehen. Man braucht auch mal was zur Entspannung.«

Lesen spielt seit jeher in allen Klöstern eine bedeutende Rolle. Doch nur die Ordensregel der Benediktiner, die *Regula Benedicti*, nach der unter anderem auch die Zisterzienser und die Trappisten leben, enthält ein eigenes Kapitel zur Lesung. »Müßiggang ist der Seele Feind«, heißt es in Kapitel 48, »deshalb sollen die Brüder zu bestimmten Zeiten mit Handarbeit, zu bestimmten Stunden mit heiliger Lesung beschäftigt sein.« Die Einhaltung dieser Regel wurde schon im 529 von Benedikt von Nursia gegründeten Kloster Montecassino genau kontrolliert. Das heißt, hier wurde nicht nach Lust und Laune gelesen, sondern sozusagen nach Vorschrift.

Ein Exemplar der Benediktsregel befindet sich in jedem Zimmer des Engelthaler Gästehauses. Das schmale Bändchen enthält einfache, aber unmittelbar einleuchtende Leitlinien, die dem Tag eine klare Struktur verleihen und für das rechte Maß zwischen Arbeit und Gebet beziehungsweise Lesung sorgen. Nicht umsonst wird die *Regula Benedicti* auch heutigen Leistungsträgern als Maßstab für intelligentes Wirtschaften empfohlen, beispielsweise in Baldur Kirchners Ratgeber *Benedikt für Manager* oder in einer Publikation des ehemaligen Cellerars des Benediktinerklosters Andechs, Anselm Bilgri, der unter dem Titel *Finde das rechte Maß* die Klosterregularien mit Blick auf unsere zeitgenössischen Arbeits- und Lebensumstände interpretiert.

»Vom Abtsbild kann man den Managern einiges mitgeben«, sagt auch Mutter Gabriel. »Er sei nicht eifersüchtig, er sei nicht hartnäckig, er höre auf den Rat. Auch den Jüngsten befrage er, denn der ist noch nicht so mit Scheuklappen versehen. Das sind einige gute Regeln. Wenn so ein Vorgesetzter zu hartnäckig ist, sich gar nichts sagen lässt, auf Kritik und Rat nicht hört, das ist schwierig für die Untergebenen. Bei Benedikt heißt es: Tue alles mit Rat, dann brauchst du hinterher nichts bereuen.«

Schon in den frühen monastischen Regelwerken fordern die Gründer, dass alle, die Gottes Wort hören und verstehen wollen, lesen lernen müssen, denn die Heilige Schrift gilt von Anfang an als Ort der Begegnung mit Gott. »Dein Gebet ist ein Gespräch mit Gott. Wenn du liest, spricht Gott mit dir«, heißt es beim Kirchenvater Augustinus, dessen um 400 nach Christus erschienenen *Bekenntnisse* auch die Geschichte eines obsessiv suchenden Lesers erzählen. Augustinus' Auffassung, das Studium der Heiligen Schrift und der Umgang mit Büchern sei als »Nahrung für die Seele und als Stärkung des Geistes« zu verstehen, gilt letztlich für alle Buchreligionen, ob ihre Anhänger nun die Bibel, den Koran oder den Talmud studieren. Für die Gläubigen beinhaltet ihr Buch der Bücher die ganze Welt.

Der israelische Schriftsteller Amos Oz stellt in einem Essay über *Juden und Worte*, das er gemeinsam mit seiner Tochter, der Historikerin Fania Oz-Salzberger, verfasst hat, die These auf, die Identität des Judentums sei vor allem auf Wörtern und Texten begründet. Was das jüdische Selbstverständnis definiere, sei die mündliche und schriftliche Überlieferung von Geschichten, die permanente Auseinandersetzung über deren korrekte Interpretation und die textbezogenen Debatten innerhalb und außerhalb der jüdischen Familien über Generationen hinweg: »Was uns verbindet, sind nicht Blutsverwandtschaften, sondern Texte. […] Es geht uns nicht um Steine, Stämme und Chromosomen. Man muss weder Archäologe noch Anthropologe oder Genetiker sein, um jüdische Kontinuität auszumachen und zu untermauern. Man muss kein orthodoxer Jude sein. Man muss überhaupt nicht jüdisch sein. Übrigens auch kein Antisemit. Nur ein Leser.«[36]

In allen Schriftreligionen spielen die heiligen Bücher eine zentrale Rolle, die Gläubigen lesen und deuten sie und entwickeln spezifische Lektüreriten. So beruht die christliche Praxis der *lectio divina* auf Ritualen, die jüdische Rabbiner und ihre Schüler in der Meditation (*hagah*) und bei der Bibellektüre bis heute praktizieren: ein murmelndes Wiederholen der Worte Gottes als Versuch, den einen Text und seinen unendlichen Sinngehalt zu verinnerlichen.

Die ästhetische Bedeutung und sinnliche Erfahrung des *einen* Textes scheint jedoch nirgends so grundlegend für die Glaubensgemeinschaft zu sein wie im Islam. Wo auch immer »das kostbare Buch«[37] zur Zeit Mohammeds rezitiert wird, erbeben die Hörer in Anbetracht seiner poetischen Schönheit. Wie die Leser von Goethes *Werther* weinen und schreien die Bekehrten oder fallen in Ohnmacht. Einige sterben sogar vor Verzückung. Die angesehensten Dichter Arabiens brechen in Tränen aus, und selbst zaubermächtige Dschinnen und Satane bekennen sich umgehend zum Islam, sobald sie den wunderbaren Klang des Koran vernehmen. Der Schriftsteller und Orientalist Navid Kermani beschreibt in seinem Buch *Gott ist schön*, wie sich religiöse Erkenntnis »als ein Schauder erregendes, Gänsehaut verursachendes Hören einer als schön bezeichneten Rede«[38] vermittelt, und erzählt zahlreiche märchenhafte Geschichten Gläubiger, die von der sprachlichen Vollkommenheit des Koran überwältigt wurden. Dieses Phänomen wirke im Übrigen auch bei all jenen, die gar kein Arabisch verstünden, aber von der außerordentlichen Musikalität und kompositorischen Qualität des Textes betört würden. Zahlreiche muslimische Gelehrte, erklärt Kermani, begründen deshalb den göttlichen Ursprungs des Koran mit seiner sprachlichen Vollkommenheit: Ein Text, der sogar die besten arabischen Dichter verstummen lasse, könne gar nicht menschlichen Ursprungs sein. Dieses später zum Dogma erklärte Sprachwunder des Koran sei auch aus der poetischen Tradition der Araber heraus zu verstehen. Schließlich könne ein Volk, das »die Kunst der Beredsamkeit über alles schätzte und beherrschte«, nur durch ein sprachliches Wunder überzeugt werden. Ob all die Geschichten, die sich um die poetische Schönheit des Koran ranken, »wahr« sind, sei dabei genauso zweitrangig wie die Frage, ob Jesus tatsächlich über den See Genezareth gewandelt sei oder ob Moses wirklich einen Stab in eine Schlange verwandelt habe. Aufschlussreich und identitätsstiftend für die jeweilige Glaubensgemeinde sei die »Art der Wunder, die erzählt werden«, und das sei im Islam eben die wundersame Wirkung einer sprachlichen Offenbarung. Die Tatsache, dass Muslime ihren Text seit Jahrhunderten für den schönsten der Welt halten, lasse erst »die Sprache des Koran zum Wunder« werden.

So unterschiedlich die göttlichen Zeichen aussehen, von denen die verschiedenen Religionsgemeinschaften geprägt sind, vereint sie doch der Glaube an einen zentralen Text, dem eine verwandelnde Funktion zugeschrieben wird: Wer in die geschriebene Offenbarung eintaucht, geht verändert aus ihr hervor. Auch deshalb war die tägliche Lesung in den christlichen Klöstern seit jeher ein konstitutives Element des Alltags. Ob den Nonnen und Mönchen auch der private Besitz von Büchern erlaubt war, hing dagegen von den jeweiligen Ordensregeln ab. In armen Kongregationen, wie bei den Terziarinnen, die selten prächtige Bibliotheken besaßen, fand man während der Klosteraufhebungen unter Kaiser Joseph II. bei vielen Nonnen erstaunlich umfangreiche Privatbibliotheken. »Der individuelle Besitz variierte zwischen zwölf und 50 ›Leß- und Betbücher‹«,[39] woraus man auf eine rege und etablierte Lesekultur schließen kann.

Hin und wieder bildeten sich in manchen Orden auch Lesegruppen, die einzelne Werke gemeinsam erwarben, lasen und darüber debattierten. Im prächtigen österreichischen Kloster Melk, in dem der Erzähler aus Umberto Ecos Roman *Der Name der Rose* seine Aufzeichnungen anfertigt, existierten bereits Mitte des 18. Jahrhunderts informelle Lesezirkel, die sich über literarische Neuerscheinungen austauschten. So traf sich »ein Kreis von Geistlichen, die sich die Werke Johann Christoph Gottscheds anschafften, sich mit dessen sprachreformerischen Ideen auseinandersetzten und mit ihm auch in brieflichem Kontakt standen«.[40] Auch Mutter Gabriel träumt von einem solchen Lesezirkel. Doch das Kloster liegt abgeschieden, und die Menschen in den umliegenden Ortschaften, sagt sie, haben andere Interessen.

Im Zuge der allgemeinen gesellschaftlichen Reformen unter Kaiser Joseph II. wurden auch die Vorschriften in einigen Klöstern gelockert und den Vorstellungen einer aufgeklärten Gesellschaft angepasst. Die Mönche des Klosters Melk durften sich in dieser Zeit offenbar recht frei bewegen, denn sie nahmen an literarischen und musikalischen Salons der Wiener Gesellschaft teil. Bis es dazu kam, waren ihrer Leselust jedoch deutliche

Grenzen gesetzt. Wurden Mönche erwischt, die sich von Schülern und Chorknaben oder aus ihnen nahestehenden Pfarren
verbotenen Lesestoff mitbringen ließen, hatten sie mit drako-
nischen Strafen zu rechnen. Als 1718 in einer zum Kloster Melk
gehörenden Pfarre galante »LiebesRomäne« entdeckt wurden,
musste sich der Verantwortliche in Anwesenheit des Konvents
geißeln. »1783 brachten Goethes Briefroman *Die Leiden des
jungen Werthers*, der auch auf dem staatlichen Index verbotener
Bücher aufschien, und andere als ›obscoenissima‹ bezeichnete
Werke strenge Maßnahmen mit sich.«[41] Dabei ist auch Werther
in gewisser Weise ein lesebesessener Mönch, der seine Hausgöt-
ter Homer und Ossian so hingebungsvoll wie bei einer *lectio divina* wiederkäut. Als sein Freund Wilhelm dem Unglücklichen
anbietet, ihm andere Bücher zu schicken, schreibt der zurück:
»Ich brauche Wiegengesang, und den habe ich in seiner Fülle gefunden in meinem Homer.« Werther liest nicht weniger obsessiv
als all jene Leser, die wiederum seine Geschichte verschlingen.

Mit der Verbreitung des Christentums als einer Schriftreligion,
in der die Heilsbotschaft über das geschriebene Wort verkündet
wird, nahm nicht nur die allgemeine Bedeutung des Lesens zu,
auch der ästhetische Wert von Büchern stieg: Die kostbaren,
häufig mit Gold, Edelsteinen und Perlen verzierten Bände, die
in erster Linie in Klöstern aufbewahrt und kopiert wurden, besaßen einen hohen symbolischen Wert und wurden teilweise als
sakrale Objekte verehrt. Für die Klöster waren diese Schätze
unentbehrlich, deshalb wurden sie nur selten verkauft, sondern
eher getauscht.

Bibliothek und Skriptorium, aber auch die Kopisten und
Schreiber, die darin ihrer Arbeit nachgingen, standen innerhalb
der Klosterhierarchie in hohem Ansehen. So rangierte der Bi-
bliotheksleiter direkt nach dem Abt. Wer im Skriptorium beschäftigt war, konnte vollständig vom Klosteralltag entbunden
werden und musste, außer an den höchsten Feiertagen und am
Sonntag, weder an den Stundengebeten noch an der Morgen-
und Hauptmesse teilnehmen. »Denn das Abschreiben war an
sich schon ein Gebet, ›ausgeführt nicht mit dem Mund, sondern

mit den Händen‹«, bemerkt Petrus Venerabilis, der neunte Abt des Klosters Cluny, im 12. Jahrhundert.

Was den Gebetscharakter des Schreibens und Lesens noch verstärkte, war die Tatsache, dass der Text nicht nur mit den Augen erfasst, sondern mit den Lippen nachgeformt und mitgesprochen wurde. Auch wer nur für sich las oder einen Text kopierte, sprach die Worte in der Regel *sotto voce*, denn bis ins späte Mittelalter war es nahezu unbekannt, still für sich zu lesen, wie es heute üblich ist. In *Lesehunger*, seinem appetitanregenden Bücher-Menü in zwölf Gängen, erinnert Hanns-Josef Ortheil daran, dass aus der Antike kaum Abbildungen einsamer Leser existieren. Die meisten Lesenden sehe man in geselliger Runde, in einer Lesegemeinschaft aus Schülern und ihrem Lehrer: »Der Leseraum ist daher kein stiller Raum des Rückzugs, sondern ein gesellschaftlicher, mit Leben erfüllter Raum, das Lesen lebt gleichsam in der Öffentlichkeit und ist ein Teil der Gespräche, die dort geführt werden. Man muss sich den Leser dieser Zeit nicht als einen Leser vorstellen, der in den Text abtaucht und in ihm verschwindet, sondern als einen, der immer wieder von seiner Lektüre aufschaut und sich zusammen mit dem Text umschaut.«[42]

Erst im Spätmittelalter wurde das Lese- und Schreibmonopol der Klöster von Universitäten, Adel und Bürgertum abgelöst. Mit der Ausbreitung der Städte wuchs auch die Lesekultur, die sich zunächst in Handelsstädten wie Hamburg und Bremen zu verbreiten begann. In der Hansestadt Lübeck gab es schon zu Beginn des 14. Jahrhunderts eine zugelassene Lese- und Schreibschule. Die Alphabetisierung des Adels setzte zwar bereits im 12. Jahrhundert ein, doch an den deutschen Höfen wurde Literatur vor allem als mündlicher Vortrag oder Gesang in geselliger Runde gepflegt.

In Grimmelshausens 1669 erschienenem *Simplicius Simplicissimus* beschreibt der Held die Lesepraxis seiner Zeit: »Als ich das erste Mal den Einsiedel in der Bibel lesen sah, konnte ich mir nicht einbilden, mit wem er doch ein solch heimlich und meinem Bedünken nach sehr ernstlich Gespräch haben müsste.

Ich sah wohl die Bewegung seiner Lippen, hörte auch das Ge-
brummel, hingegen aber sah und hörte ich niemand, der mit ihm
redete.« Lesen war also mit Lauten, mit Klang und Rhythmus
verbunden. Auch wer nur für sich las, formte die Worte hörbar
mit, selbst dann noch, als Bücher nicht mehr per Hand kopiert
wurden, sondern das geschriebene Wort längst Teil der Guten-
berg-Galaxis war.

Auch in den legendären Salons des 18. und 19. Jahrhunderts
ging es in erster Linie um den geselligen Austausch über das Gelesene. Für die Frauen, die diese literarischen Zirkel ins Leben
riefen, boten sie oft die einzige Möglichkeit, am geistigen Leben
ihrer Zeit teilzunehmen. Zwei der bekanntesten Salons wurden
in Berlin von Rahel Levin und der deutlich älteren Henriette
Herz geführt, bei der unter anderem Schleiermacher, Schlegel
und die Humboldt-Brüder verkehrten. Der Mann von Henriette Herz, ein bedeutender Arzt, war Schüler Immanuel Kants
gewesen und hielt jeden Freitag seine philosophisch-physika-
lischen Vorlesungen ab, während seine Gattin nebenan in mun-
terer Runde über Literatur und Theater diskutierte.

Rahel Levins erster Salon entwickelte sich aus dem familiären Freundeskreis. Man kam in der Wohnung der Familie zusammen oder stieg in Rahels Dachstube, um in Ruhe mit der
unverheirateten intelligenten jungen Frau plaudern zu können. »Rahel Levin muss ein Geselligkeitsgenie gewesen sein«,
schreibt Carola Stern in ihrer Biographie. Aber auch ihre Be-
sucherinnen und Besucher arbeiteten gemeinsam mit der Gast-
geberin wie Künstler an der perfekten Geselligkeit, für deren
Gelingen der Austausch über Bücher ganz wesentlich war: »Am
häufigsten und ausdauerndsten wird über Literatur geplaudert.
Neuerscheinungen werden besprochen, Urteile über Jean Paul,
Tieck, Novalis abgegeben, und immer wieder regt Rahel zum
Gespräch über Goethe an. Sie und andere Salondamen machen
ihn durch ihre kultische Verehrung erst in Berlin bekannt.«[43]
Gemeinsames Lesen beziehungsweise der Austausch über das
Gelesene erzeugt nicht nur bei den Teilnehmerinnen geistige
Freiräume und Energien, sondern auch Kräfte, die, anders als

es die stille, nach innen gerichtete Lektüre vermag, auch nach
außen wirksam werden. Außerdem werden durch das gemeinschaftliche Lesen und Interpretieren völlig unterschiedliche
Perspektiven auf einen Text sichtbar, und, so Ortheil, die Beteiligten geraten nicht so leicht unter das lähmende »Diktat des
richtigen Verstehens«. Befreit von der lustfeindlichen und letztlich belanglosen Frage, was uns der Autor eigentlich sagen will,
kann erst ein geistreicher und gefühlvoller Dialog mit dem Text
entstehen. Übrigens ein Effekt, von dem auch die bereits erwähnten Lesegruppen in Liverpool und Zürich, aber auch jene,
die im therapeutischen Rahmen zusammenkommen, profitie-
ren.

Vielleicht wäre es gar keine schlechte Idee, auch bei uns die
Kunst der öffentlichen Vorleser und Erzähler wiederzubeleben. Wer erlebt hat, wie die Menschen auf arabischen oder afri-
kanischen Plätzen sich um diese märchenhaften Erscheinungen
versammeln, wie andächtig sie lauschen und wie leicht ein Gespräch über das Gehörte entsteht, kann sich gut vorstellen, dass
solche Phantasieoasen sich auch bei uns positiv auswirken würden. Nicht nur in sozialen Brennpunkten, auch mitten in der
Fußgängerzone, auf dem Spielplatz, im Supermarkt oder auf
der Autobahn im Stau. Mobile Lesekommandos im Dauerein-
satz. Wer würde sich noch aufregen, nur weil der Zug oder das
Flugzeug sich verspätet, wenn gleich um die Ecke ein Erzähler
die Zeit zum Schweben bringt?

Auch am Tisch von König Artus, der alles besitzt und doch
nicht glücklich ist, hört das Erzählen nie auf. Denn der König
aus Felicitas Hoppes *Iwein Löwenritter* kann ohne Geschichten
nicht schlafen: »So groß ist sein Hunger nach Geschichten, dass
alle Ritter am runden Tisch ununterbrochen erzählen müssen,
von morgens bis abends, bis zur Erschöpfung. Vor lauter Erschöpfung schlafen sie manchmal beim Erzählen fast ein. Nur
der König bekommt niemals genug. Er wird einfach nicht satt.«
So findet der große König der Langeweile zwar Trost in den
Erzählungen seiner unermüdlichen Ritter, aber erlösen können

sie ihn nicht. Und ist das nicht ohnehin der entscheidende Unterschied zwischen der Idee von Erlösung und dem fast kindlichen Wunsch nach Trost? Bleibt dem Getrösteten nicht immer ein unauflösbarer Rest an Trostlosigkeit erhalten? Ist Trost also weniger etwas Endgültiges als vielmehr eine Art Versprechen, ein Ansporn? Vielleicht liegt das Tröstliche der Literatur gerade darin, dass sie keine Wünsche erfüllt, sondern neue weckt.

DER BOVARY-EFFEKT

Eines Morgens in der U-Bahn betritt ein Obdachloser den Waggon. Im Gegensatz zu den meisten seiner Kollegen leiert er keine Leidensgeschichte herunter, sondern bittet um einen kleinen Obolus, etwas zu essen oder ein Küsschen und rezitiert fehlerfrei zwei Gedichte: *Der Einsame* und *Die Eintagsfliege* von Heinz Erhardt. Es wird geschmunzelt, was um die Uhrzeit sonst eher selten vorkommt.

Als der Mann fertig ist und mit seinem Pappbecher durch die Reihen geht, um Geld einzusammeln, sehe ich, wie kaputt seine Schuhe sind, viel zu dünn für die kalte Jahreszeit, die Sohlen schlappen beim Gehen herunter. Seine Kleidung ist schmutzig, und wenn er lächelt, sind nur schwarze Stümpfe zu sehen. Wer ihm etwas gibt, dem wünscht er Gottes Segen; auch erinnert er noch einmal an das gewünschte Küsschen, das ihm dann aber doch keiner geben mag. Obwohl der Mann stark gebückt dasteht, wirkt er aufrecht und würdig. Als ob die Worte oder besser ihre Form in ihm wirken. Der Bettler erscheint wie ein lebender Beweis dafür, dass Haltung und Kultiviertheit nichts mit dem äußeren Anschein zu tun haben. Als er ausgestiegen ist, tut es mir leid, ihn nicht gefragt zu haben, von wo er diese Verse in sein jetziges Leben mitgebracht hat.

Der Einsame

Einsam irr' ich durch die Gassen,
durch den Regen, durch die Nacht.
Warum hast du mich verlassen,

warum hast du das gemacht?
Nichts bleibt mir, als mich zu grämen!
Gestern sprang ich in den Bach,
um das Leben mir zu nehmen,
doch der Bach war viel zu flach.

Einsam' irr ich durch den Regen,
und ganz feucht ist mein Gesicht.
Nicht allein des Regens wegen,
nein, davon alleine nicht.
Wo bleibt Tod im schwarzen Kleide?
Wo bleibt Tod und tötet mich?
Oder besser noch: uns beide?
Oder besser: erst mal dich?

Heinz Erhardt

Das Gedicht hat etwas über seinen Rezitator erzählt, er scheint
Sinn für Humor und eine ironische Distanz zu seiner objektiv
schwierigen Situation zu besitzen. Sein spontaner Vortrag hat
ihn aufgerichtet und seine Zuhörer erheitert.

Wer sein Anderssein erkennt und dazu Stellung nimmt,
schreibt der amerikanische Autor Edmund White, bewegt sich
schon auf einer Vorstufe zur Literatur, ob in Form von mündlichen Erzählungen, Kneipengesprächen oder auf der Couch
eines Psychoanalytikers. »Diejenigen, die einander – oder der
feindlichen Welt – ihre Lebensgeschichten erzählen, berichten
nicht nur über das Vergangene, sondern sie formen auch ihre
Zukunft vor, sie schaffen sich ihre Identität, indem sie sie ent-
hüllen.«[44] Whites These trifft auf unterschiedliche Subkulturen
zu, auch auf jene, die in Gefängnissen entstehen. Viele Häftlinge gelten als gute Erzähler, die es verstehen, sich zum Helden ihrer eigenen – oft kräftig ausgeschmückten – Geschichten
zu stilisieren. Als Ausgangsmaterial bringen nicht wenige ein
recht abenteuerliches Leben mit; und so mancher besitzt auch
noch das Talent, seine Erlebnisse in den blühendsten Farben zu

schildern. Zu den literarischen Stilmitteln dieser Erzählkultur gehören starke Übertreibungen, Ausschmückungen und Lügen, in gewisser Weise also das Grundrepertoire literarischer Fiktion. Auch wer nicht zu den talentierten Erzählern gehört, kann sich im Gefängnis an einer sprachlichen Gegenwelt orientieren, die in der Knastsprache »Kamine« genannt wird und von allen Inhaftierten benutzt wird. Gefangene der JVA Bielefeld haben ganz typische Ausdrücke und Neukreationen der Knastsprache auf Anfrage der Dokumentationsstelle Gefangenenliteratur der Universität Münster zusammengestellt. Darunter finden sich Wortschöpfungen wie *Hacho* für Vollzugsbeamter, *Bello* für Toilette oder *Lampe* für Straftat.

Ein außergewöhnliches Beispiel für die sprachliche Kreativität einer isoliert lebenden Gruppe stellen die japanischen Hofdamen der Heian-Epoche (794–1185) dar. Diese Frauen lebten streng abgeschieden in einem goldenen Käfig. In hellhörigen Räumen, deren Wände aus nichts als Papier bestanden, wurden sie auch noch von Lauschern überwacht, wie man auf Zeichnungen aus dieser Epoche sehen kann. Völlig von der Außenwelt abgeschnitten und zugleich ohne Rückzugsmöglichkeiten und so etwas wie Intimsphäre, vertrieben sich die Hofdamen ihre Zeit mit kalligraphischen Übungen, musizierten oder lasen einander etwas vor. Als Lektüre war ihnen nur leichte Unterhaltungsliteratur erlaubt, was ihre intellektuellen und emotionalen Bedürfnisse offenbar überhaupt nicht befriedigte. Denn sie kreierten aus vereinfachten chinesischen Schriftzeichen eine eigene Sprache, die sogenannte »Damenschrift«, in der sie unbehelligt von ihren Bewachern Geschichten erfinden und sie einander erzählen konnten. Auf diese Weise entstand ein Raum aus Wörtern, eine Gegenwelt zu dem totalen Kontrollsystem, dem sie unterstanden – eine Sprache der Freiheit also.

Frauen den Zugang zu Bildung und Literatur zu verwehren und damit ihren Bewegungsraum einzuschränken ist ein Unterdrückungsinstrument, das in allen Epochen und Kulturkreisen angewandt wurde und wird. Doch so wie die vernachlässigten Kinder der Weltliteratur Schlupfwinkel hinter versteckten

Bücherstapeln finden, entwickeln auch Frauen immer wieder originale Strategien, um ihren eingeschränkten Raum zu erweitern oder ganz zu verlassen. Stefan Bollmann hat sich dem Thema lesende Frauen in mehreren (Bild-)Bänden gewidmet. In *Frauen und Bücher* zeigt er anhand höchst unterschiedlicher Protagonistinnen der Literaturgeschichte, dass gerade Lesen in idealer Weise geeignet ist, scheinbar still und bescheiden eine Rolle zu erfüllen und dabei zugleich ganz woanders und jemand anders sein zu können. Ein überraschendes Beispiel aus Bollmanns weiblichem Kabinett ist Marilyn Monroe, »die lesende Sexbombe«, die sich bewusst und gerne als Leserin fotografieren ließ und damit die Erwartungen der (männlichen) Betrachter unterlief. Auf einer berühmten Aufnahme von Eve Arnold sitzt die Hollywooddiva in einem geringelten, fast kindlich wirkenden Badeanzug am Rande eines Spielplatzes. Ihr Blick ist in ein Buch vertieft, das als Inbegriff der literarischen Moderne und als intellektuelle Herausforderung gilt: James Joyce' *Ulysses*. Mit dieser Kombination gelang der Fotografin und ihrem Modell, so Bollmann, eine komplexe Komposition, die das Image der geistlosen Sexbombe unterwandere und zugleich dem (vergeistigten) Akt des Lesens seine Erotik und Sinnlichkeit wiedergebe. Die Aufnahmen der lesenden Marilyn Monroe erinnern aber auch daran, wie erotisch Lesen wirken kann, gibt es doch kaum etwas Anziehenderes als eine Person, die zugleich selbstvergessen und ganz bei sich zu sein scheint. Solch intensive Abwesenheit erregt die Phantasie des Betrachters und sein Begehren weit mehr als jede erotisch inszenierte Pose. Die Erotik des Abwesenden kann sich auch im Verhältnis des Lesers zu seinem Objekt vermitteln. Der französische Philosoph Roland Barthes schreibt dazu in *Die Lust am Text*: »Mit jemandem zusammen sein, den man liebt, und an etwas anderes denken: so habe ich die besten Einfälle, so finde ich am besten, was ich für meine Arbeit brauche. Das gleiche gilt für den Text: er erregt bei mir die Lust, wenn es ihm gelingt, sich indirekt zu Gehör zu bringen; wenn ich beim Lesen oft dazu gebracht werde, den Kopf zu heben, etwas andres zu hören.«[45]

Auf den Bildern, die Marilyn Monroe als Leserin zeigen, wirkt die Schauspielerin wie verwandelt und auf eine warme Weise anziehend, wie eine Freundin, mit der man die interessantesten Gespräche führen kann,

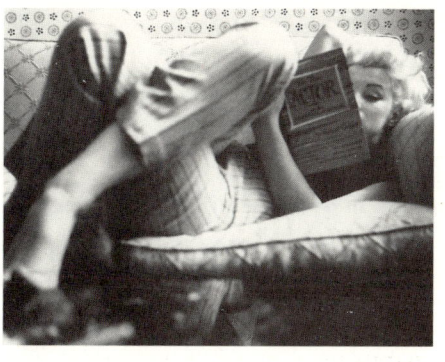

Marilyn Monroe, New York 1955

wenn sie denn irgendwann ihr Buch zur Seite legt und aus einer unbekannten Welt in unsere zurückkehrt.

Bei allem, was Frauen sich einfallen ließen, um zumindest in Gedanken frei zu sein, dürfte die Ausdauer und Kreativität der japanischen Hofdamen einzigartig sein. Mit ihrem selbst erfundenen Instrumentarium komponierten sie literarische Welten, die heute zu den bedeutendsten Werken dieser Epoche zählen. Manche dieser Geschichten entwerfen märchenhafte Ausbruchsszenarien wie die *Geschichte vom Prinzen Genji* der Hofdame Shikibu Murasaki. Andere dringen noch tiefer ein in den ebenso luxuriösen wie beklemmenden Alltag, dem diese Frauen durch ihre literarischen Fantasien ja eigentlich entfliehen wollen, wie Sei Shonagons berühmtes *Kopfkissenbuch*, das voller Anregungen für poesietherapeutische Übungen steckt. Denn die Hofdame führte regelmäßige Selbstbefragungen durch, bei denen sie zu den unterschiedlichsten Themen ihre noch ungeordneten Gedanken sammelte. Unter schlichten Überschriften sinnierte sie über »Ärgerliche Dinge« und fragte, »Worüber man die Geduld verliert«. Knapp und pointiert notierte Sei Shonagon ihre Vorlieben und Abneigungen in Form von Listen. Ein simples Verfahren, das ausgesprochen hilfreich sein kann, um rasch zum Kern bestimmter Dinge vorzudringen. Wie wertvoll ihre literarischen Fantasieräume für die eingesperrten Hofdamen gewesen sein müssen, lässt sich auch daran ablesen, dass die Verfasserin zu den Dingen, die erfreulich sind, zählt, »auf eine Menge Geschichten [zu] stoßen, die man nie zuvor gelesen hat«. Dieses Vergnügen verschafften sich die Damen, dank ihrer unglaublichen poetischen Energie, glücklicherweise selbst.

In seiner *Geschichte des Lesens* erinnert Alberto Manguel daran, welchen Mut es erfordert haben muss, in einer derart repressiven Umgebung ein völlig neues, in sich geschlossenes System des Schreibens und Lesens zu schaffen. Dieser Mut war zweifellos von existenzieller Not beflügelt: Die vom normalen Leben isolierten Dichterinnen schufen sich mit ihren Erzählungen nichts weniger als eine eigene Identität. Die Geschichte der Heian-Frauen vergegenwärtigt darum auch ein elementares Motiv, aus dem heraus Kunst entstehen kann: »Jede einzelne Phantasie«, heißt es in Freuds Aufsatz *Der Dichter und das Phantasieren*, »ist eine Wunscherfüllung, eine Korrektur der unbefriedigenden Wirklichkeit.«[46]

Liegt auch darin das Tröstliche von Kunst und Literatur? Was ermutigt Menschen, die mit Krankheit, Gefangenschaft, Unglück oder auch nur mit den ermüdenden Wiederholungen und Widrigkeiten des täglichen Lebens zu kämpfen haben?

Bücher können auch auf andere Weise als durch ihren beflügelnden Inhalt Zuversicht und Kraft geben. Fühle ich mich auf Reisen manchmal ein wenig verloren, suche ich eine gute Buchhandlung auf, lasse mich von merkwürdigen Umschlägen oder Titeln locken, betrachte und beginne Bücher, die ich mir nie kaufen würde. Mit vielen Buchhändlern ergibt sich wie von selbst ein Gespräch, schließlich sind es Verbündete, die vom gleichen Suchtstoff abhängig sind und einen – da sie an der Quelle sitzen – auf Trips schicken können, von denen man bisher nur träumen konnte. Auch öffentliche Bibliotheken können bei akuten Verlorenheitsgefühlen an fremden Orten wie ein Lichtblick sein: die glatt gescheuerten, unendlich scheinenden Lesetische in der Wiener Universitätsbibliothek. Wie aufgefädelt sitzen die Studierenden in langen Reihen unter grün beschirmten Messinglampen und brüten vor sich hin. Man fädelt sich ein, schlägt ein Buch auf und ist für ein paar Stunden zu Haus.

Etymologisch hängt Trost mit dem indogermanischen »treu« zusammen, mit »trauen«, es geht also um Vertrauen, Zuversicht, Hoffnung, Beistand und (Zusammen-)Halt.

Im Grimm'schen Wörterbuch kann man nachlesen, dass es sich bei dem Begriff *Trost* mehr um »ein wort der literatur als der umgangssprache und der mundarten« handelt. *Trost* könne sowohl aktiv wie passiv gemeint sein, denn das Wort drücke »die empfindung der festigkeit aus (›vertrauen, hoffnung, zuversicht‹), dann die gewährung (bzw. das empfangen) von festigkeit durch die tat (›hilfe, schutz, rettung, hilfeversprechen‹)«. Hervorgehoben wird die Bedeutung des denominativen Verbums trösten im Sinne von »jemanden zuversichtlich machen«. Überhaupt sei *Trost* im Laufe der Jahrhunderte immer weniger als sichtbare Hilfe gemeint, sondern werde zunehmend im religiösen Verständnis des Wortes verwendet, also als seelische Stärkung, »wie sie uns gleich in der ahd. christlichen literatur entgegentritt und das ganze mittelalter durchzieht, in der die alten bedeutungen gleichsam mit aufgesogen sind.«

Auch Alt-Äbtissin Gabriel Cosack berichtet, dass viele Besucher des Klosters Trost suchen: »Trost kann ein Wort sein, das aufrichtet, an dem man sich festhalten kann, zum Beispiel ein Konfirmationsspruch. Oder Literatur, die sich mit dem Alter beschäftigt, gibt Trost, weil sie den Menschen ihre Angst nimmt und die Schleier des Nebels, dass da etwas ganz undurchdringlich erscheint, auflöst.«

Kinder lassen sich leicht trösten, indem man ihnen etwas vorsingt oder vorliest. Dabei kommt man sich auch körperlich näher, man rückt zusammen, nimmt das Kind auf den Schoß, damit es mit ins Buch schauen kann. Eine schöne Form der Umarmung, haltend und frei zugleich. Wobei ruhiges Vorlesen nicht nur bei Kindern so gut wie immer eine sedierende Wirkung hat, wie ich bei einer paartherapeutischen Vorleseübung im heimischen Schlafzimmer feststellen kann. Als ich wieder einmal das Rezept aus meiner intergalaktischen Bibliotherapie-Sitzung mit Ella Berthoud zur Hand nehme, bleibe ich an ihrer

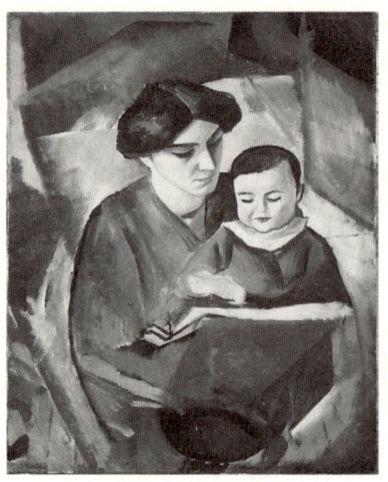

Elisabeth und Walterchen, August Macke 1912

Empfehlung für gelangweilte Ehepaare hängen, einander regelmäßig etwas vorzulesen. Schon bei unserer Sitzung per Skype hatte Ella erwähnt, dass sie dieses einfache Mittel häufig Paaren nahelegt, die ihre bibliotherapeutische Couch aufsuchen. Ich kann mich nicht erinnern, wann mein Mann und ich uns zuletzt gegenseitig etwas vorgelesen haben. Nach den stundenlangen Rezitationsarien im Kinderzimmer hat man für den Rest des Abends eigentlich genug davon. Aber da ich mein Thema nicht nur theoretisch, sondern auch praktisch erforschen will, nehme ich einen Band Erzählungen mit ins Bett. Guy de Maupassants *Es geht schnell, das Leben!* Wie wahr. Mein Gatte mäkelt, das habe er schon mit vierzehn gelesen, stellt beziehungsweise legt sich aber nach kurzer Diskussion dann doch als Versuchsobjekt zur Verfügung. Schon am Ende der zweiten Seite lassen die Geräusche neben mir keinen Zweifel mehr zu: Als Beruhigungsmittel ist das paartherapeutische Vorlesen unbedingt zu empfehlen!

Wie einfach manches Leserezept wirkt, davon erzählte auch die 2006 verstorbene Schriftstellerin Hilde Domin, die selbst erfahren hatte, welche Schubkraft Poesie entwickeln kann. Während des Nationalsozialismus floh die Jüdin Hilde Palm mit ihrem Mann in die Dominikanische Republik und fand dort Arbeit als Lektorin an einer Universität. Als Anfang der fünfziger Jahre ihre Mutter, die in Deutschland zurückgeblieben war, starb, brach Hilde Domin zusammen und durchlebte eine schwere Krise. Erst als sie zu schreiben begann, kam sich wieder zu sich und erfand sich gewissermaßen neu. Hilde Palm gab sich den Namen des Landes, das sie aufgenommen hatte, und erlebte so etwas wie eine zweite Geburt durch die Sprache. In ihren Gedichten, erklärte sie später, fand sie Stärke und neuen Lebensmut. Genau das vermitteln ihre Verse offenbar ihren Lesern.

Für Hilde Domin war ihre Arbeit mit der Sprache »eine Art Zauberkunst, ein Akt der Befreiung«. Womöglich gilt sie auch aus diesem Grund als eine Art Schutzpatronin der Poesie- und Bibliotherapie, der sie sich durchaus verbunden fühlte. Sie las häufig in Gefängnissen, Kirchen und Schulen und war überzeugt, dass Lyrik und Kunst die Menschen aus ihrer Isolation und Einsamkeit befreien und deshalb heilsam seien. In dem kurzen Text *Das Gedicht als Begegnung*, verfasst für ein Standardwerk zur *Heilkraft der Sprache* von Hilarion Petzold und Ilse Orth, den Begründern der deutschen Poesie- und Bibliotherapie, beschreibt Hilde Domin ein Erlebnis aus der Nachkriegszeit. Auf dem Rückweg von einer Lesung in Ulm fällt ihr eine armselig gekleidete Frau auf, die von den österreichischen Grenzbeamten außergewöhnlich streng kontrolliert wird. Domin fragt die blasse, unglücklich wirkende Frau, ob sie Flüchtling sei. Ja, das bin ich, sagt die Frau und beginnt, sich zu beklagen, wie allein und verloren sie sich in ihrem neuen Leben fühle. Hilde Domin überredet die Frau, sich etwas von ihr vorlesen zu lassen, und obwohl ihre Zuhörerin erst unwillig wirkt, löst die poetische Kurztherapie etwas aus: »Das war nicht mehr dieselbe Frau, mürrisch vor Heimweh und Einsamkeit, ein totes Gesicht, ohne Alter, aber ohne Jugend. Sie strahlte. ›Da bin ich mit drin!‹ Nicht der ästhetische Genuss hatte sie erheitert. Sondern dass sie erlöst war aus ihrer Isolierung. In andern Worten, dass sie ihre Situation von außen sah und verstand.« Auch wenn sich konkret nicht viel ändern würde am Alltag dieser Frau, war doch etwas anders geworden: »Sie sah sich eingegliedert in das große Muster, von dem wir alle nur Teil sind, und das befreite sie von dem Druck.«[47] Therapeuten nennen diesen positiven Effekt, der sich auch bei Gruppentherapien einstellen kann, Solidaritätserfahrung.

Trost kann also bedeuten, zu erkennen, dass es anderen ähnlich ergeht. Oder gerade nicht? Liegt der Trost des Lesens nicht auch darin, dass es unseren Möglichkeitssinn weckt und zeigt, wie viele unterschiedliche Lebensweisen denkbar sind?

In der christlichen Literatur ist Trost ein wiederkehrendes Motiv. Der römische Philosoph Boethius, ein getaufter Christ, der wegen Hochverrats hingerichtet werden sollte, verfasste zu Beginn des 6. Jahrhunderts eines der berühmtesten Werke der Spätantike. *Trost der Philosophie* ist ein Dialog zwischen dem vom Tode bedrohten Autor und der personifizierten Philosophie. Anders als es in der Antike bis dahin üblich war, richtet sich diese Schrift nicht an die Hinterbliebenen eines Toten oder Verbannten, sondern hier sollte der zum Tode Verurteilte selbst getröstet werden.

Auch Cicero verfasste eine Trostschrift an sich selbst (wie später Rousseau mit seinen *Träumereien eines einsamen Spaziergängers*) und wandte damit ein bibliotherapeutisches Verfahren an, das bis heute benutzt wird. Eher intuitiv in Form pathetischer Verse, in die man als Jugendlicher seinen Weltschmerz ergießt, aber auch im poesietherapeutischen Bereich, wo das begleitete Schreiben von Gedichten, Briefen oder eines Tagebuchs ein wirkungsvolles Verfahren sein kann, um Schwerkranke oder Sterbende auf ihrem letzten Weg zu begleiten.

Was würde man selbst in einer vergleichbaren Situation tun? Was wäre, wenn? Die australische Autorin Bronnie Ware hat in ihrem Bestseller *Fünf Dinge, die Sterbende am meisten bedauern* dokumentiert, dass Menschen vor allem dem nachtrauern, was sie *nicht* getan haben. Denkt man einmal darüber nach, fällt einem da auch sofort einiges ein. Aber würde man, wenn ein Ende absehbar wäre, wirklich alles anders machen? Die letzten drei Monate ein Rausch, ein einziges Reisen, Feiern und wildes Unterwegssein? Oder doch eher *Arbeit und Struktur*, wofür sich Wolfgang Herrndorf entschied, nachdem er von seinem unheilbaren Hirntumor erfahren hatte. Würde man nicht einfach fortsetzen, was man schon die ganze Zeit tut: die Kinder aufwecken und zur Schule begleiten, richtig mit ihnen spielen und nicht heimlich hinter den Legosteinbergen am Handy herumfummeln. Freunde treffen, mal wieder tanzen gehen. Und Pilze suchen! Gut essen. Noch einmal in die Berge fahren. Und lesen. Ein paar richtig gute Bücher. Und weil die Zeit für Experimente zu knapp wird, noch mal alles, was so richtig toll war.

Bibliotherapeutische Übung: Wenn Sie nur noch drei Monate zu leben hätten, was würden Sie in dieser Zeit lesen? Erstellen sie eine letzte Leseliste!

In einem historischen Trostbüchlein aus dem Jahr 1582 reflektiert Michael Sachs, Hofprediger zu Thonna, unter dem Titel *Für die, so in Ehestand tretten wollen, und auch allbereit darinne leben* über beinahe alle Bereiche des täglichen Lebens. Wer bei der Partnerwahl so richtig danebengegriffen hat und nun unter der »Übelgeratung« des Ehegatten leidet, solle nicht mit seinem Schicksal hadern, tröstet das Renaissancehandbuch, sondern es als Gottes Wille annehmen. Gelassenheit und Gottvertrauen zu bewahren, in Anbetracht all der zwischenmenschlichen Unwägbarkeiten, über die wir uns bis heute grämen, ist ohnehin der Grundtenor dieser Predigt. Womöglich verbreitet das schmale Bändchen auch deshalb mehr Zuversicht als die meisten zeitgenössischen Beziehungsratgeber.

Heiratsunwilligen Junggesellen erklärt der Verfasser überzeugend, man könne zu zweit die Früchte seiner Arbeit einfach besser genießen. Und auch bei ungewollter Kinderlosigkeit würde der Hofprediger wahrscheinlich nur den Kopf schütteln, wenn er mit ansehen müsste, welche medizinischen Martern sich so manches verzweifelte Paar heutzutage antut, um die Natur doch noch zu überlisten. Kinderzeugung, sagt das Trostbüchlein, liege nun mal in Gottes Hand. Schenke der Allmächtige einem Paar keine Nachkommen, dann habe er für diese beiden Erdenbürger offenbar andere Aufgaben vorgesehen. Und wenn es bei Sachs schließlich heißt: »Wo kein Zaun ist / da wird das Gut verwüstet / Und wo keine Hausfrau ist / da gehet der Hauswirt / als gieng er in der Irre«, dann ist das doch ein überzeugendes Bild für die beruhigende und tröstliche Wirkung freiwillig gesetzter Grenzen.

Auch der protestantische Prediger Johann Spangenberg befand im Jahr 1598, dass seine Zeitgenossen des Zuspruchs bedürften, und verfasste *Ein New Trostbüchlein für die Krancken*. Auf dem Deckblatt dieser in Leder gebundenen Schrift ist ein Engel abgebildet, der dem Betrachter ein Buch reicht.

Nach Kriegen, Pestepidemien und der Invasion durch die Türken will Spangenberg jungen Christen die hohe Kunst des Sterbens beibringen. Anstatt seine Leser aber nun mit erhobenem Zeigefinger zu belehren, stellt der Prediger eine Menge interessanter Fragen: »Woher ist der Tod in die Welt kommen? Fürcht denn der Tod kein Gewalt noch Kunst? Hat denn der Tod kein gewisse Zeit?« Um sich gegen die Angst vor dem Sterben zu wappnen, empfiehlt der gläubige Mann ein Repertoire aus Bibelversen, wovon man einen ganzen Vorrat im Herzen tragen solle, »gleich wie ein Schütz seine Pfeile im Köcher trägt/unnd zur Notturft behelt und braucht«. Die Zeugnisse von Menschen, die sich in Kerkern, Konzentrationslagern und im Angesicht von Krankheit und Tod Verse, Psalmen oder Lieder ins Gedächtnis riefen, zeigen, dass dieser Rat immer wieder intuitiv angewandt wird, zu anderen Zeiten, mit anderen Zeilen.

Heute mag einem so mancher Gedanke aus den (spät-)mittelalterlichen Trostbüchern zu gottesfürchtig, zu demütig oder auch von besserem Wissen überholt erscheinen. Aber allein ein solches Kleinod in der Hand zu haben, in den erstaunlich gut erhaltenen Seiten zu blättern und dem nahe zu kommen, was Menschen vor mehr als fünfhundert Jahren fühlten und dachten, hat schon etwas Tröstliches.

Überkommt mich hin und wieder das Grauen vor dem unvermeidbaren Ende, greife ich nach meinem persönlichen Lieblingstrostbuch zu dieser sonst gern verdrängten Materie. Es stammt von meinem Freund Tobias Wenzel und trägt den beruhigenden Titel *Solange ich lebe, kriegt mich der Tod nicht*. Darin streift er mit neununddreißig Schriftstellern (tatsächlich hat er fast doppelt so viele getroffen) über Friedhöfe auf der ganzen Welt, wo sie auf sehr persönliche Weise von sich und ihrem Leben erzählen und sich mit Urnen in der Hand oder neben Grabsteinen liegend von ihm haben fotografieren lassen.

Das zu sehen und zu lesen ist eigentlich schon tröstlich genug, aber noch ermutigender finde ich die Geschichte dieses verrückten Projekts. Alles begann damit, dass Tobias und ein Interviewpartner aus einem allzu lauten Café auf den nächstgelegenen Friedhof flüchteten und dort feststellten, dass es dort nicht nur tatsächlich leiser war, sondern sich ihr Gespräch ganz anders entwickelte, als es in einem Studio oder eben im Café der Fall gewesen wäre. Der Ort erlaubte offenbar, distanz- und furchtloser über sich selbst nachzudenken. Enthusiasmiert von dieser Erfahrung, schrieb Tobias Schriftsteller an – von T. C. Boyle über Cornelia Funke bis zu Jonathan Franzen – und bat sie, sich mit ihm auf einem Friedhof ihrer Wahl zu treffen. Jahrelang war er auf der ganzen Welt unterwegs, ließ sich nach kostspieligen Anreisen von kapriziösen Schriftstellern kaltherzig versetzen, ruinierte sich durch seinen Friedhofswahn mehrere Beziehungen und konnte trotzdem nicht damit aufhören. Mit seiner alten Plattenkamera besuchte er sämtliche Kontinente, fotografierte DBC Pierre mit einem Bein in einem mexikanischen Grab stehend, Jussi Adler-Olsen, wie er in Dänemark den Grabstein seiner Eltern umarmt, oder Annie Proulx vor den versteinerten Schwanzwirbeln eines Diplodocus im Dinosaur National Monument, Utah/Colorado, USA. »Solange ich lebe, kriegt mich der Tod nicht«, erklärte ihm lebenslustig die einundneunzigjährige Französin Benoîte Groult, während sie ihm das Meer von Doëlan zeigte, ihren persönlichen Lieblingsfriedhof, in dem sie sich eines Tages zur Urne ihres Mannes gesellen wird. Diese außergewöhnlichen *Friedhofsgänge mit Schriftstellern* erlauben berührende und beruhigende Begegnungen mit etwas Unbegreiflichem, das uns allen bevorsteht – ob wir uns nun davor fürchten oder nicht.

Von wortloser und doch sehr beredter Art ist der Trost, den das *Reise-, Zerstreuungs- und Trost-Büchlein* spendet, das Johann Wolfgang von Goethe im Jahr 1807 der Prinzessin Caroline Luise von Sachsen-Weimar-Eisenach widmete. In der gereimten »Zueignung« dieses Bilderbuchs erklärt der Dichter, Carolines Bild stehe »klar und glatt« (glänzend) auf jedem Blatt seines

Herzens. Da war der Dichter fast 58 Jahre alt, die junge Dame hatte soeben ihren 21. Geburtstag gefeiert.

Als ich so alt war wie die Prinzessin, verliebte ich mich ebenfalls in einen Künstler. Er war zwar nur wenige Jahre älter als ich, aber mir kam es vor, als wäre er aus einem anderen Jahrhundert in unsere Zeit gefallen. Obwohl er von der Idee besessen war, sein künstlerisches Material völlig neu zu erfinden, besaß er eine Vorliebe für die große Literatur des 19. Jahrhunderts: Émile Zola, Honoré de Balzac, Victor Hugo, Wilkie Collins (in der genialen Übersetzung von Arno Schmidt) lernte ich erst durch ihn kennen. Einen Roman nach dem anderen überreichte er mir, jedes Exemplar mit einer knappen, wohlüberlegten Widmung versehen. Bis heute bilden sie eine eigenwillige Textur in meinen Bücherregalen: pointierte Wendungen, Proust'sche Madeleines, die mehr über diese Zeit erzählen als mancher seitenlange Tagebucheintrag. Aber ist nicht ohnehin jede Widmung ein Versuch, sich ins Gedächtnis des Beschenkten einzuschreiben? Sind Buchgeschenke nicht immer auch Selbstoffenbarungen, Geständnisse in der Sprache eines anderen? Wird diese Form der Werbung und Verführung irgendwann im elektronischen Datenmeer untergehen? Oder kann man sich auch E-Books widmen und später einmal in Lesegeräten blättern wie in jenen verstaubten Taschenbüchern, die daran erinnern, dass wir selbst einmal andere waren?

Als Goethe seine Traumlandschaften für die Prinzessin entwarf, war der Alltag von den napoleonischen Kriegen überschattet, die Menschen lebten in Angst und Unsicherheit. Am 14. Oktober 1806, während bei Jena eine große Schlacht tobte, die mit dem Sieg der Franzosen endete, verließ die Prinzessin das unter Kanonenbeschuss geratene Weimar gemeinsam mit ihrer Großmutter, der Herzogin Anna Amalia. Auch für Goethe war es ein denkwürdiger Tag, denn er wurde in seinem eigenen Haus von plündernden Franzosen überfallen und verdankte sein Leben nur seiner Lebensgefährtin Christiane Vulpius, die beherzt eingriff. Womöglich hat er sie ja aus Dankbarkeit fünf Tage später endlich geheiratet; in die Ringe ließ er jedenfalls das Datum der Schlacht gravieren.

Kurz zuvor hatte Goethe im Hertelschen Papierladen in Jena ein Stammbuch für zwanzig Groschen erworben, um es Prinzessin Caroline zu schenken. Was dieses ungleiche Paar während des kurzen Lebens der Prinzessin, die nach der Geburt ihres dritten Kindes mit nur dreißig Jahren starb, wirklich verband, ist einigermaßen geheimnisvoll.

Das Büchlein für die Prinzessin enthält mehr als achtzig Zeichnungen. Die meisten sind menschenleer, als ob erst die Phantasie sie je nach Laune mit dem gewünschten Personal bespielen soll, »wenigstens mit den Augen spazierend«, wie Goethe es in einem Brief an die Prinzessin formulierte. Offenbar suchte auch der Dichter Trost in seinen Zeichnungen, war doch sein Alltag von Krieg und persönlichen Verlusten, wie dem Tod der Herzoginmutter Anna Amalia, geprägt.

Einsam und weit sind diese unwirklichen, sanften Gefilde: Ein überdimensionales A prangt mitten in einer Seenlandschaft. Noch surrealer wirkt eine andere Zeichnung, aus deren Mitte ein riesiges C (der Carolinenfelsen) aufragt, das wie ein rückwärts durch die Zeit gebeamtes futuristisches Bauwerk aussieht. Auf einem anderen Bild schlängelt sich ein Flüsschen durch die malerischen Wiesen, und der monumentale Schriftzug AMALIE bildet das Fundament einer Brückenruine.

Die Gebirge, Buchten und zerklüfteten Felsen in diesem *Reise-, Zerstreuungs- und Trost-Büchlein* laden zu imaginären gemeinsamen Spaziergängen ein. Würde man durch solche Hügellandschaften, vorbei an einsamen Kartausen, Höhlen oder brausenden Wasserfällen, nicht gerne zu zweit streifen? Sollten der betagte Dichter und die junge Prinzessin tatsächlich ein Liebespaar gewesen sein, wäre dieses Kopftheaterbuch mit seinen elegischen Kulissen ein ebenso beflügelnder wie beschwichtigender Trost. Seinen Zweck dürfte es erfüllt haben, denn der zarte, sehnsüchtige Sog dieser Bilder ist noch immer spürbar.

Goethes gezeichnete Erzählungen vermitteln ein Gefühl dafür, wie Trost wirken kann. Als Geste und Geschenk: Einer hat an mich gedacht und sich die Mühe gemacht, etwas nur für mich zu tun. »Immer war Dein dabei gedacht«, heißt es in der Widmung an die Prinzessin. Als Objekt, das Unterhaltung, Ablenkung, Zerstreuung und Bestätigung schenkt. Oder auch als eines jener magischen Kunstwerke, durch deren Anschauung uns ein »unbekanntes Drittes« begegnet, wie es Robert Musil nennt. Etwas, das, über das bloße Dasein hinausweist. Kunst und Religion können das und die Liebe, die, zumindest anfangs, etwas von beidem hat.

Vor dem Fenster stehen ein elegant geschwungener Stuhl und ein kleiner Tisch, auf dem ein schmaler Stapel Papier liegt und einige Stifte, die so wirken, als wären sie eben noch benutzt worden. Abgesehen davon scheint das Zimmer leer zu sein. Mehr braucht der Schriftsteller Peter Handke nicht, um zu schreiben. Bei vielen seiner Kollegen ist der Arbeitsplatz ähnlich karg, wie man in Herlinde Koelbls großformatigem Bildband *Im Schreiben zu Haus* sehen kann. Zweiundvierzig Schriftstellerinnen und Schriftsteller hat die Fotografin in ihren Räumen besucht und dort ihre Gesichter, bei manchen auch ihre Hände samt Schreibwerkzeug fotografiert: Man sieht Peter Handkes von der Gartenarbeit gezeichnete Hände, die einen Bleistift halten, und Sarah Kirschs beringte Finger, die ein ganzes Bündel Füller umschließen. Dann wieder schaut Ingo Schulze wie ein Kobold hinter seinem Notebook hervor. Von beinahe allen Porträtierten hat Herlinde Koelbl die Arbeitszimmer fotografiert, die bei allen Unterschieden auch viele Gemeinsamkeiten besitzen. Betrachtet man eine Weile die ganzen Tische und Stühle, die manchmal meterhohen Bücherregale, die Liegen, Sofas und Betten, mit denen diese Menschen leben, glaubt man plötzlich zu erkennen, was diese Räume wirklich sind. Denkt man sich die monströsen Papierberge weg, die Friederike Mayröcker anhäuft, und räumt die Bücher aus den Regalen, die an den Wänden von Michael Krüger, Gerhard Roth oder Peter Härtling in die Höhe wachsen, und versetzt man sich schließlich auf die so ordentliche wie einsame Liege im Zimmer Wolfgang Hilbigs, bleibt nur ein leerer Raum – eine Zelle. Abgeschieden, in ihrer eigenen Welt, sitzen darin die Dichter und erzählen von ihren

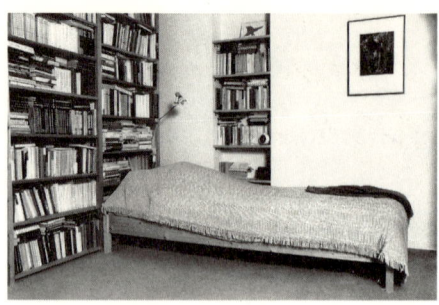

klösterlichen Ritualen. Friederike Mayröcker macht sich jeden Mittag eine Tütensuppe warm. Hilde Domin schläft sogar in ihrem Arbeitszimmer. Alle betonen, wie notwendig das Alleinsein ist, damit etwas entstehen kann. Gesellig ist, was nachher, als Ergebnis dieser selbst gewählten Klausur, unter die Leute geht. Anstelle seines Autors spricht und lebt der Text.

Beim Schreiben muss der Schreibende allein sein und akribisch seinen eigenwilligen Ritualen folgen. Selbst im tiefsten Winter sitzt Brigitte Kronauer in Decken gehüllt vor dem geöffneten Fenster an ihrem Schreibtisch, um noch ein Stück Welt mitzubekommen. Elfriede Jelinek muss den frühen Morgen für ihre Arbeit nutzen, da ihr niedriger Blutdruck sie für den Rest des Tages lahmlegt. Peter Handke braucht einen Bleistift, Ruth Klüger einen Computer. Ein Leben ohne das Schreiben kann sich keiner vorstellen.

In den Gesprächen, die Herlinde Koelbl mit den meisten Schriftstellerinnen und Schriftstellern geführt hat, finden sich bei vielen Übereinstimmungen, was Wirkung und (seelische) Funktion ihrer Tätigkeit betrifft. Auch wenn sich die Ergebnisse eklatant unterscheiden, sind es letztlich die gleichen Intentionen, mit denen auch Biblio- und Poesietherapeuten, Schreibwerkstätten und Lesegruppen zu Werke gehen. Denn die emotionalen Zustände, von denen die großen Dichter berichten, reichen von schlichter Befriedigung, die etwa Raoul Schrott empfindet, wenn er ein Gedicht geschrieben hat, über Sarah Kirschs vage formulierter Sehnsucht nach etwas Unbestimmtem bis zur Mangelhaftigkeit der Existenz, in der Martin Walser die Grundbedingung seines Schreibens verortet: »Mir fällt etwas ein, weil mir etwas fehlt.«

Auf die Frage, was passieren würde, wenn er nicht mehr

schreiben könnte, antwortet Peter Härtling: »Vielleicht würde
ich mich umbringen.« Auch Wolfgang Hilbig ist überzeugt, dass
es existenzbedrohend für ihn wäre, wenn er sich nicht mehr
schriftlich artikulieren könnte. Friederike Mayröcker glaubt,
dass sie ohne das Schreiben ein sehr unglücklicher Mensch wäre.
Und Peter Rühmkorf, der sich manchmal »ganz schön mön-
chisch« vorkommt, würde sich ohne die Selbstermunterung, die
er im Schreiben findet, »wie ein Peter Schlemihl ohne Schatten«
fühlen.

Manchen merkt man an, wie gefangen sie in ihrem Schreibzwang sind. So wie Rainer Maria Rilke es in seinen berühmten *Briefen an einen jungen Dichter* dem ratsuchenden Kollegen empfahl, haben sie ihre ganze Existenz dem Schreiben angepasst. Die Voraussetzung, um dieses Eremitendasein aushalten zu können, ist, eine eindeutige Antwort gefunden zu haben auf die einfache und zugleich alles entscheidende Frage: Muss ich schreiben?

Wer dazu vorbehaltlos Ja sagt, hat nicht selten eine traumatische Vorgeschichte, die er immer wieder, immer anders erzählen muss. Womöglich ist Freuds Sublimationstheorie doch nicht ganz falsch in Anbetracht dessen, wie viele Künstler ein frühes Unglück als Grund ihres Schaffens angeben.

Ernst Jandl begann schon als Kind zu dichten: »Unter dem Einfluss meiner Mutter, die in ihren letzten Jahren Gedichte schrieb, die auch in Zeitungen und Zeitschriften veröffentlicht wurden. Sie konnte sich dadurch über ein schweres, unheilbares Nervenleiden hinwegsetzen.« Für Peter Härtling, der als Vierzehnjähriger seine Eltern verlor, springt dieses Kindheitstrauma »von Buch zu Buch, immer wiederkehrend; ich bin nie damit fertig geworden«. Ruth Klüger, die den Holocaust überlebte, aber ihre ganze Familie in den Konzentrationslagern verlor, fühlt sich durch das Schreiben zwar nicht von dieser Erfahrung befreit, empfindet es aber als »eine Befreiung aus der Sprachlosigkeit«.

Nicht wenige Schriftsteller haben sich in ihr oft auch berauschendes und beglückendes Schreibgefängnis aus einer anderen Gefangenschaft gerettet. Und der Schlüssel, um die erste Zellentür öffnen zu können, war so gut wie immer das Lesen. Bei Peter Härtling, der seit seinem siebten Lebensjahr ein extremer Leser ist, schlug dieses Lesen gewissermaßen um, indem er sich sagte: »Das müsstest du eigentlich auch können.« Auch Literaturnobelpreisträgerin Herta Müller berichtet, wie bei ihr das Lesen zum Schreiben führte: »Wenn ich ein Buch gelesen hatte, sind mir die Augen aufgegangen, und ich habe Dinge gesehen, die ich vorher gar nicht bemerkt hatte. Es wird ein Sensorium aufgerissen, eine Empfindlichkeit für Dinge entsteht, die man vorher nicht hatte. Plötzlich bekommt man eine dünne Haut.«

Marcel Proust hat in seinem Essay *Tage des Lesens* über die vielschichtige, existenzielle Wirkung des Lesens nachgedacht und es als Initiation des Schreibens bezeichnet, ganz so, als »handelt [es] sich gleichsam um eine Leseenergie, die über ihr Ziel, das Ende des Buches, hinausschießt.«[48] Der Schriftsteller Hanns-Josef Ortheil, von dem diese Interpretation stammt, weiß um die Bedeutung eines solch existenziellen Lesehungers aus eigener Erfahrung. In seinem zum Teil autobiographisch geprägten Werk erzählt dieser Autor in einzigartiger Weise von einer Selbsterfindung durch Sprache und einer permanenten, sich gleichsam fortschreibenden Vergewisserung dieses Selbst in der Sprache: »All mein ewiges Schreiben, könnte ich nämlich behaupten, besteht letztlich nur darin, aus mir einen anderen Menschen als den zu machen, der ich in meiner Kindheit gewesen bin«, heißt es in Ortheils Roman *Die Erfindung des Lebens*. Darin erzählt er die Geschichte seiner Kindheit und Jugend, die nicht zuletzt die Geschichte einer Subjektwerdung durch Sprachfindung ist. Wie der Autor spricht auch sein Alter Ego Johannes bis zu seinem siebten Lebensjahr kein Wort. Im Lauf der Geschichte stellt sich heraus, dass die Eltern während des Zweiten Weltkriegs und unmittelbar danach vier Söhne verloren haben. Als einziges überlebendes Kind der Familie wächst Johannes in einer symbiotischen Gemeinschaft mit seiner Mutter auf. Es ist eine stumme Trauergemeinschaft, denn die Mutter hat über dem Verlust ihrer vier Kinder die Sprache verloren. Still und zurückgezogen leben diese beiden Menschen miteinander, nur der Vater bildet eine Brücke zur Außenwelt. Wenn er von seiner Arbeit als Vermessungsingenieur nach Hause kommt, liegt jeden Tag ein Stapel mit Zetteln bereit, auf denen die Mutter ihn en détail informiert, was zu erledigen ist und was sie und Johannes den Tag über getan haben. Geduldig arbeitet sich der Vater in diesen stillen Jahren durch Tausende von Botschaften, ohne über dem Unglück seiner Familie zu verzweifeln. Geduldig und heiter übernimmt er abends und am Wochenende seine

Rolle als Beschützer und als Alleinunterhalter seiner stillen Kleinfamilie.

Dieser lebensfrohe, unbeirrbare Mann ist eine der tröstlichsten Vaterfiguren der Literaturgeschichte. Der Schweizer Psychiater Daniel Hell erzählt bei einem Vortrag im Zürcher Literaturhaus, gerade männlichen Patienten, die seine Praxis aufsuchen, empfehle er gern die Lektüre von Ortheils Roman. Denn dieser Text ermögliche die Begegnung mit einem positiven männlichen Vorbild, und das könne etwas Versöhnliches bewirken. Voller Optimismus und mit Hingabe rettet dieser Vater seinen in sich gefangenen Sohn unaufgeregt, liebevoll und höchst kreativ aus der Sprachlosigkeit. Denn als Johannes zur Schule kommt, zerplatzt der Kokon, in dem die Mutter sich und ihren Sohn eingesponnen hat. Die Lehrer halten den Jungen für zurückgeblieben, und seine Mitschüler geben sich bald nicht mehr damit zufrieden, ihn nur zu hänseln, sondern werden handgreiflich. Daraufhin lässt sich der Vater ein halbes Jahr beurlauben, nimmt seinen Sohn von der Schule und fährt mit ihm allein aufs Land, wo seine Eltern einen Hof und eine Ausflugsgaststätte betreiben. Eingebunden in eine Großfamilie und mit vielen nützlichen Aufgaben betraut, wird der Junge kräftiger und mutiger. Stundenlang streift er mit dem Vater durch die Landschaft. Mit Stift und Skizzenblock studieren sie gemeinsam die Natur und betreiben Feldforschung. Zeichnend begreift der Junge, dass jedes Ding einen Namen hat, lernt überraschend schnell schreiben, und schließlich brechen auch die Worte anfallsartig aus ihm heraus. Anfangs ist seine Sprache starr und setzt sich vor allem aus einförmigen Hauptsätzen zusammen. Auch über seine Empfindungen oder Gefühle kann der Junge kaum etwas sagen: »Dass etwas gut, schlecht, schön, hässlich, unangenehm oder angenehm war, sagte ich also nicht, wohl aber konnte ich sagen, dass ein Pilz dick, eine Maus flink oder ein Fluss breit war.« Die emotionale Erweiterung seines Wortschatzes kommt schließlich aus der Bücherwelt der Mutter, aus der Bibliothek, in der sie – nachdem auch sie zurück in die Welt der Sprechenden gefunden hat – wieder zu arbeiten beginnt. Auch später fällt es Johannes schwer, über seine Empfindungen zu sprechen, lieber erzählt er in schriftlicher Form von sich, weil er dabei das Gefühl hat, »die Steuerung und die Herrschaft über mein Erzählen zu behalten«.

Vielleicht liegt in dieser Lebensgeschichte der Grund dafür, dass Ortheil sich in seinem Werk auf besonders eindringliche Weise mit Gefühlen, ja mit emotionalen Ausnahmezuständen auseinandersetzt: Mikroskopisch genau und wie in Zeitlupe beobachtet er, was mit Menschen passiert, die von großen Gefühlen ergriffen werden.

Den Blick dafür, stelle ich mir vor, hat er im Gras liegend, auf einem Hügel stehend, im Wald kniend trainiert, neben ihm sein Vater, der ihn freundlich darin unterrichtet, ein Blatt, einen Ast, eine Wolke genau zu betrachten. Wer auf diese Weise die filigranen Verästelungen und Zeichnungen einer Blüte, eines Baumes, einer Landschaft in sich aufgenommen und begriffen hat, der braucht keine dramatischen Wendungen in seinem Erzählfluss. Was ist und wie wir es wahrnehmen, ist dramatisch genug.

Womöglich gelingt Ortheil aufgrund dieser besonderen Gabe auch das Kunststück, so gut wie jedes seiner Bücher glücklich enden zu lassen, ohne den Anschein eines billigen Happy Ends zu erwecken oder in die Nähe von Kitsch oder Harmoniesucht zu geraten. Ist hier jemand angekommen, zu Hause, in seinem Tun? Hat sich etwas gelöst von dem ursprünglichen Leid, sich verwandelt und kann nun immer wieder beginnen? Und immer wieder ein glückliches Ende finden, weil auch dieses Ende nur einen weiteren Anfang initiiert? Peter Handke, der von sich sagt, ein »ewiger Anfänger« zu sein, hat zu Herlinde Koelbls Bildband den Satz beigesteuert: »Nur im Schreiben fühl' ich mich zu Haus.«

Trifft dieser Satz auch zu, wenn man Schreiben durch Lesen ersetzt? Ist ein Text wie ein Haus, dessen Tür immer offen steht?

Wenn man ans Ende eines Buches gekommen ist, kann man das nächste beginnen. Das Lesen höret nimmer auf!

DANKSAGUNG

Ich danke Karin Schneuwly, ohne die ich dieses Buch nie begonnen hätte, und Tobias Wenzel, ohne den es nie fertig geworden wäre. Eva Gilmer und Dirk Fuhrig danke ich für anregende Gespräche und das genaue Lesen des Textes. Maja Ellmenreich, Gudrun Fähndrich, Birgit Karn, Judith Lorentz, Tobias Lehmkuhl, Gregor Sander sowie Barbara Wenner danke ich für Ideen, Ermutigung und ruhige Räume, Susanne Bittorf und Kirsten Hehmeyer für ihre Übersetzungshilfe.

Johanna von Rauch danke ich für ihre Begeisterung und für die angenehme Zusammenarbeit, das gilt auch für die engagierten Mitarbeiter des Verlags Rogner & Bernhard und für Finn Heinrichsmeyer, der die Bildrecherche erledigt hat.

Bärbel Gerk danke ich für ihre Unterstützung und Henning Streck für sein hilfreiches Talent zur Komplexitätsreduktion.

Danken möchte ich auch allen, die mir von ihren Leseerlebnissen erzählt haben oder mich auf Texte, Geschichten und Bilder hingewiesen haben.

Ganz besonders bin ich allen Leseexperten und Leselistenspendern dankbar für ihre Großzügigkeit und ihr Vertrauen.

1. Krise, Krankheit, Krieg – Lesen hilft!

1 Während Erich Kästner sich als lyrischer Apotheker betätigte, wird er selbst nicht gerade wenige Probleme zu bewältigen gehabt haben. Seine Bücher waren 1933 von den Nazis verbrannt worden, und er hatte in Deutschland Publikationsverbot. Zwar war er unter Pseudonym erfolgreich, veröffentlichte harmlose Texte wie *Drei Männer im Schnee* und belieferte auch die NS-Unterhaltungsindustrie, indem er zum Beispiel das Drehbuch zum Münchhausen-Film schrieb. Und doch war er, wie Reich-Ranicki schreibt, »Deutschlands Exilschriftsteller honoris causa«.

2 Daniel Pennac, *Wie ein Roman*, Köln 1992, S. 92

3 Marina Abramović, »Das war meine Rettung«, in: *ZEIT-Magazin* Nr. 2, 3. Januar 2013

4 Herlinde Koelbl, *Im Schreiben zu Haus*, München 1998, S. 194

5 Marcel Proust, *Tage des Lesens. Drei Essays*, Frankfurt am Main 2001, S. 7

6 Robert Musil, *TB I, 447 (Heft 10: 1928–1921)* – den Hinweis auf dieses Zitat verdanke ich Karin Schneuwly

7 Sigmund Freud, *Gesammelte Werke*, Bd. 10, Frankfurt am Main 1992, S. 126–36: »Wir eröffnen ihm die Übertragung als den Tummelplatz, auf dem ihm gestattet wird, sich in fast völliger Freiheit zu entfalten, und auferlegt ist, uns alles vorzuführen, was sich an pathogenen Trieben im Seelenleben des Analysierten verborgen hat. Wenn der Patient nur so viel Entgegenkommen zeigt, daß er die Existenzbedingungen der Behandlung respektiert, gelingt es uns regelmäßig, allen Symptomen der Krankheit eine neue Übertragungsbedeutung zu geben, seine gemeine Neurose durch eine Übertragungsneurose zu ersetzen, von der er durch die therapeutische Arbeit geheilt werden kann.«

8 Gotthold Ephraim Lessing argumentierte 1767 in seiner *Hamburgischen Dramaturgie* damit, dass Katharsis die von ihm angestrebte moralische Erziehung der Zuschauer befördere. Keine zwanzig Jahre später, 1784, griff Friedrich Schiller in seiner Abhandlung über *Die Schaubühne als eine moralische Anstalt betrachtet* den Katharsisbegriff auf, und auch Friedrich Nietzsche philosophierte in *Die Geburt der Tragödie* darüber, ob kathartische Erfahrungen das bloße Mitleid des Zuschauers zu brechen und zu wandeln vermögen.

9 Sarah Bakewell, *Wie soll ich leben? oder Das Leben Montaignes in einer Frage und zwanzig Antworten*, München 2013, S. 80

10 Stephen Greenblatt, *Die Wende. Wie die Renaissance begann*, München 2012, S. 161

11 Ebenda, S. 163

12 Adolf Muschg, *Literatur als Therapie. Ein Exkurs über das Heilsame und das Unheilbare. Frankfurter Vorlesungen*, Frankfurt am Main 1981, S. 180 und S. 182

13 Ermittelt für das Jahr 2007, Quelle *Deutsches Ärzteblatt*, Jg. 104, Heft 38, 21. September 2007

14 Aus einem Vortrag Rita Charons vom 13.9.2011, TEDx Atlanta, siehe www.narrativemedicine.org

15 Siri Hustvedt, *Die zitternde Frau. Eine Geschichte meiner Nerven*, Reinbek bei Hamburg 2010, S. 44

16 Eric Kandel, *Das Zeitalter der Erkenntnis. Die Erforschung des Unbewussten in Kunst, Geist und Gehirn von der Wiener Moderne bis heute*, München 2012, S. 41

17 Klara Obermüller, »Der Mensch in seiner ganzen Schwäche. Gedanken zum Verhältnis von Literatur und Medizin«, in: *Literatur und Medizin*, Hg. Peter Stulz, Frank Nager, u.a., Zürich 2005, S. 243

18 Marcel Reich-Ranicki, *Herz, Arzt und Literatur. Zwei Aufsätze*, Zürich 1987, S. 33

19 Maimonides, *Regimen Sanitatis oder Diätetik für die Seele und den Körper*, Frankfurt am Main 1966, S. 79

20 *Richtlinien für Patientenbibliotheken*, International Federation of Library Associations and Institutions IFLA Professional Reports, No. 98, S. 1

21 Maimonides, *Regimen Sanitatis*, a.a.O., S. 89

22 »Die passendste von allen Benennungen, die man für die ganze Klasse der psychischen Krankheiten vorgeschlagen hat«, bemerkt

Benjamin Rushs deutscher Übersetzer Dr. Georg König im Vorwort der Leipziger Ausgabe von Rushs *Medizinischen Untersuchungen und Beobachtungen über die Seelenkrankheit* von 1825.
Darin lobt der Übersetzer dieses Werk auch als besonders schät-
zens- und empfehlenswert wegen der »außerordentlichen Sanft-
heit, Milde und Liebe, womit der Verfasser die Irren zu behandeln
empfiehlt.« Benjamin Rush, *Medizinische Untersuchungen und
Beobachtungen über die Seelenkrankheit*, Leipzig 1825

23 Peter Raab (Hg.), *Heilkraft des Lesens. Erfahrungen mit der Bibliotherapie*, Freiburg 1988, S. 19

24 Benjamin Rush, a.a.O., S. 24

25 Ebenda, S. 199

26 Peter Weiss, *Die Verfolgung und Ermordung Jean Paul Marats
dargestellt durch die Schauspielgruppe des Hospizes zu Charenton
unter Anleitung des Herrn de Sade*, Frankfurt am Main 2004, S. 136

27 Eva Illouz, *Die Errettung der modernen Seele*, Frankfurt am Main
2009, S. 69

28 Die Kehrseite dieser perfiden Kombination aus »Hindern und Heilen« hat Michel Foucault in seiner epochalen Studie *Überwachen
und Strafen* beschrieben, in der er den Begriff der »panoptischen«
Gesellschaft einführt und zeigt, wie der Umgang mit Gewalt in
der Moderne immer subtiler wird, zur Disziplin umdefiniert wird
und somit ins Innere, in den Menschen selbst verlegt wird. Michel
Foucault, *Überwachen und Strafen. Die Geburt des Gefängnisses*,
Frankfurt am Main 1977

29 Eva Illouz, *Die Errettung der modernen Seele*, a.a.O., S. 89

30 Sarah Bakewell, a.a.O., S. 13

31 Ebenda, S. 79

32 Ebenda, S. 19

33 Seit 2013 wird das Bettenhaus umgebaut, und die Patientenbibliothek ist seitdem auf dem Campus Charité Mitte, Bonhoefferweg 4
untergebracht

34 Friederike Carola Pfingsten, *Zu Geschichte, Grundlagen und
Funktionsweisen der Bibliotherapie*, Diplomarbeit im Studiengang
Kulturwissenschaft und ästhetische Praxis, Hildesheim 2011, S. 46

35 *Richtlinien für Patientenbibliotheken*, International Federation of
Library Associations and Institutions 2006, S. 1

36 Ebenda, S. 3: »Not many, if any of us … have personal recollections
of the enormous therapeutic value of the patients' libraries that
miraculously sprang into existence overnight in the hospitals of the

armies of the First World War... most of this heterogeneous group of men bore their hardships more easily by reason of reading matter that either diverted or nourished them in some mysterious way. For perhaps the first time since the days of ancient Thebes there was the realization on a very large scale of the fact that books may indeed be medicine for he soul – and, hence, the body.«

37 Janne Teller, »Zwischen den Zeilen«, in: *Lettre International* 97, Sommer 2012, S. 126–127

38 Siri Hustvedt, *Die zitternde Frau*, a.a.O., S. 73

39 Dietrich von Engelhardt, *Medizin in der Literatur der Neuzeit*, Hürtgenwald 1991, S. 28

40 In den Vereinigten Staaten hat Bibliotherapie bereits seit 1939, durch die Gründung des Komitees für Bibliotherapie durch die Hospital Division of the American Library Association, einen offiziellen Status innerhalb der Bibliothekswissenschaften.

41 Tobias Blechinger, *Bibliotherapie und expressives Schreiben in der Kinder- und Jugendpsychiatrie*, Inaugural-Diss. zur Erlangung des Doktorgrades der Medizin der Medizinischen Fakultät der Eberhard Karls Universität zu Tübingen 2011, S. 7

42 Ebenda., S. 30

43 Felizitas Leitner, *Die Venus streikt. Gesund durch die Kraft der Poesie*, Münster 2005, S. 20

44 Peter Raab (Hg.), *Heilkraft des Lesens. Erfahrungen mit der Bibliotherapie*, a.a.O., S. 20

45 Der amerikanische Theologe Samuel McCord Crothers verwendete den Begriff »bibliotherapy« zum ersten Mal 1916 in einem seiner populären Essays. Dort entdeckten ihn offenbar Bibliothekare und eigneten ihn sich an, froh darüber, einen speziellen Ausdruck für das gefunden zu haben, was sie mit Psychiatriepatienten praktizierten.

46 Jack J. Leedy, »Prinzipien der Poesietherapie«, in: Hilarion Petzold, Ilse Orth (Hg.), *Poesie und Therapie. Über die Heilkraft der Sprache*, Bielefeld und Locarno 2009, S. 245

47 Vgl. *The Guardian*, 5.1.2008, »The reading cure«, und *The Guardian*, 6.1.2010, »The healing power of books should be taken as read« sowie Angela Macmillan, *A Little, Aloud. An anthology of prose and poetry for reading aloud to someone you care for*, London 2010

48 Vladimir Nabokov, *Die Kunst des Lesens*, Frankfurt am Main 2010, S. 92

2. Gehirn, Geist, Gesundheit – Lesen belebt!

1 Arthur Jacobs und Raoul Schrott, *Gehirn und Gedicht. Wie wir unsere Wirklichkeiten konstruieren*, München 2011, S. 26

2 Eric Kandel, *Das Zeitalter der Erkenntnis*, a.a.O., S. 245

3 Ernst-Wilhelm Händler, *Versuch über den Roman als Erkenntnisinstrument*, Frankfurt am Main 2014, S. 8

4 Arthur Jacobs und Raoul Schrott, *Gehirn und Gedicht*, a.a.O., S. 345

5 Dirk von Petersdorff, »Der Reim kann bleiben«, in: *Frankfurter Allgemeine Zeitung* vom 10.3.2011

6 Giacomo Rizzolatti und Corrodo Sinigaglia, *Empathie und Spiegelneurone. Die biologische Basis des Mitgefühls*, Frankfurt am Main 2008, S. 11

7 Eric Kandel, *Das Zeitalter der Erkenntnis*, a.a.O., S. 247

8 Anna Ehrlich, *Ärzte, Bader, Scharlatane. Die Geschichte der Heilkunst in Österreich*, Wien 2007, S. 122

9 Josef Breuer und Sigmund Freud, *Studien über Hysterie*, Frankfurt am Main 2003, S. 68

10 Ebenda, S. 40

11 Sarah Bakewell, *Wie soll ich leben? oder Das Leben Montaignes in einer Frage und zwanzig Antworten*, a.a.O., S. 115

12 Arthur Jacobs und Raoul Schrott, *Gehirn und Gedicht*, a.a.O., S. 68

13 Josef Breuer und Sigmund Freud, *Studien über Hysterie*, a.a.O., S. 54

14 Ebenda, S. 55

15 Ebenda, S. 50

16 Ebenda, S. 40

17 Ebenda, S. 50

18 Ebenda, S. 51 und 52

19 Eric Kandel, *Das Zeitalter der Erkenntnis*, a.a.O., S. 77

20 Josef Breuer und Sigmund Freud, *Studien über Hysterie*, a.a.O., S. 30

21 Freud betont auch, dass Sprache, schon bevor sich ein schwerwiegendes Erlebnis überhaupt im unbewussten Teil des Gedächtnisses einlagern kann, späteres Leid verhindern kann. Wer unmittelbar auf eine Beleidigung oder Verleumdung reagiert, indem er gleich verbal »zurückschlägt«, kann sich auf diese Weise eine Verletzung buchstäblich vom Leib halten und vermeiden, dass sich das Erleb-

nis in traumatisierender Weise in sein Gedächtnis schreibt. »Wird die Reaktion unterdrückt, so bleibt der Affekt mit der Erinnerung verbunden.« Josef Breuer und Sigmund Freud, *Studien über Hysterie*, a.a.O., S. 32

22 Ebenda, S. 71

23 Ebenda, S. 72

24 In den *Studien über Hysterie* heißt es: »Ich bin nicht immer Psychotherapeut gewesen, sondern bin bei Lokaldiagnosen und Elektrodiagnostik erzogen worden wie andere Neuropathologen, und es berührt mich selbst noch eigentümlich, dass die Krankengeschichten, die ich schreibe, wie Novellen zu lesen sind, und dass sie sozusagen des ernsten Gepräges der Wissenschaftlichkeit entbehren.« Josef Breuer und Sigmund Freud, *Studien über Hysterie*, a.a.O., S. 72

25 Eva Illouz, *Die Errettung der modernen Seele*, Frankfurt am Main 2009, S. 262

26 Vergleiche Thomas Anz, *Lesen und Schreiben nach Freud*, Uni-Forschung, www.unimarburg.de/aktuelles/unijournal/feb2007/freud1

27 Eric Kandel, *Das Zeitalter der Erkenntnis*, a.a.O., S. 106

28 Peter von Matt, *Literaturwissenschaft und Psychoanalyse*, Stuttgart 2001, S. 129

29 Ebenda, S. 130

30 Sigmund Freud, *Die Traumdeutung*, Frankfurt am Main 1996, S. 115

31 Peter von Matt, *Literaturwissenschaft und Psychoanalyse*, a.a.O., S. 138

32 Ebenda, S. 137

33 Ebenda, S. 138

34 Eric Kandel, *Das Zeitalter der Erkenntnis*, a.a.O., S. 105

35 Maryanne Wolf, *Das lesende Gehirn. Wie der Mensch zum Lesen kam – und was es in unseren Köpfen bewirkt*, Heidelberg 2010, S. 253

36 Ebenda, S. 260

37 Ebenda, S. 169 ff.

38 Ebenda, S. 20

39 Ebenda, S. 14

40 Ebenda, S. 20

41 Arthur Jacobs und Raoul Schrott, *Gehirn und Gedicht*, a.a.O., S. 66

42 *Focus*, 5.12.11

43 Arthur Jacobs und Raoul Schrott, *Gehirn und Gedicht*, a.a.O., S. 518

44 Vladimir Nabokov, *Die Kunst des Lesens*, a.a.O., S. 15

45 Gerald Hüther, *Die Macht der inneren Bilder. Wie Visionen das Gehirn, den Menschen und die Welt verändern*, Göttingen 2005, S. 17

46 Giacomo Rizzolatti und Corrodo Sinigaglia, *Empathie und Spiegelneurone. Die biologische Basis des Mitgefühls*, a.a.O., S. 91

47 Arthur Jacobs und Raoul Schrott, *Gehirn und Gedicht*, a.a.O., S. 33

48 Richard Friedenthal, *Goethe. Sein Leben und seine Zeit*, München 1991, S. 137

49 Martin Andree, *Wenn Texte töten*, München 2006, S. 120

50 Ebenda, S. 116

51 Maryanne Wolf, *Das lesende Gehirn*, a.a.O., S. 167

52 Mihály Csíkszentmihályi, *Das* flow-*Erlebnis. Jenseits von Angst und Langeweile – im Tun aufgehen*, Stuttgart 1985, S. 60

53 Ebenda, S. 73

54 Ebenda, S. 133

55 Zitiert nach Arthur Jacobs und Raoul Schrott, *Gehirn und Gedicht*, a.a.O., S. 40

56 Oliver Sacks, *Der Mann, der seine Frau mit einem Hut verwechselte*, Reinbek bei Hamburg 2010, S. 36

57 Antonio Damasio, *Descartes' Irrtum. Fühlen, Denken und das menschliche Gehirn*, Berlin 2012, S. 34. Eine anschauliche Beschreibung des Falls Phineas Gage findet sich u.a. auch in: Douwe Draaisma, *Das Buch des Vergessens. Warum Träume so schnell verloren gehen und Erinnerungen sich ständig verändern*, Berlin 2012, S. 81–105. Auch Arthur Jacobs und Raoul Schrott zitieren den Fall in *Gehirn und Gedicht*, a.a.O., S. 51 ff.

58 Arthur Jacobs und Raoul Schrott, *Gehirn und Gedicht*, a.a.O., S. 50

59 Oliver Sacks, *Der Mann, der seine Frau mit einem Hut verwechselte*, a.a.O., S. 64

60 Ebenda, S. 261

61 Siri Hustvedt, *Die zitternde Frau*, a.a.O., S. 67

62 Oliver Sacks, *Der Mann, der seine Frau mit einem Hut verwechselte*, a.a.O., S. 259

63 Bruno Bettelheim, *Kinder brauchen Märchen*, München 1980, S. 12

64 Ebenda, S. 33

65 Ebenda, S. 19

66 Heidi Sprenger-Lipp, »Märchen in der Begleitung von Patientinnen mit Essstörungen«, in: *Literatur und Medizin*, Hg. Peter Stulz, Frank Nager, u.a., Zürich 2005, S. 149–156

67 Magnus Heier, *Nocebo: Wer's glaubt wird krank*, Stuttgart 2011, S. 106

3. Kriminelle, Klosterschwestern, Künstler – Lesen befreit!

1 Gerhard Peschers, *Gefangenenbüchereien als Zeitzeugen. Streifzug durch die Geschichte der Gefangenenbüchereien seit 1850*, (Manuskript beim Verfasser) S. 4

2 Ebenda, S. 1

3 Alberto Manguel, *Eine Geschichte des Lesens*, a.a.O., S. 213

4 Viktor E. Frankel, »Das Buch als Therapeutikum«, in: Peter Raab, *Heilkraft des Lesens*, Freiburg 1988, S. 41. Nicola Kessler weist auf eine Arbeit von Stefan Straub hin, der die Wirkungsmöglichkeiten poesie- und bibliotherapeutisch orientierter Werkstätten im Gefängnis im Rahmen einer Studienarbeit für den DAAD untersucht hat und fragt, »inwiefern es möglich ist, in Schreib- und Erzählgemeinschaften abgespaltene, verdrängte Gefühle wieder in eigene Lebenszusammenhänge zu integrieren und sie auf neue Weise fruchtbar zu machen, und dadurch innere Wachstumsprozesse in Gang zu setzen«. Nicola Kessler, *Schreiben, um zu überleben. Studien zur Gefangenenliteratur*, Mönchengladbach 2001, S. 155

5 Viktor E. Frankel, »Das Buch als Therapeutikum«, a.a.O., S. 43

6 Erving Goffman, *Asyle. Über die soziale Situation psychiatrischer Patienten und anderer Insassen*, Frankfurt/Main, 1973, S. 11. Goffman definiert eine totale Institution als »Wohn- und Arbeitsstätte einer Vielzahl ähnlich gestellter Individuen [...], die für längere Zeit von der übrigen Gesellschaft abgeschnitten sind und miteinander ein abgeschlossenes, formal reglementiertes Leben führen.«

7 Ute Ströbele, »Freyheit und Erleichterung oder erforderliche Verwahrung«, in: *Geschlossene Häuser, Historische Studien zu Institutionen und Orten der Separierung, Verwahrung und Bestrafung*, hg. u.a. von Gerhard Ammerer, Falk Bretschneider, Bd. 1, Leipzig 2010, S. 56

8 Heinz Dopsch, »Klöster als Orte der Verwahrung? Zwischen benediktinischer Ortsgebundenheit und apostolischer Mission«, in:

Geschlossene Häuser. Historische Studien zu Institutionen und Orten der Separierung, Verwahrung und Bestrafung, a.a.O., S. 317

9 Cesare Lombroso, *Kerker. Palimpseste. Wandinschriften und Selbstbekenntnisse gefangener Verbrecher*, zitiert nach Nicola Kessler, a.a.O., S. 139

10 Sigrid Weigel, *Und selbst im Kerker frei …! Schreiben im Gefängnis*, Marburg/Lahn 1982, S. 22

11 Ebenda, S. 23

12 Ebenda, S. 31

13 Ebenda, S. 32

14 Christina Vanja, »Orte der Verwahrung – Metaphern und soziale Wirklichkeit«, in: *Geschlossene Häuser. Historische Studien zu Institutionen und Orten der Separierung, Verwahrung und Bestrafung*, a.a.O., S. 43

15 Silke Klewin (Hg.), *Hinter Gittern. Zur Geschichte der Inhaftierung zwischen Bestrafung, Besserung und politischem Ausschluss vom 18. Jahrhundert bis zur Gegenwart*, Leipzig 2010, S. 101

16 Ebenda, S. 105

17 Zitiert nach Nicola Kessler, *Schreiben, um zu überleben*, a.a.O., S. 59

18 Ebenda, S. 62

19 Oscar Hintrager, *Amerikanisches Gefängnis- und Strafwesen*, Freiburg 1901, S. 81

20 Ebenda, S. 61

21 Gerhard Peschers, *Gefangenenbüchereien als Zeitzeugen*, a.a.O., S. 3

22 Michel Foucault, *Überwachen und Strafen*, Frankfurt am Main 1976, S. 26 und S. 25

23 Siehe Arte-TV-Beitrag http://www.arte.tv/guide/de/048271-000/arte-reportage?autoplay=1 und Süddeutsche.de, 29.4.2013, »Captain America statt Koran«, Nadia Pantel

24 Deutschlandradio Campus&Karriere, 29.8.2013, Birgit Fenzel, *Lesen als hilfreiche Strafe*

25 ZEIT online, 18.3.2011

26 Peter Reichel, »Leserevolution. Der Siegeszug des Buches«, in: *DIE ZEIT*, 3. Januar 1992

27 Gina Bucher und Beat Mazenauer, *Lieber barfuß als ohne Buch. Almanach der Bibliomanie*, Zürich 2012, S. 25

28 Siri Hustvedt, *Die zitternde Frau*, a.a.O., S. 164

29 G. A. E. Bogeng, *Die großen Bibliophilen. Geschichte der Bücher-*

sammler und ihrer Sammlungen. Band 1–3, Leipzig 1922, Band 1, S. 499 ff.

30 Ebenda

31 Ebenda, S. 510

32 Daniel Hell, *Die Wüstenväter als Therapeuten. Die Sprache der Seele verstehen*, Studioheft 40 ORF, S. 17–20, 2003

33 Michaela Puzicha OSB, »Lectio Divina – Ort der Gottesbegegnung«, in: *Erbe und Auftrag. Monastische Welt*, Heft 3/2011, S. 245–263

34 Cosma Hoffmann, »Kontemplation als Lebensgrund und Lebenshaltung«, in: *Anzeiger für die Seelsorge 6*, Freiburg 2013

35 Michaela Puzicha OSB, a.a.O., S. 258

36 Ebenda, S. 14

37 Navid Kermani, *Gott ist schön. Das ästhetische Erleben des Koran*, München 1999, S. 17

38 Ebenda, S. 25

39 Ute Ströbele, »Zwischen Kloster und Welt. Die Aufhebung südwestdeutscher Frauenklöster unter Kaiser Joseph II.«, in: *Stuttgarter Historische Forschungen 1*, Köln/Weimar/Wien 2005, S. 174

40 Johannes Frimmel, *Literarisches Leben in Melk: ein Kloster im 18. Jahrhundert im kulturellen Umbruch*, Wien 2005, S. 98

41 Ebenda, S. 35

42 Hanns-Josef Ortheil, *Lesehunger. Ein Bücher-Menu in 12 Gängen*, München 2009, S. 172

43 Carola Stern, *Der Text meines Herzens. Das Leben der Rahel Varnhagen*, Reinbek bei Hamburg 1994, S. 87, sowie Ingeborg Drewitz, *Berliner Salons. Gesellschaft und Literatur zwischen Aufklärung und Industriezeitalter*, Berlin 1979

44 Edmund White, *The Faber Book of Gay Short Stories*, London 1991, zitiert nach Alberto Manguel, *Eine Geschichte des Lesens*, a.a.O., S. 420

45 Roland Barthes, *Die Lust am Text*, Frankfurt am Main 1986, S. 38

46 Sigmund Freud, »Der Dichter und das Phantasieren«, in: *Studienausgabe Band X, Bildende Kunst und Literatur*, Frankfurt am Main 2001, S. 169–180

47 Hilarion Petzold und Ilse Orth, *Poesie und Therapie*, a.a.O., S. 16

48 Hanns-Josef Ortheil, *Lesehunger. Ein Bücher-Menu in 12 Gängen*, a.a.O., S. 179

LITERATURVERZEICHNIS

Albaret, Céleste, *Monsieur Proust. Die Erinnerungen einer Haushälterin aufgezeichnet von Georges Belmont*, Frankfurt am Main 2004

Ammerer, Gerhard/Bretschneider, Falk (Hg.), *Geschlossene Häuser. Historische Studien zu Institutionen und Orten der Separierung, Verwahrung und Bestrafung*, Bd. 1, Leipzig 2010

Andersen, Hans Christian, *Sämtliche Märchen*, Düsseldorf 2013

Andree, Martin, *Wenn Texte töten*, München 2006

Aristoteles, *Poetik*, Stuttgart 1982

Augustinus, *Confessiones/Bekenntnisse*, Darmstadt 1984

Bánk, Zsuzsa, *Die hellen Tage*, Frankfurt am Main 2011

Baker, J. A., *Der Wanderfalke*, Berlin 2014

Bakewell, Sarah, *Wie soll ich leben? oder Das Leben Montaignes in einer Frage und zwanzig Antworten*, München 2013

Barnes, Julian, *Vom Ende einer Geschichte*, Köln 2011

Bartens, Werner, *Körperglück*, München 2010

Barthes, Roland, *Die Lust am Text*, Frankfurt am Main 1999

Batuman, Elif, *Die Besessenen. Abenteuer mit russischen Büchern und ihren Lesern*, Zürich 2011

Bennett, Alan, *Die souveräne Leserin*, Berlin 2008

Berthould, Ella/Elderkin, Susan, *Die Romantherapie. 253 Romane für ein besseres Leben*, Berlin 2013

Bettelheim, Bruno, *Kinder brauchen Märchen*, München 1980

Beyer, Johann Rudolf Gottlieb, *Über das Bücherlesen, in so fern es zum Luxus unserer Zeit gehört*, Hamburg 1990

Bluhm, Detlef, *Von Autoren, Büchern und Piraten. Kleine Geschichte der Buchkultur*, Düsseldorf 2009

Boethius, (Hg. Karl Büchner), *Trost der Philosophie*, Stuttgart 1986

Bogeng, G. A. E., *Die großen Bibliophilen. Geschichte der Büchersammler und ihrer Sammlungen. Band 1–3*, Leipzig 1922

Bollmann, Stefan, *Frauen und Bücher. Eine Leidenschaft mit Folgen*, München 2013

Bollmann, Stefan, *Frauen, die lesen, sind gefährlich und klug*, München 2010

Botton, Alain de, *Wie Proust ihr Leben verändern kann. Eine Anleitung*, Frankfurt am Main 2003

Bucher, Gina/Mazenauer, Beat, *Lieber barfuß als ohne Buch. Almanach der Bibliomanie*, Zürich 2012

Burger, Hermann, *Ein Mann aus Wörtern*, Frankfurt am Main 1983

Burnside, John, *Lügen über meinen Vater*, München 2012

Burton, Robert, *Die Anatomie der Melancholie*, Mainz 1995

Canetti, Elias, *Die gerettete Zunge*, München/Wien 1977

Cervantes, Miguel de, *Don Quijote*, München 1979

Charon, Rita, *Narrative Medicine. Honoring the Stories of Illness*, New York 2006

Csíkszentmihályi, Mihály, *Das flow-Erlebnis. Jenseits von Angst und Langeweile – im Tun aufgehen*, Stuttgart 1985

Damasio, Antonio R., *Descartes' Irrtum. Fühlen, Denken und das menschliche Gehirn*, Berlin 2009

Danzig, Charles, *Wozu lesen?*, Göttingen 2011

Dehaene, Stanislas, *Lesen. Die größte Erfindung der Menschheit und was dabei in unseren Köpfen passiert*, München 2012

De Luca, Erri, *Fische schließen nie die Augen*, Berlin 2013

Diderot, Denis, *Die Nonne*, Hamburg 2011

Die Regel des Heiligen Benedikt, Hg. im Auftrag der Salzburger Äbtekonferenz, Beuron 1990

Dostojewski, Fjodor, *Aufzeichnungen aus einem Totenhause*, Stuttgart 1999

Draesner, Ulrike, *Schöne Frauen lesen, Über Ingeborg Bachmann, Annette von Droste-Hülshoff, Friederike Mayröcker, Virginia Wolf u. v. a.*, München 2007

Drewitz, Ingeborg, *Berliner Salons. Gesellschaft und Literatur zwischen Aufklärung und Industriezeitalter*, Berlin 1979

Draaisma, Douwe, *Das Buch des Vergessens. Warum Träume so schnell verloren gehen und Erinnerungen sich ständig verändern*, Berlin 2012

Eco, Umberto, *Der Name der Rose*, München 1986

Ehlert, Ulrike (Hg.), *Verhaltensmedizin*, Berlin/Heidelberg/New York 2003

Ehrlich, Anna, *Ärzte, Bader, Scharlatane. Die Geschichte der Heilkunst in Österreich*, Wien 2007

Engelhardt, Dietrich von, *Medizin in der Literatur der Neuzeit*, Hürtgenwald 1991

Esslin, Martin, *Das Theater des Absurden. Von Beckett bis Pinter*, Reinbek bei Hamburg 1985

Flaubert, Gustave, *Bücherwahn*, München 2012

Flaubert, Gustave, *Madame Bovary*, Frankfurt am Main 1996

Foucault, Michel, *Überwachen und Strafen. Die Geburt des Gefängnisses*, Frankfurt am Main 1977

Frankl, Viktor, »Das Buch als Therapeutikum«, in: Peter Raab, *Heilkraft des Lesens*, Freiburg 1988

Freud, Sigmund, *Gesammelte Werke*, Bd. 10, Frankfurt am Main 1992

Freud, Sigmund/Breuer, Josef, *Studien über Hysterie*, Frankfurt am Main 1991

Freud, Sigmund, *Zwei Krankengeschichten*, Frankfurt am Main 1996

Freud, Sigmund, *Die Traumdeutung*, Frankfurt am Main 1996

Friedenthal, Richard, *Goethe. Sein Leben und seine Zeit*, München 1991

Frimmel, Johannes, *Literarisches Leben in Melk: ein Kloster im 18. Jahrhundert im kulturellen Umbruch*, Wien 2005

Gaarder, Jostein, *Sofies Welt. Roman über die Geschichte der Philosophie*, München/Wien 1993

Gay, Peter, *Freud. Eine Biographie für unsere Zeit*, Frankfurt am Main 2006

Gernhardt, Robert, *Reim und Zeit. Gedichte*, Stuttgart 2001

Gessen, Masha, *Der Beweis des Jahrhunderts. Die faszinierende Geschichte des Mathematikers Grigori Perelman*, Berlin 2013

Goethe, Johann Wolfgang von, *Die Leiden des jungen Werther*, München 1978

Goethe, Johann Wolfgang von (Hg. Christoph Michel), *Reise-, Zerstreuungs- und Trost-Büchlein*, Frankfurt am Main 1978

Goffman, Erving, *Asyle. Über die soziale Situation psychiatrischer Patienten und anderer Insassen*, Frankfurt/Main 1973

Graf, Charly/Himmelrath, Armin, *Kämpfe für dein Leben*, Ostfildern 2011

Greenblatt, Stephen, *Die Wende. Wie die Renaissance begann*, München 2012

Gstrein, Norbert, *Einer.* Erzählung, Frankfurt am Main 1988

Gustafson, Lars, *Der Tod eines Bienenzüchters*, Frankfurt am Main 2001

Haderlap, Maja, *Engel des Vergessens*, Göttingen 2011

Händler, Ernst-Wilhelm, *Versuch über den Roman als Erkenntnisinstrument*, Frankfurt am Main 2014

Hanebutt-Benz, Eva Maria, *Die Kunst des Lesens. Lesemöbel und Leseverhalten vom Mittelalter bis zur Gegenwart*, Frankfurt am Main 1985

Hauff, Wilhelm, *Zwerg Nase*, Zürich 1990

Hawthorne, Nathaniel, *Zwanzig Tage mit Julian und Little Bunny*, Salzburg 2011

Hawthorne, Sophia & Nathaniel, *Das Paradies der kleinen Dinge. Ein gemeinsames Tagebuch*, Salzburg 2014

Heier, Magnus, *Nocebo: Wer's glaubt wird krank*, Stuttgart 2011

Hoppe, Felicitas, *Iwein Löwenritter. Erzählt nach dem Roman von Hartmann von Aue*, Frankfurt am Main 2011

Hornby, Nick, *Mein Leben als Leser*, Köln 2005

Huch, Ricarda, *Der Fall Deruga*, Berlin 2014

Hüther, Gerald, *Die Macht der inneren Bilder. Wie Visionen das Gehirn, den Menschen und die Welt verändern*, Göttingen 2005

Hustvedt, Siri, *Die zitternde Frau. Eine Geschichte meiner Nerven*, Reinbek bei Hamburg 2010

Hustvedt, Siri, *Being a Man*, Reinbek bei Hamburg 2007

Hustvedt, Siri, *Der Sommer ohne Männer*, Reinbek bei Hamburg 2011

Hustvedt, Siri, *Die Leiden eines Amerikaners*, Reinbek bei Hamburg 2009

Illouz, Eva, *Die Errettung der modernen Seele*, Frankfurt am Main 2009

Illouz, Eva, *Warum Liebe weh tut*, Berlin 2011

Jacobs, Arthur/Schrott, Raoul, *Gehirn und Gedicht. Wie wir unsere Wirklichkeiten konstruieren*, München 2011

Kandel, Eric, *Das Zeitalter der Erkenntnis. Die Erforschung des Unbewussten in Kunst, Geist und Gehirn von der Wiener Moderne bis heute*, München 2012

Kästner, Erich, *Doktor Erich Kästners Lyrische Hausapotheke*, München 2011

Kehlmann, Daniel, *Die Vermessung der Welt*, Reinbek bei Hamburg 2005

Kermani, Navid, *Gott ist schön. Das ästhetische Erleben des Koran*, München 1999

Kessler, Nicola, *Schreiben, um zu überleben. Studien zur Gefangenenliteratur*, Mönchengladbach 2001

King, Stephen, *Sie (Misery)*, München 2011

Klewin, Silke (Hg.), *Hinter Gittern. Zur Geschichte der Inhaftierung zwischen Bestrafung, Besserung und politischem Ausschluss vom 18. Jahrhundert bis zur Gegenwart*, Leipzig 2010

Klüssendorf, Angelika, *Das Mädchen*, Köln 2011

Koelbl, Herlinde, *Im Schreiben zu Haus. Wie Schriftsteller zu Werke gehen*, München 1998

Krause, Thomas, *Geschichte des Strafvollzugs. Von den Kerkern des Altertums bis zur Gegenwart*, Darmstadt 1999

Kurzeck, Peter, *Oktober und wer wir selbst sind*, Frankfurt am Main 2013

Kurzeck, Peter, *Übers Eis*, Frankfurt am Main 2012

Leitner, Felizitas, *Die Venus streikt. Gesund durch die Kraft der Poesie*, Münster 2005

Levi, Primo, *Ist das ein Mensch?*, München 1995

Lindgren, Astrid, *Klingt meine Linde*, Hamburg 1990

Lüthi, Max, *Märchen*, Stuttgart 2004

Maimonides, *Regimen Sanitatis oder Diätetik für die Seele und den Körper*, Frankfurt am Main 1966

Manguel, Alberto, *Eine Geschichte des Lesens*, Frankfurt am Main 2008

Matt, Peter von, *Literatur und Psychoanalyse*, Stuttgart 2001

McCullers, Carson, *Uhr ohne Zeiger*, Zürich 1974

Macmillan, Angela, *A Little, Aloud. An anthology of prose and poetry for reading aloud to someone you care for*, London 2010

Menasse, Robert, *Sinnliche Gewißheit*, Frankfurt am Main 1996

Merrill Block, Stefan, *Aufziehendes Gewitter*, München 2012

Meyerhoff, Joachim, *Wann wird es endlich wieder so, wie es nie war*, Köln 2013

Montaigne, Michel de, *Von der Kunst, das Leben zu lieben*, Berlin 2005

Moritz, Karl Philipp, *Anton Reiser. Ein psychologischer Roman*. Nördlingen 1977

Munro, Alice, *Tricks*, Frankfurt am Main 2008

Muschg, Adolf, *Literatur als Therapie? Ein Exkurs über das Heilsame und das Unheilbare*. Frankfurter Vorlesungen, Frankfurt am Main 1981

Nabokov, Vladimir, *Die Kunst des Lesens*, Frankfurt am Main 2010

Niemann, Christoph, *Abstract City. Mein Leben unterm Strich*, München 2012

Oates, Joyce Carol, *Beim Schreiben allein. Handwerk und Kunst*, Berlin 2006

Ondaatje, Michael, *Der englische Patient*, München 2007

Ortheil, Hanns-Josef, *Die Erfindung des Lebens*, München 2011

Ortheil, Hanns-Josef, *Lesehunger. Ein Bücher-Menu in 12 Gängen*, München 2009

Ortheil, Hanns-Josef, *Liebesnähe*, München 2013

Ortheil, Hanns-Josef, *Die Moselreise*, München 2012

Oz, Amos/Oz-Salzberger, Fania, *Juden und Worte*, Berlin 2013

Pennac, Daniel, *Wie ein Roman*, Köln 1992

Peschers, Gerhard, Förderverein Gefangenenbüchereien e.V. (Hg.), *Bücher öffnen Welten*, Berlin, Boston 2013

Pfingsten, Friederike Carola, *Zu Geschichte, Grundlagen und Funktionsweisen der Bibliotherapie*, Diplomarbeit im Studiengang Kulturwissenschaft und ästhetische Praxis, Hildesheim 2011

Proust, Marcel, *Tage des Lesens*, Frankfurt am Main 2001

Peters, Christoph, *Wir in Kahlenbeck*, München 2012

Peters, Veronika, *Was in zwei Koffer passt*, München 2008

Petzold, Hilarion/Orth, Ilse (Hg.), *Poesie und Therapie. Über die Heilkraft der Sprache. Poesietherapie, Bibliotherapie, Literarische Werkstätten*, Bielefeld 2009

Raab, Peter (Hg.), *Heilkraft des Lesens. Erfahrungen mit der Bibliotherapie*, Freiburg 1988

Reich-Ranicki, Marcel, *Mein Leben*, Stuttgart 1999

Reich-Ranicki, Marcel, *Herz, Arzt und Literatur*, Zürich 1987

Reich-Ranicki, Teofila, *Bilder aus dem Warschauer Ghetto*. Beiheft zur Ausstellung in der Börnegalerie im Museum Judengasse, Hg. Jüdisches Museum der Stadt Frankfurt am Main 2000

Remarque, Erich Maria, *Im Westen nichts Neues*, Köln 1987

Rilke, Rainer Maria, *Briefe an einen jungen Dichter*, Leipzig 1929

Rizzolatti, Giacomo/Sinigaglia, Corrodo, *Empathie und Spiegelneurone. Die biologische Basis des Mitgefühls*, Frankfurt am Main 2008

Roth, Gerhard, *Der Plan*, Frankfurt am Main 1998

Rousseau, Jean-Jacques, *Bekenntnisse*, Frankfurt am Main 1959

Sachs, Michael, *Trostbüchlein. Für die, so in Ehestand tretten wollen, und auch allbereit darinne leben*, Erffordt 1582

Sacks, Oliver, *Der Mann, der seine Frau mit einem Hut verwechselte*, Reinbek bei Hamburg 2010

Sankovitch, Nina, *Tolstoi und der lila Sessel*, München 2012

Sartre, Jean-Paul, *Die Wörter*, Reinbek bei Hamburg 1965

Schipperges, Heinrich, *Die Kranken im Mittelalter*, München 1993

Schlink, Bernhard, *Der Vorleser*, Zürich 1995

Sedaris, David, *Nackt*, München 2000

Seethaler, Robert, *Der Trafikant*, Zürich 2012

Sijie, Dai, *Balzac und die kleine chinesische Schneiderin*, München 2007

Shonagon, Sei, *Das Kopfkissenbuch der Hofdame Sei Shonagon*, München 2004

Showalter, Elaine, *Hystorien. Hysterische Epidemien im Zeitalter der Medien*, Berlin 1997

Spangenberg, Johann, *Ein New Trostbüchlein für die Krancken*, Leipzig 1563

Stern, Carola, *Der Text meines Herzens. Das Leben der Rahel Varnhagen*, Reinbek bei Hamburg 1994

Ströbele, Ute, *Zwischen Kloster und Welt. Die Aufhebung südwestdeutscher Frauenklöster unter Kaiser Joseph II.*, Stuttgarter Historische Forschungen 1, Köln/Weimar/Wien 2005

Stulz, Peter/Nager, Frank/Schulz, Peter (Hg.), *Literatur und Medizin*, Zürich 2005

Theuermeister, Käthe, *Hummelchen geht in die Schule*, Hannover 1964

Wagner, David, *Leben*, Reinbek bei Hamburg 2013

Watzka, Carlos/Chahrour, Marcel (Hg.), *VorFreud. Therapeutik der Seele vom 18. bis zum 20. Jahrhundert*, Tagungsband der Wiener Gespräche zur Sozialgeschichte der Medizin, Wien 2006

Weigel, Sigrid, *Und selbst im Kerker frei …! Schreiben im Gefängnis*, Marburg/Lahn 1982

Weiss, Peter, *Die Verfolgung und Ermordung Jean Paul Marats dargestellt durch die Schauspielgruppe des Hospizes zu Charenton unter Anleitung des Herrn de Sade*, Frankfurt am Main 1964

Wenzel, Tobias, *Solange ich lebe, kriegt mich der Tod nicht. Friedhofsgänge mit Schriftstellern*, München 2013

Winterson, Jeanette, *Warum glücklich statt einfach nur normal?*, Berlin 2011

Wolf, Maryanne, *Das lesende Gehirn. Wie der Mensch zum Lesen kam – und was es in unseren Köpfen bewirkt*, Heidelberg 2009

Yalom, Irvin D., *Die Schopenhauer-Kur*, München 2005

Yalom, Irvin D., *Die rote Couch*, München 1998

Zaretsky, Eli, *Freuds Jahrhundert. Die Geschichte der Psychoanalyse*, Wien 2006

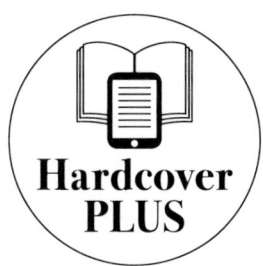

Hardcover PLUS

Buch und E-Book sind jetzt Freunde!

Der Kauf dieses Buches berechtigt Sie zum einmaligen
Download des Textes als E-Book.
Damit Sie lesen können, wie und wo Sie wollen.

Dies ist Ihr Code für den Download des E-Books:

AGLMYPSYKRB

Gehen Sie auf www.hardcover-plus.de
und geben Sie den Code dort ein.

Bitte beachten Sie, dass die Weitergabe des E-Books an Dritte
nicht gestattet ist.